名醫家珍系列 ①

嘗藥集

潘華信

名中醫潘華信教授學驗錄

文興出版事業

【提要】

　　本書是作者業醫四十餘年心得體會之總結，裒集文章四十八篇，分醫論、學驗、隨筆三部份。醫論方面主要是向明清以還所形成狹隘的理念提出反思，強調唐宋醫學乃中醫學術之總體，乃醫學之正統，屬醫史衍革之鼎盛期，而金、元諸子俱爲一時、一地、一事之學，且係唐宋之餘緒。鼓揚金、元，淡化唐、宋屬"黃鐘毀棄"，"瓦釜雷鳴"，是中醫學趨向陳式化、機械化、庸俗化面對式微的癥結所在。學驗方面，作者承丁氏衣鉢，而依托漢、唐，立足時代，有所拓展，如在附子、肉桂、熟地等藥的應用上闡發新見，療效可以重複。又如治療咳嗽病症，目前臨床常以多痰少痰來區分痰飲和燥咳，作者認爲這是以量定性，根本上違背了中醫學理論和臨床實際等等，從中突出了作者所強調的醫學須亦古亦今亦中亦西的主題，抨擊了不古不今不中不西所面臨的病態。隨筆是概述歷史上醫家和名篇。本書所有文章俱已發表，分別摘自北京、上海、浙江、江蘇、遼寧、貴陽等地的中醫期刊，以及上海古籍出版的相關醫著。

【序言】

　　古代有句成語叫“管窺蠡測”，原出《漢書》：以管窺天，以蠡（指瓠瓢一類工具）測海。喻觀察事物偏窄，不夠全面，現我則反其道而行之，學術界如有千千萬萬個管，得千千萬萬個蠡，綜合起來，那麼蒼天碧海的迷茫奧窔不也就一覽無遺了嗎！這裡我選集了自己的四十八個“管”和“蠡”，不憚狹仄，來探測中醫學的蒼茫海天，故題名曰《管蠡集》。

　　數百年來中醫學術界治學風氣不正，因循守舊，墨守成規，泛濫成災，臨床界也大抵如此，暮氣沉沉，習俗相沿，專在四平八穩上下功夫，缺乏“管”和“蠡”，“管”、“蠡”雖偏，但可以窺，可以測，比起不窺不測者自有高下之別。沿習既成風，間有立異標新者，往往招來群起而攻之的狼狽局面，如上世紀七十年代滬上名醫姜春華先生在雜誌發表了一篇論文，對葉天士醫學的某些方面略持微詞，立即遭到數百篇文章的圍攻，真所謂是“動而得謗”了，筆者也不同意姜老的觀點，但對前輩的治學風範和精神勇氣是心折、服膺的，龔自珍說：“九州生氣恃風雷，萬馬齊喑究可哀”。中醫學的前進和發展，缺乏和迫切需要的就是這種激蕩風雷的勃勃生機。

　　1980年我初到學院任教，從臨床醫生轉變為一名大學教師，頗躊躇滿志。後受命與同道一起撰寫《中國醫籍通考》，來到學院圖書館，面對將近二萬冊的古籍，不禁倒抽了一口冷氣，十之八九的古籍，不僅內容不知，連書名也茫然，使自己的感覺從飄蕩的九天雲霄一下子著著實實地掉跌到地上。沉思數天以後，清

醒地評估了自己，從此又重新開始了艱難竭蹶的寒窗苦讀生涯，前後凡十年，瀝血嘔心，爬羅剔抉在故紙堆裏，所幸者，有裘沛然先生指點析疑，有嚴世芸兄的總攬全面，有教研室同道的切磋推敲，克服了千辛萬苦，幾經寒暑，《中國醫籍通考》得以蕆事，從而改寫了醫籍考由日人撰著的歷史。

在邊學邊寫的過程中，我受益殊豐，由於接觸古籍數以萬計（這是前人及其他人無法企求的讀書條件），經沉潛涵泳，反復思索，對中醫學的整體規模和發展絡脈，獲得了一個清醒的理念，同時對目前中醫學事實存在的框架提出了責疑，我認爲現存的體系，是以金、元、明、清諸家爲基點，涉獵《內經》和仲景之學爲歸宿，這不免太刪繁就簡、蜻蜓點水了，關鍵一點是把博大精深的唐宋醫學排斥門外，也等於把無價之寶隨手拋棄，極其珍貴的醫學尚實的唐宋遺風也隨之泯滅，從此淺薄、庸俗之學盛行，江湖臆測之風日上，熟讀湯頭三百首就可成爲一代名醫，隨師三個月也能自詡"包治百病"，嗚呼！至精至微延綿數千年之久的中醫學術淪落至此，能不令人扼腕神傷？

更有甚者，個別醫史權威，不僅親手淡化了唐宋醫學，還變本加厲說什麼："就整個基本理論來說，這一時期沒有什麼顯著的發展（《中國醫學史略》）"。（具體批評詳見本書有關論文，茲不展開）讀書的人莫名其妙，莘莘學子則就此解脫，不必自尋煩惱去苦攻浩如煙海的唐、宋醫籍了。又明、清學者拾丹溪牙慧，專在抨擊宋人好用香燥金石的弊端方面下功夫，這是典型的攻其一點，不及其餘，然文章做足，陳陳相因，謬論竟成了眞理，香燥時弊變爲宋代醫學的代名詞，眞是荒唐到了極點。有一次我問一位年輕中醫博士，如何認識宋代醫學？他不假思索，隨口而

答：無非香燥盛行而已。因循沿習，亦步亦趨的陳腐學風，貽害下一代已經到了這種地步，難道還不值得我們引起深思嗎？

其實，真正的中醫學是一門客觀而尚實的自然科學，它不以人們的臆測為轉移，以"尚實"為內涵，療效可以重複，可以驗證，令人惋惜的是，自金、元起這個寶貴的內涵被蒙上了一陣撲朔迷離的主觀意向的陰影，寒、熱、攻、補可隨醫者個人的好惡而信手出方，溫補派、寒涼派、攻邪派應運而生，醫者自詡，後學吹捧，幾與書畫、詩、詞、戲劇、音樂的派別成家如出一轍了，清代唐容川一針見血地指出："唐宋以後，醫學多偽"，我想道理就在這裏。

"青山遮不住，畢竟東流去"，我也不必過於杞人憂天，醫學總是會向前發展的，然而，向前發展，一定要朝後用力，與人兩腳走路的道理一樣。越過金元，深究唐宋，是我們面前不可選擇的首要任務，《千金》、《外台》、《太平聖惠》、《聖濟總錄》四部博大精深的醫典是中醫學術之正宗，是醫學整體之框架，是秦漢醫學之歸宿，是金元明清諸子的學術源頭，是提高中醫學格局、振興中醫學的重要途徑。中醫學並不後繼乏人，而是後繼乏材，乏靜心治學、奮然前行之材，"我勸天公重抖擻，不拘一格降人才"，我堅信一定會有青年一代來披荊斬棘、繼承絕學的。

1999年自退休後，絕緣公務，淡泊名利，原擬書畫自娛，頤養天年，然精誠所寄的醫學疑竇，依舊魂牽夢纏，閑對雲樹，反使自己更從容地反思起醫學軌跡中種種奧義，古人說：思之思之，鬼神通之。鬼神是不會助人的，然深思熟慮之後，似有神助而豁然開朗者有之，本書所僅收的二篇近作《續命湯治風析

義》、《漢唐遺緒療心絞痛》，是四十年立足臨床，二十年沉酣《千金》、《外台》領悟出來的，化古創新，發覆前人，究其實，也可算作向陳腐學風宣戰的檄文，不過人歲已老，自然斂戢銳氣，委婉其文，不免影響到它風檣陣馬的檄文效果了，而突出宋前醫學的主題還可一目瞭然。

　　本書所遴選的論文和治驗，都是個人讀書和臨床所獲的心得體會，能夠結集付梓，無任慶幸，當可留作四十餘年業醫生涯的一個雪泥鴻爪！

潘華信

於滬上求是居

2004. 9. 15

【目錄】

二、學驗

三、隨筆

第一章 醫論

以史為鑒，可知興替

　　客觀地研究醫史沿革，評估歷史之功過得失，不僅出諸了解過去之需要，更重要的在於啓迪未來，為振興中醫學提供借鑒。筆者不揣譾陋，就數千年中醫學術史之軌跡，將醫史大致分為六個時期，並陳管見如下。

奠基期－秦漢

　　中醫學的理論基礎是在古代哲學思想的滲透下形成的，故具有東方獨特的思維模式結構，這種思維模式與臨床實踐經驗的有機結合，乃中醫學之基礎。

　　作為探索宇宙起源、物類衍化的陰陽、五行、精氣神學說，早已盛行於先秦，浸淫及於醫學，遂為中醫學之理論支柱。完成於戰國至漢被稱作"醫家之宗"的《黃帝內經》的問世，標誌著中醫學基礎理論框架的確立。然而醫學畢竟屬於自然科學的範疇，以實際療效為衡量依據。東漢末年張仲景《傷寒雜病論》的誕生，奠定了辨證論治的中醫學體系，也體現了這一客觀規律。

　　此外，本草學的典範《神農本草經》、方劑學的先驅《五十二病方》，事實上都是秦漢以前無數醫家的治病經驗結晶，一起注入了中醫理論的基礎。

繁衍期－魏晉南北朝隋

　　魏晉南北朝至隋的四百年間，醫學空前繁榮和發展，它依托於奠基期的輝煌成就，立足於醫療實踐經驗的積累與總結，使原先的醫學框架得到了充實和擴展，把中醫學發展成為一門博大精

深的實用之學。

理論方面，如皇甫謐融貫《內經》、《明堂孔穴針灸治要》諸書精義，撰成現存最早的針灸學專著《甲乙經》。王叔和汲取《內經》、扁鵲、仲景、華佗各家精華，結合自己心得，撰成現存最早的脈學專著《脈經》。巢元方主持編撰《諸病源候論》，發皇古義，條理新知，成爲醫學史上第一部病理、證候學專著。它如全元起之《內經訓解》，楊上善之《黃帝內經太素》，雖皆次注《內經》，而理論發揮實多。此類著作，繼《內經》、《傷寒論》之後，促進了中醫學理論的發展，對後世醫學產生了巨大影響。

實踐方面則表現爲醫方的大量湧現，如葛洪《玉函方》、范汪《東陽方》、陳延之《小品方》、褚澄《雜藥方》、姚僧垣《集驗方》、謝士奉《刪繁方》，以及《四海類聚方》等，今書亡而名存者，數猶可以百計，類皆臨床卓有成效之記錄，且大多馳騁仲景藩籬之外，故彌足珍貴。宋·孫兆在校正《外台秘要序》中稱：「古之如張仲景、《集驗》、《小品方》，最爲名家」。可見宋以前之醫學，非獨尊仲景而罷黜諸家。此外，值得一提的是隋代的《四海類聚方》，僅卷帙就有二千六百之多，規模之宏大，堪稱歷古醫方之最，惜乎亡佚不傳，然不能因此而忽略其業績。

鼎盛期－唐宋

經隋入唐，醫學由繁衍而臻鼎盛，這是全面總結唐以前醫學而加以發展的必然結果。中醫學百科框架的完整確立及治病方法的精萃備集，乃其主要表現。

張仲景《傷寒雜病論》建立了辨証論治的體系，但限於歷史條件，遠未能完成確立醫學百科框架的使命。由晉入唐，醫家的

實踐經驗大量積累，於是孫思邈「集九代之精華」，而「成千秋之巨制」(《千金方》)。莫文泉認爲徒恃《傷寒論》一書，「不足與治雜病，則《千金》尚焉。孫氏亦推本仲景，而其論證之精詳，用藥之變化，雜病之明備，數倍於仲景書。……自墨守者以爲《金匱》爲治一切雜病之宗，而《千金》遂斥爲僻書，無惑乎學術隘而治法闕矣」(《研經言》)。這是一個客觀公允的評價，值得深思和研索。稍後則有博採眾美，集唐以前方藥大成的《外台秘要》問世，在《千金方》的基礎上更邁進了一大步。

從《千金》、《外台》所反映出的醫學百科框架來看，治病崇實、不務玄理已成爲整個時代的基本學術特點。須要說明的是，治病崇實不等於「輕理論」，只有崇實才能產生眞正的理論，而眞正的理論必然是實踐的昇華。後世所用的各種治法，肇端於此時者實非少數。就外感溫熱證治而言，或稱劉完素爲開山，至葉桂、薛雪、吳瑭、王士雄爲鼎盛，其實他們擅長使用之清熱、養陰、辛涼解表、攻下、涼血、化瘀、鎮痙、熄風、開竅諸大法，唐時均已完備，方法之眾多、應用之靈活，較之清代有過之而無不及。又如中風論治，孫思邈已主張用竹瀝湯、荊瀝湯等清熱滌痰爲先，俟痰豁神蘇之後，再予羚羊、石膏、黃芩等熄風清熱之品，實爲後世主心火、痰熱、肝風論治之嚆矢。又如血證強調消瘀止血，用生大黃、生地汁等，無不療效確切，歷驗不爽。諸如此類，不勝枚舉。總之，當時已蓄聚了中醫學治病的精華，具體則反映在《千金》、《外台》兩書之中，後世好學深思之士每藉以爲奇法之淵藪，蓋高過金元後諸子許多耳。

宋代醫學大抵因循舊制，屬唐之延伸。校正醫書局精心整理《素問》、《傷寒論》、《金匱》、《甲乙經》、《脈經》、《諸病源候論》、《千金》、《外台》等宋以前之重要醫學文獻，使之綿延

勿替，乃「唐人之守先傳後」（《研經言》）治學風氣的繼續。本
草亦然。北宋朝廷官修《開寶詳定本草》、《開寶重定本草》、
《嘉祐補注神農本草》、《圖經本草》等，體例本諸《新修本
草》，唯隨時代進步，稍增數味新藥而已，與金元後新撰本草主
歸經諸說者，大相逕庭。綜合性醫著中之《太平聖惠方》與《聖
濟總錄》，乃繼《千金》、《外台》後之大型醫學百科全書。後世
或詬病宋人專嗜香燥、金石，其實乃攻其一點，不及其餘，置宋
人好用清熱、養陰藥於不顧，如治溫之刻刻注意護養陰津，廣泛
選用生地汁、麥冬汁、葛根汁、生藕汁、百合汁、知母、花粉、
石斛、玉竹之類，堪稱獨擅勝場，遠非金元諸子所能望其項背。
其書俱在，足可徵信。

　　唐宋大型醫書貴在全備，不免卷帙浩繁，檢閱困難，故刪繁
就簡成了宋代醫學改革趨勢之一。《太醫局方》、《和劑局方》
是官方在這方面的嘗試，而《三因方》、《本事方》、《濟生
方》、《易簡方》等則為私家的實踐產物。其中尤以王碩的《易
簡方》最有代表性，此書把醫方壓縮到三十種常見急重證的主治
方藥，在當時盛行天下，儼然取代諸家而為醫方之宗，故有「自
《易簡》行，而四大方廢……至《局方》亦廢……故《易簡方》
者，近世名醫之藪也」（《須溪記鈔濟庵記》）之說。盡管《局
方》、《易簡方》等不能代表宋代醫學的成就，然而盛極一時，
影響亦不能說不大。其沖擊力量，使唐宋崇尚大型方書之風終於
走向式微。

嬗變期—金元

　　金元是一個醫學更新、嬗變的重要歷史時期。其主要成就是
深化了醫學理論的專題研究，並把這些專題研究與時代醫療實踐

密切地結合起來，劉完素、張子和、李杲、朱震亨四家的學說乃主要代表。他們各樹一幟，自成體系，閃耀著革故鼎新的時代氣息，與唐宋強調兼收並蓄的傳統醫學模式出現了顯著差別，故有人稱此爲「新學肇興」時期。

代表著當時醫學主流的劉、張、李、朱四家，理論上從前人的五臟寒熱虛實研討，歸結到心火、邪結、陰火、相火等機理上來，實踐上，也另創新方以適應其學說。四家之說雖各執一偏，然而深化了醫學理論研究，有效地指導著臨床實踐，這是他們的輝煌成就處。問題的另一面是他們研究的只是醫學總體中的一個局部，屬於某一側面的專題發揮，適宜於某種特定的條件，乃一時一事一地之學，而非醫學之完整則顯而易見。事實上四家的臨床實例說明，並非囿於自創之新說，寒溫攻補，隨證而施，無所偏執，足證他們的學說都爲糾偏補弊、拾遺補缺而設。四家之書與《千金》、《外台》、《聖惠》、《聖濟》不能等量齊觀，其理由即在於此。四家學說以之發微、充實則可，以之替代則不免以偏概全，黃鐘毀棄，這是一個值得深思的問題。

門戶期─明

明代醫學因循金元諸子之說，或株守一家，排斥其它，或矯枉過正，意氣偏激，深深陷入門戶之見的旋渦中，不能自拔。誠如徐大椿所說：「元時號稱極盛，各立門庭，徒騁私見；迨乎有明，蹈襲元之緒餘而已」（《醫學源流論》）。

金元諸子之新說既盛行於明，其中尤以李杲與朱震亨兩家更受推崇，當時不少名醫皆以爲矜式，而拘泥於其說，遂使專題之學益趨偏仄呆板，徒事水火寒溫之爭，而於醫學之發展毫無裨益。偏向滋陰者，如王綸宗朱震亨而習用苦寒，繆希雍取法唐宋

而從事甘寒；偏向扶陽者，如汪機之私淑李杲而動輒參、耆，張介賓之注重精血而專恃熟地。至使古法瀕於失傳，張琦說得好：「自唐以降，其道日衰，漸變古制，以矜新創……門戶既分，歧途錯出，紛紜擾亂，以至於今，而古法蕩然矣」（《四聖心源序》）。明代諸家在水火寒溫之爭中，恣引陰陽、太極、卦爻之類爲據，醫學幾演變爲理學之附庸，從根本上離開了唐宋醫學崇實的道路。唐宗海稱「唐宋以後，醫學多僞」（《中西匯通醫經精義》）。雖言詞偏激，而實有至理。

明代醫學之卓有建樹者，亦唐宋餘波所及。如李時珍所撰之《本草綱目》，「搜輯百氏，訪採四方」，屬博採眾美之結晶，與門戶之學無涉；王肯堂所撰之「證治准繩」，「搜羅賅備，分析詳明」，乃奄有眾長之傑構，遊離於門戶醫學之外。其所以成功之主要因素，則在於上繼唐宋而泯門戶之見。

折衷期—清

門戶之弊，至清益顯，隨著樸學的興起，理學日趨式微，治學崇經復古之風大盛，於是醫界出現了一種折衷傾向，即兼採歷代名家學驗，貫通調和，無所偏主的醫學潮流，旨在糾正明代的門戶之偏，而促進醫學之發展。

徐大椿主張凡業醫者必須越出金、元、明藩籬，「上追《靈》、《素》根源，下沿漢唐支脈」（《慎病芻言》），博覽古籍，兼備折衷。莫文泉則竭力推崇唐代醫學、尊奉《千金》爲雜病治法之宗，對金元後諸家之說取聊備一格的態度，「不必概屏之以自隘也」（《研經言》），也是一種折衷傾向。當時醫家之提倡復古，其實僅僅是一種手段，其目的則仍在於兼備以折衷。以清代最輝煌的溫病學說而言，實質上也是一種折衷，一種匯粹歷代醫

家學術精華之大折衷。如《溫病條辨》一書，即體現了寒溫折衷和古今折衷，此書雖論溫病，但並不排斥傷寒，溫病論治羽翼傷寒，傷寒証治折衷溫病，擅長使用石膏是其所長，出奇制勝藉桂枝更令人擊節贊嘆。又如晚近學者所稱之中西匯通學派，則更是古今中外醫學的大折衷。

葉桂是倡導臨床醫學折衷的巨擘，根柢漢唐，折衷元明，薈萃眾長，變化靈活，故「大江南北言醫，輒以桂爲宗」（《清史稿》）。葉氏既出，門戶之學遂退，折衷傾向從此奠定了主導地位，獨領風騷數百年，迄未稍衰。後此諸家，無非推波助瀾而已。

綜觀清代醫學之折衷傾向，糾正了元明以還的門戶之偏，使唐宋醫學在一定程度上得以延續和弘揚，從而保證了中醫學術的嬗遞勿替，不絕如縷。然而「假兼備以倖中，借和平以藏拙」的治療作風也應運而生，使清代醫學間或趨向平庸，與唐宋之眞率自然相比，當然是略遜一籌了。

論晉唐醫學的理論成就

　　關於晉唐醫學，一般認為其特點是「重方藥，輕理論」，甚則以為「就整個基本理論來說，這一時期沒有什麼顯著的發展」（《中國醫學史略》）。筆者管見，由晉入唐，不僅臨床醫學進入全盛時期，而且基本理論更有很大發展，可惜這些未引起學者們足夠重視。重新研究、評價晉唐醫學至為重要，不僅是回顧過去，且可以啟迪未來。為此，筆者芹獻芻議，權作磚玉之引。

一、輯注醫經，促進了醫學理論的發展

　　《黃帝內經》在仲景撰用之後，受到了晉唐醫家的高度重視，他們的輝煌業績之一，在於首先對它進行了系統的輯注。如齊梁間全元起撰輯《內經訓解》，為注疏《素問》之開山；晉‧皇甫謐撰《黃帝甲乙經》，由研究《內經》而成針灸學之巨著；隋唐間，楊上善撰《黃帝內經太素》，為後世研究《內經》者保存了一種古樸的面貌，王冰得先師張公之秘本，對《素問》進行了全面的整理和注疏，並補以七篇大論，俾運氣之學流傳後世。諸家的注解，包含著對《內經》理論的許多重要發揮，傾注了大量心血，中醫學的理論核心經過他們的辛勤勞動得以流傳於世，僅就這點來看，「輕理論」的結論是難以成立的。由於戰禍兵燹，仲景書亦瀕臨失傳，晉‧王叔和搜羅遺秘，撰《脈經》、編次《張仲景方論》三十六卷，為保存仲景之學作出重大貢獻。至唐初，「江南諸師秘仲景要方不傳」，孫思邈搜集要妙，在《千金翼方》中對仲景傷寒進行了系統研究，並創「方証同條，比類相附」的研究方法，強調傷寒大意不過三種：「一則桂枝，二則麻黃，三則青龍」，後世名家如成無己、方中行、喻昌等之三綱說，實未越其藩籬。此外，王冰曾得見《正理傷寒論》一書，並

在次注《素問》時載引其說，頗具卓識。凡此，足以說明《傷寒論》的研究在晉唐時代已成績斐然。

　　作爲醫經之一的《神農本草經》亦然。古代《本經》到晉唐早已蠹蝕卷殘，訛謬滋生，所謂「三品混糅，冷熱舛錯，草石不分，蟲獸無辨，且所主治，互有得失」。劉宋時陶弘景重加整輯，撰爲《本草經集注》，它不僅糾訛訂誤，保存了古來相傳的《本經》精華，並擷取了吳普、李當之等人的學術成就，這是歷史上繼《本經》之後第一次對本草的全面總結和充實提高，爲研究《本經》和發展藥物學開創了一個重要的先例。公元659年（唐顯慶四年），由蘇敬等22人集體編纂的《新修本草》告成，它系統地對陶氏《集注》展開了認眞的考證和糾誤，並配以藥圖，又補充諸家用藥經驗一百十餘種，較之《集注》又有很大提高和發展。其後，五代十國時後蜀主孟昶命韓保昇等對流傳了三百年的《唐本草》重新全面修訂，成爲著稱後世的《蜀本草》。自魏晉迄五代十國七百餘年間，《本草經集注》、《新修本草》、《蜀本草》三著彪炳燦璀，使醫經之一的《本草經》得以延綿不絕。經過晉唐醫家嘔心瀝血的研究，爲後世留存下了極其珍貴的三大醫經，這正是晉唐時期「重理論」的有力明證。如果沒有當時的繼承、發皇，中醫學將永遠失去這三大經籍。

二、病機理論方面的不朽業績

　　隋大業中，巢元方等著我國醫學史上第一部症候、病理學專著-《諸病源候論》。是書以《內經》理論爲指導，立足臨床實踐，全面、詳盡地闡述了各種病証的病因、病理，對後世疾病分類和病機理論研究產生深遠的影響。尤其可貴的是，它並不墨守醫經，而是十分注重疾病的機理闡發，如「黃病諸候」中「急黃

候」云：「脾胃有熱，穀氣鬱蒸，因爲熱毒所加，故卒然發黃，心滿氣喘，命在頃刻，故云急黃也。有得病即身體面目發黃者……其候得病但發熱心戰者，是急黃也。」發病與晚近暴發型肝炎、急性黃色肝萎縮相合，足證其書觀察之細緻入微，總結之鑿實有據，諸如此類，不勝枚舉。

　　此外，孫思邈《千金方》在《脈經》基礎上，具體地提出了臟腑虛實寒熱辨證施治，被後世奉爲證治之津樑，爲研究臟腑病機及辨證治療開闢了一條新的途徑。在病機理論方面，王冰還提出一種「氣動」理論，將病因、病理、疾病結合一起，概括爲四大類：因氣動而內有所成；不因氣動而外有所成；始因氣動而病生於內；不因氣動而病生於外。這種分類法不同於宋陳言的三因說，其優點是將病因、病機和疾病有機地連結起來，對分析疾病、預後轉歸都有一定幫助，它是中醫病因、病機理論中的一個組成部分，值得重視和研究。遺憾的是明代以後，僅取陳言三因說，王氏氣動之論遂湮沒不彰。晉唐醫家對具體病証的機理論析，往往是大膽認識，觀點新穎，不襲陳說，悉以實踐爲依據，故在理論總結上時有創新，與後世之因循沿襲者大相徑庭。如謝士泰《刪繁方》發揮《難經·六十九難》「虛者補其母，實者瀉其子」治則，提出勞則補子之法，即：心勞補脾，脾勞補肺、肺勞補腎，腎勞補肝，肝勞補心。其意母臟虛勞，當補益子氣，子氣充旺，則上資於母，母氣受益，虛勞自癒。此法補充了《難經》之不足，另闢了新的治虛蹊徑，並提示五行相生之說未可執一。宋·鄒鉉在《壽親養老新書》中盛贊之：「益子以補母，此用藥之奇法。」又如《素問·陰陽別論》載「二陽之病發心脾，有不得隱曲，女子不月，其傳爲風消，其傳爲息賁者，死不治」之說，王冰注解云：「二陽謂陽明大腸及胃之脈也……夫腸胃發病心脾受之，心受之則血不流，脾受之則味不化，血不流故女子不

月，味不化則男子少精，是以隱蔽委曲之事不能爲也」。按他的觀點，虛勞之所以不能爲隱蔽委曲之事，癥結在於腸胃有病，而腸胃以通爲用，蕩滌腸胃則中土復運化之權，心脾無受病之累，少精、不育諸症不補自緩。金代張從正對王冰此說，甚爲心折，認爲對這種腸胃受邪、病累心脾的「少精」、「不月」患者，「惟深知湧泄之法者能治之」。然自清人所謂「腸胃有病，延及心脾，顛倒其說」（《吳醫匯講，二陽之病發心脾解》發難後，古法就此蕩然。

上述《刪繁》、《素問注》兩例僅爲晉唐醫家對病機問題闡發的滄海一粟，但從中就足以反映出他們所持卓識之戛戛獨造。如果後人能系統地加以整理研究，則中醫學術勢必將更絢麗豐碩，人們亦自可免乎「這一時期沒有什麼顯著的發展」之嘆了。

值得注意的是，晉唐醫家理論研究的形式與金元後迥然不同，前者主全面繼承，博採兼收；後者側重於專題闡發，各張一是。清·莫枚士在《研經言》中說：「《千金》、《外台》兩書，根柢仲景而推衍之……夫儒家文宗韓、柳，詩宗李、杜，經義宗陸、孔，書法宗歐、柳，皆唐法也，則唐人之守先傳後可知也。惟醫亦然。」對中醫學研究取「守先傳後」的態度，十分必要，這樣做可保存古籍，傳諸千秋，事實已證明唐代醫家在這方面的巨大建樹，日本學者在治學傳統上仍每每保持有唐人風範；同時又可對某些暫時不能理解的內容，姑存其舊，以俟後人評說，而免輕易否定或揚棄之虞。明清以還，各承家伎、因循守舊之積弊日趨明顯，視野狹隘、入主出奴的缺陷愈加嚴重，於是，一葉障目，不見泰山，醫學之所以「黃鍾毀棄」的原因之一在於此，對晉唐醫學產生曲解和偏見的重要原因也在於此。

三、還晉唐醫學的本來面目

晉唐醫學具備有廣博兼取、崇尚實效的特點，遺憾的是，在後世醫學的沿革中，這兩個特點在不同程度上被削弱和淡化了。客觀評價晉唐醫學，其目的除了在於如實地恢復其歷史上的原來面目外，更重要的是以之作為今日發展中醫學的借鑒和啓迪。

金元四子之說促進了醫學理論的深化和理論與實踐的密切結合，對發展祖國醫學有重大建樹，但也有弊端。門戶之學從此大盛，不善學者頂禮師說，株守一家，排斥不同之見，把醫學科學幾演變成隨意傾向很明顯的一種主觀意識，或從根本上離開了實際的治病對象，「性喜溫補者指為虛，素為攻奪者指為實。各創其說，以聳聽聞」（《四診集成·陳經國序》）。明清許多醫家都深深地陷入到這個淵藪中去了，他們入主出奴，抨擊異己，形成了狹隘的門戶醫學。最典型者莫如依托於溫補的汪石山，在他眾多的各種疾病的治案中，都離不開參、耆兩味。再者就是廁身養陰行列的魏玉璜，其《續名醫類案》之附案，任何病證，天麥冬、杞子、生熟地幾為必用之品。不少有識之士對這種不良傾向極為反感，張希良序《慈幼新書》指出：「今天下醫學之弊，非庸則妄，庸者卑陋自窒，守一師之說而不能變通；妄者私心穿鑿，攻補一偏而不能察於微渺。其術不同，而殺人則一也。」徐靈胎說：「元時號稱極盛，各立門庭，徒騁私見；迨乎有明，蹈襲元緒餘而己。」（《醫學源流論·方劑古今論》）吳瑭在《醫醫病書》中說：「唐朝之後醫道之壞極矣……名醫如李東垣、朱丹溪、劉河間以一偏之見，各立門戶，以成一家之言，又一壞也。」張琦序《四聖心源》稱：「自唐以降，其道日衰，漸變古制，以矜新創……門戶既分，岐途錯出，紛紜擾亂，以至於今，而古法蕩然矣。」唐宗海更直截指出：「唐宋以後，醫學多偽」（《中西匯通

醫經精義‧例言》)。這些言辭雖不無偏激，然對醫界的門戶之溺，都展開了一針見血的鞭撻。

我國目前中醫臨床醫學的基本框架，脫胎於金元明清醫學，不少晉唐學術精華被排斥在外，因此在本質上它不能反映中醫學的總體。令人生憾的是唐後的一些醫學缺陷和弊端也不可避免地被混雜了進來。明末清初，論醫理不外陰陽、五行的生搬硬套，論病因不越陳言的三因說，論治療專在四平八穩的和緩調補上下功夫，鑄成了一個概念化、程式化的醫學機械模式。喻昌當年對此極為憤慨，指出：「醫以心之不明，術之不明，習為格套，牢籠病者，遂至舉世共成一大格套，遮天蔽日……」(《醫門法律‧序》)這個數百年來所形成的根深柢固的醫學模式對今天醫學的影響不可低估。晚近有學者認為，今日中醫學之所以未能飛速發展，大抵受阻於機械的陰陽、五行說的束縛，使醫學成了鐘擺式的機械運動，而不是在真正的具體的醫療實踐中去研究、探索和創造。中醫學術的產生、發展和全盛，都根源於實踐經驗積累和總結，離開了這一點而被機械的醫學模式所桎梏，則事物必然走向反面。

筆者認為，發展中醫，振興中醫，必須從金元以來所構成的機械醫學模式中解脫出來，把醫學研究深入到晉唐醫學的領域中去，放到真正的醫療實踐中去。

論晉唐時期臨床醫學之特色

臨床醫學在六朝得到了高度的發展，入唐則標誌著輝煌的全盛時期的到來。這是醫學發展的必然結果。究其原因，大致可歸結爲如下三點：

一、將近二千年醫療實踐經驗的積累和全面總結

臨床醫學的起源可追溯到遙遠的三皇五帝時代，《史記》謂「神農嘗百草，始有醫藥」。較可靠的資料是商朝宰相伊尹製湯液醪醴的有關記載，當稱之爲方劑治病之嚆矢。先秦、前漢是臨床醫學的重要延續發展階段，許多醫家不斷實踐和探索，積累了豐富的治療經驗。1973年長沙馬王堆漢墓中出土的《五十二病方》，確實地反映了秦漢前的醫學成就，其內容已涉及內、外、婦、兒、五官等等各科，載方二百八十餘首。在完成於戰國至西漢的《黃帝內經》中，盡管以理論研究爲主，然亦收方十一首，各具方名，刺灸、砭熨諸法則尤豐。當然，不論《五十二病方》或《內經》方，都較爲質樸。史書稱漢代已出現了臨床醫學專家，《漢書·藝文誌》載有經方十一家，具體內容則語焉不詳，然其診療水平之日益提高殆無疑義。東漢末年仲景撰《傷寒雜病論》，說明臨床醫學的飛躍發展，這是在前輩醫家大量經驗積聚的基礎上，經過仲景的實踐、探索和總結，使樸素的治病經驗昇華爲具有普遍指導意義的診治法則。自伊尹製湯液至漢末，約經歷了一千七百年左右漫長時間的反覆驗證，臨床醫學至此由量變而出現了質變。與仲景同時，華佗精湛的外科手術，具備有「刳斷腸胃，滌洗五臟」的高超水準，所創麻醉劑麻沸湯，後世湮沒不傳。晉唐臨床醫學能進入到全盛時期，關鍵是立足在這樣一個豐碩堅實的基石之上。

二、時代向醫學提出了新要求

　　自魏晉至隋唐，動亂的時代迫使醫家們進一步研究新課題，總結新經驗。如晉室南渡之後，不少縉紳士族患腳氣病，這在以前是認識闕如的，有人遂潛心其間，獲得了良好的效驗，如支法存、釋深師等都是獨擅勝場的治療專家。《千金要方·風毒腳氣》：「古人少有此疾，自永嘉南渡，衣纓士人多有遭者，嶺表江東有支法存、仰道人等，並留意經方，偏善斯術，晉朝仕望，多獲全濟，莫不由此二公。又宋齊之間，有釋門深師，師道人述法存等諸家舊方，爲三十卷，其腳弱一方，近百餘首……。」他們爲診治腳氣疾作出了重要貢獻。又如由於溫熱、疫病的流行猖獗，醫家們又對外感熱性病進行了深入研究，《諸病源候論》明確地將外感病分列爲傷寒、時氣、熱病、溫病、疫癘五類。治療方面側重於清熱解毒，養陰生津，《千金要方》所載四季五色瘟的方藥，充分體現了這種特色，顯然它是在仲景《傷寒論》之外對外感病的再認識。

三、本草的研究成果促進了方劑學的發展

　　《神農本草經》經陶宏景、蘇敬、韓保昇等的三次整理、研究和擴充，對方劑的重新組合起了極大的推動作用。不少新藥隨著當時中外經濟文化交流而由國外傳入我國，經過反覆驗證而正式收入本草，如龍腦、安息香、阿魏、鬱金、茴香等，迅速得到醫界公認，廣泛應用於臨床。《千金》、《外台》載此類方甚多，後世開竅豁痰、鎮驚息風諸法實淵源於此。由於新藥湧現導致的大量時方的問世，在徐靈胎看來，這是「仲景之學，至唐而一變」（《醫學源流論·千金方論》）的關鍵所在，雖然它已越離「古聖製方之法」，但徐氏亦稱讚「其用意之奇，用藥之巧，亦自

成一家，有不可磨滅之處」。

　　除了上述三個重要原因之外，重視正規醫學教育，嚴格培養
醫藥人才，也保證了唐代醫學的高度發展。《唐六典》記載：
「太醫令掌諸醫療之法，丞爲之貳。其屬有四，曰：醫師、針
師、按摩師、咒禁師。皆有博士以教之。其考試登用，如國子監
之法。醫博士掌以醫術教授諸生，習《本草》、《甲乙》、《脈
經》，分而爲業……」。宋·高保衡等又謂：「嘗讀唐令，見其
制，爲醫者皆習張仲景《傷寒》、陳延之《小品》。」從而確保了
醫學後繼人才的培養，促進了醫學的延綿和發展。

　　由晉入唐，在整個中醫學術發展史上，展示出最爲璀爛輝煌
的一頁，標誌著臨床醫學已進入全盛時期。它主要體現在如下方
面：

一、新方的大量湧現和醫學百科框架的全面確立

　　據典籍所見，今存當時之名方書有《支法存申蘇方》、《阮
河南藥方》、《葛洪玉函方》、《葛洪肘後方》、《陶宏景補闕肘
後百一方》、《范東陽方》、《小品方》、《荊州要方》、《于法開
議論備豫方》、《羊欣中散雜湯丸散酒方》、《徐叔響雜療方》、
《秦承祖藥方》、《胡洽百病方》、《釋僧深藥方》、《褚澄雜藥
方》、《姚僧坦集驗方》、《謝士泰刪繁方》、《宋俠經心方》、
《四海類聚方》、《千金要方》、《千金翼方》、《崔知悌纂要
方》、《孟詵必效方》、《張文仲隨身備急方》、《王燾外台秘要》
等百餘種，它們都曾經顯赫一時，盛行於世，載聚了醫家們實踐
所得的大量新方。這些寶貴的治療經驗充實了祖國醫藥寶庫，如
隋代的《四海類聚方》，有二千六百卷之多，其規模之宏大，內
容之豐富，爲歷古方書之最。《千金》、《外台》掇英掬萃，廣

集大成，保存了前人許多珍貴的醫學資料，如林億在校正《千金》序中說：「上極文字之初，下迄有隋之世，或經或方，無不採摭，集諸家之秘要，去眾說之未至。」為我們今天研究晉唐醫學提供了確實可信的史料依據。

晉唐時期眾多優秀方書的問世，為臨床醫學開拓出了一個前所未有的繁榮局面，其中有的方書可與仲景《傷寒論》相提並論。如宋·孫兆在校正《外台秘要》序中說：「古之如張仲景、《集驗》、《小品方》最為名家。」高保衡亦謂：「《小品》亦仲景之比也。」可證宋前並非獨尊仲景，至少也是仲景、僧坦、延之三家學術並驅風雲，各領風騷。當時醫學之鼎盛，就顯而易見的了。

通過大量方書的匯集和新方的湧現，晉唐學術幾成了醫學的汪洋大海，中醫學百科框架也隨之全面確立，事實上這正是所謂的「群方之祖」，是後世醫家取之不盡，用之不竭的源泉所在。

《千金》、《外台》這兩部熠熠生輝醫學巨著的相繼問世，是醫學百科框架全面確立的重要標誌。以《千金》而言，卷帙浩瀚，資料詳實，凡婦幼、七竅、內、外、痔漏、解毒、急救、食治、養生、針灸、醫德等等一應俱全，收方五千餘首，迄今仍可被視作為一部中醫學的百科全書。關於對《千金》的評價，歷史上的有識之士每每讚之為仲景後第一。林億說：「辨論精博，囊括眾家，高出於前輩。」王肯堂說：「醫書不經秦火，而上古禁方流傳於世者無一焉，今獨張仲景方最古，其次莫如孫真人《千金方》，如是止矣。」張璐稱：「夫長沙為醫門之聖，其立法誠為百世之師，繼長沙而起者，惟孫真人《千金方》可與仲景諸書頡頏上下也。伏讀三十卷中，法良意美，聖謨洋洋，其辨治之條分縷析，制方之反激逆從，非神而明之，其孰能與于斯乎？」仲

景《傷寒論》奠定了中醫辨證論治基本法則，但限於歷史條件，它遠未能確立醫學百科的框架，由晉入唐，經數百年間無數醫家對各科疾病診治經驗的廣泛積累，聚腋成裘，至唐初孫思邈「集九代之精華」，而始「成千秋之巨制」。於是「玄關秘鑰，發泄無遺」，醫學百科的框架始告正式確立。在這個問題上，清‧莫枚士持論公允而切實，他說：「徒恃此書（指《傷寒雜病論》）不足與治雜病，則《千金》尚焉。孫氏亦推本仲景，而其論症之精詳，用藥之變化，雜法之明備，數倍於仲景書……自墨守者以為《金匱》為治一切雜病之宗，而《千金》遂斥為僻書，無惑乎學術隘而治法闕矣。」

王燾《外台秘要》方，是他「台閣二十餘年」，參閱了數千百卷醫籍資料後寫成的，書凡四十卷，一千一百餘門，各科賅備，討繹精明，在繼絕存亡的搜輯工作方面，成就尤為卓著，從而更進一步充實和繁榮了醫學百科中的各個領域。

二、治病尚實的時代風尚的形成

在當時醫學百科的各個領域裡，治病尚實、不鶩玄理蔚然成風，它是晉唐整個時代的一個重要學術特色，並由此而登上了歷代醫學之高峰。

面對急重症多，晉唐醫書往往把搶救重危病列為主要內容，不少醫書以備急命名，如《肘後備急方》、《遼東備急方》、《備急單要方》、《隨身備急方》、《行要備急方》、《嶺南急要方》、《玉壺備急方》等等，大量地記載了卒中、卒死、溺死、自縊、卒心痛、心腹痛、食中諸毒等的急救措施和應急方藥，強調賤價、易得，以「庶免橫禍」。其中，不少方法和用藥都是切實可行，頗具臨床價值。如《小品方》之「療溺死水方」：「屈死人

兩腳著人肩上，以死人背向生人背，負持走，吐出水便活」（《外台秘要‧卷二十八》）。

又如救自縊死方：「傍人見自縊者，未可輒割繩，必可登物令及其頭，即懸牽頭髮，舉其身起，令繩微得寬也。別使一人，堅塞兩耳，勿令耳氣通，又別使一人，以蔥葉刺其鼻中，吹令通……」（《醫心方‧卷十四》）。葛洪《肘後方》治卒死，更有「以管吹耳中，令三、四人更互吹之。又小管吹鼻孔……」等人工呼吸法。

對頑固的腹水患者，《肘後》更載有原始的抽除腹水法：「若唯腹大，下之不去，便針臍下二寸，入數分令水出，孔合須腹減乃止。」又如療狂犬咬人方：「先嗍卻惡血，灸瘡中十壯，明日以去，日灸一壯，滿百乃止」（《肘後方‧卷七》）。據後人驗證有很高的療效。耐人尋味的是葛洪還提出「仍殺所咬犬，取腦傅之，後不復發」的寶貴治驗，真可謂開現代人工免疫療法之先河。略舉數例，足以說明當時對重急症已有豐富的實際搶救措施，這在中醫學術發展史上占有舉足輕重的地位，然而後世醫家並沒有認真地全面總結和研究這些學術精華，更談不上發展或完善，僅就這點看，晉唐醫學在醫史上的處於全盛階段，是客觀存在而不足為奇的。

又以外感溫熱病言，有學者認為溫熱學派的發展，大致經歷了三個關鍵階段，其一是金元，其二是明末，其三為清代中葉。筆者的觀點是，溫病學說在晉唐已經盛行，不論病因、病機、辨證論治各方面均悉具規模。雖然，當時醫家未提出三焦、衛氣營血辨治大法，但究其實際的治溫病最主要的清熱、養陰兩大法，晉唐醫家早已普遍習用，遠非有人想像那樣，金元前治溫每賴《傷寒論》辛溫法。如《千金翼方‧傷寒》：「嘗見太醫療傷寒

惟大青、知母等冷物投之。」只此一句就足以說明歷史事實了。
《千金要方》所載治青筋牽等四時溫疫病諸方乃爲典型之治，凡
五方皆重用石膏，分別配以生地、玄參、大青、梔子、升麻、羚
羊、芒硝等味，共奏清瘟解毒之功。觀其方治，大膽直率，切實
有效，殆發繆希雍、余師愚、吳瑭諸治溫善用石膏者之先聲，與
晚近學者所倡截斷之論亦有異曲同工之妙。宋名醫龐安常尤心折
此五方，列爲四時溫疫之主方。它如清營涼血之治，《肘後》有
療溫毒發斑之名方黑膏。涼血散瘀，則《千金》以犀角地黃湯爲
主方，該方原出《小品》，稱「療傷寒及溫病……內瘀有蓄血
者，及鼻血吐血不盡，內有瘀血，面黃大便黑者，此主消化瘀
血」，此方爲後世所宗，似不待贅言。養陰生津清熱之治，在晉
唐方書中亦在在可見，如《千金》「生地黃主熱方」，其組成爲：
地黃汁、知母、玉竹、花粉、茯神、竹瀝、生薑汁、白蜜、生
地、骨皮、生麥多、石膏等，《千金》多用生地、天麥多、元參
等鮮汁，其以生地黃煎命名的甘寒養陰方不下五、六張之多，足
證其用之普遍與廣泛，後世名家朱震亨等無不伏膺於此，而多發
揮，清代醫家所製養陰諸方，亦未越其藩籬。唐代醫家常用的
犀、羚、紫雪等，尤爲清代諸賢所效法，作爲鎮驚熄風開竅的主
要藥物。如果不侈談三焦及衛氣營血之說，而從實際用藥來分
析，那麼溫病治法至唐已悉具規模的結論當略無疑義了。

　　在婦科證治方面，晉唐醫家尤尚實而屢建樹。著名的昝殷
《產寶方》，爲唐愼微、陳自明諸家徵引，《醫方類聚》亦見裒
錄，垂範千古。孫思邈《千金方》治婦科諸疾內容豐富翔實，如
用溫膽法治妊娠惡阻嘔吐不食；用生地黃湯、大黃乾漆湯治產後
瘀血腹痛；桃仁湯、乾漆丸治閉經不通；漏蘆湯治產後無乳、少
乳等俱確切有實效，對後世有重大影響。甚至《千金》還大量載
述了在當時也是「極爲秘惜，不許子弟洩漏」(《千金翼方・婦人》)

的婦人美容秘方，計有面脂、面膏、面藥、滅瘢、手膏、香身、治諸腋臭、生髮、染髮等等，這些在今日也有一定參考價值。又據今日本發現的《小品方》古本殘卷，其中引人矚目的是陳延之在晉代已進行中止妊娠的嘗試，提出「妊娠欲去之、並斷產方。栝樓、桂心各三兩，豉一升」。其法遠遠早於《濟陰綱目》所載，是為晚近婦科臨床使用天花粉引產之肇端。

在內科雜病方面，後世大多數實治效方，都源出於晉唐。僅舉中風為例，孫思邈強調其病的癥結為內熱、痰結，稱「凡此風之發也，必由熱盛」，由火盛而煎熬津液為痰，阻塞靈竅，故思邈主張中風初起必以清熱滌痰為先，宜急投竹瀝湯（生葛汁、竹瀝、生薑汁）、荊瀝湯（荊瀝、竹瀝、生薑汁），以「制其熱毒」，豁痰復甦，然後再服羚羊、石膏、黃芩、芍藥、升麻、生地黃、地骨皮、天冬等平肝熄風、清熱養陰之品。並又告誡醫者：「夫得風之時，則依此次第療之，不可違越，若不依此，當失機要，性命必危」（《千金翼方・中風》）。後世名家劉完素論中風主火盛，朱震亨主痰熱並擅用竹瀝、薑汁，繆希雍闡發「內虛暗風」，葉桂創言「陽化內風」，究其淵源，實始自《千金》，洵非後世所謂孫氏於此證貢獻只在紹述大、小續命湯而已。

又以晉唐方劑的命名來看，也頗能反映出當時醫風之質樸、尚實。如《肘後》「治瘧病方……青蒿一握以水二升漬，絞取汁，盡服之」，以青蒿鮮汁生服，治瘧極驗，葛洪連正式方名也未起。又如《千金》「吐血百治不差，療十十差，神驗不傳方」，它根本無方名，只強調了良好的止血效果，由「地黃汁半升，大黃生末一方寸匕」組成，孫氏稱：「空腹服之，日三血即止，神良（《千金翼方・雜病》）。晚近臨床有人以單味生大黃末治上消化道出血數百例，獲優異的止血效果，使思邈此千年以前的秘方

得到了科學的驗證。倘悉依《千金》法，加服生地汁，其效必更佳無疑。其它如以栝樓爲主的治療消渴方，以海藻、昆布爲主的治癭方，以葶藶子爲主的治喘、腫、小便不利方，皆多實效，而無方名修飾。

用藥雜而不亂是晉唐方尚實的另一重要特色，寒溫補瀉熔於一爐，徐靈胎對此不無微詞，每持「偏雜」之譏，其實這種組方大都根據臨床實際複雜病情而設，靈活質樸，結構至密，與深受金元諸子烙印後的後世醫家用藥習慣大不相同，如《千金》鎮心丸、溫脾丸等皆是，張璐對這種組方曾竭力稱道之，清·余懋在《方解別錄》序中說：「元明以來，法遂淆亂，而用藥者專尚偏寒、偏熱、偏攻、偏補之劑，不知寒熱並進，攻補兼投，正是無上之神妙處，後世醫家未解其所以然，反謂繁雜而不足法。」頗值得人們深思。

此外，又如針灸治療之崇尚實效則尤爲明顯，葛洪取穴主張「但言其分寸，不明孔穴，凡人覽之，可了其所用」（《肘後備急方·自序》）。陳延之指出：「夫針術須師乃行，其灸則凡人便施……野間無圖不解文者，但逐病所在便灸之，皆良法，但避其面目四肢顯露處，以創瘢爲害耳」（《醫心方·卷二》）。孫思邈更直截提出阿是法：「有阿是之法，言人有病痛，即令捏其上，若理當其處，不問孔穴，即得便快成痛處即云阿是，灸刺皆驗，故日阿是穴也，」（《千金要方·針灸》）。

遊目於晉唐醫籍，觀其治方之豐繁，結構之精美，言辭之質樸，療病之切實，輒令人嘖嘖稱讚，不忍去卷，足供後人摭拾菁華，參考借鑒。

論金元前溫病學之成就

　　對溫病學說深入發掘並全面認識，是我們今天的任務。我們認爲，金元之前溫病學說已經盛行，無論在溫病病因、病機以及辨證論治等各個方面，均已悉具規模。茲謹陳管見如次。

一、漢晉之溫病範疇與病因學說

　　「溫病」的名稱，在《內經》早有記載，其概念一則指冬感寒邪，至春而發的熱性病，所謂「冬傷於寒，春必溫病」；另指瘟疫而言，如《素問》「民病瘧，溫病乃作」（《六元正紀大論》）。其後，《陰陽大論》《傷寒論》乃至晉唐醫家均承經旨，將冬傷於寒而發於春者稱溫病，發於夏者稱暑病或熱病。溫、暑之異實在於邪熱的輕重，猶《傷寒例》所說：「暑病者，熱極重於溫也」。晉·葛洪則從病因定名，將上述溫、暑概稱傷寒。一如《難經》傷寒「有熱病、有溫病」之論，說明古人所謂傷寒，常常是廣義的。葛氏在《肘後方》中還指出傷寒、時氣與溫病的區別，「其冬月傷於寒，或疾行力作，汗出得風冷，至夏發，名爲傷寒；其冬月不甚寒，多暖氣及西風，使人骨節緩墮受病，至春發，名爲時行；其年歲中有癘氣兼挾鬼毒相注，名爲溫病」。在同時代，陳延之《小品方》也「考之眾經」強調「傷寒、天行、溫疫爲異氣」。在此，葛氏所稱的溫病，即陳氏之溫疫。

　　以上爲漢晉「溫病」概念之大概。似乎與清代溫病家所說的「溫病者，有風溫、有溫熱、有溫疫、有溫毒、有暑溫、有濕溫、有秋燥、有冬溫、有溫瘧」（《溫病條辨》）出入頗多。事實並非如此。試看，《傷寒論》所曾撰用的《陰陽大論》中，曾有「四時正氣爲病」和「時行疫氣」之說，實已包括有後世所說的

多種溫病。如依時序而列，春有風溫。《傷寒論》云：「太陽病，發熱而渴，不惡寒者爲溫病。若發汗已，身灼熱者名風溫」。《小品方》也有風溫的論治，此即朱肱《活人書》所說「風熱相搏，即發風溫」。夏有暑熱。《素問·刺志論》說：「氣虛身熱，得之傷暑」，而仲景更有「中暍」的論治。長夏多溫熱。《難經》早有「濕熱」病名，王叔和《脈經》指出：「傷於濕，因而中暑，濕熱相搏，則發濕溫」。冬有冬溫。《傷寒例》說：「其冬有非節之暖者，名曰冬溫」。至於秋燥病名雖發於喻昌，但其病早載於《素問》，如《本病論》說：「西風數舉，鹹囟燥生，民病上熱，喘嗽血溢。……寒鼽嚏嗌乾，手拆皮膚燥」。實已將後世所稱「溫燥」和「涼燥」的病證盡賅其中。又如溫瘧爲病，在《素問》《金匱》也均有詳論，《脈經》中並有「溫毒」的記載，此病「因冬溫未即爲病，至夏得熱，其冬溫毒氣始出，肌中斑爛隱疹如錦文」，與仲景陰陽毒病頗相類。關於溫疫之病，在《素問》中就有「五疫之至，皆相染易，無問大小，病狀相似」之論，並強調預防須「避其毒氣」。更值得重視的是早在晉唐之前，對四時溫疫病已有相當研究，提出青筋牽、赤脈攢、白氣狸、黑骨溫、黃肉隨等名稱（《千金要方》），包括了四時流行的多種傳染病。歷史事實是客觀存在的，有鑒於此，吳鞠通也承認他在《溫病條辨》中所論的種種溫病，「見於《傷寒例》中居多」。即使在漢晉之時，「按時推病，實有是證。叔和治療時，亦實遇是證」。

　　在溫病的病因探索和病機分類方面，明清醫家有「新感」「伏氣」（伏邪）之說。我們認爲，其實質內容卻可上溯漢唐。如《陰陽大論》所說的四時正氣爲病以及時行疫氣，其「中而即發者」即是「新感」之濫觴。另如「伏氣」之說，在《內經》亦早發其端。更有價值的是《傷寒論·平脈法》，首先直接提出了

「伏氣之病」，並認爲少陰病下利、咽痛，即屬此病。宋代成無己據此說明「冬時感寒，伏藏於經中，不即發，謂之伏氣」（《注解傷寒論》）。在《外台秘要》中，王燾引張文仲說稱伏氣發病爲「晚發傷寒」，認爲晚發者可從三月至年末。可見明清所說的伏暑晚發乃晚發傷寒之一。

在清代，溫病家還有新感引動伏邪的說法，如葉桂謂「外邪先受，引動在裡伏熱」（《幼科要略》）。實則，王叔和在《傷寒論》序例中早已指出，冬令嚴寒，中而不即病者「寒毒藏於肌膚……若更感異氣，變爲他病」，如溫瘧、風溫、溫毒等病，均有這種情況，其中以「溫毒爲病最重」。俞根初《通俗傷寒論》所謂「重病皆新感引發伏邪者也」，亦以此爲據。

關於溫病的內因問題，《素問·金匱眞言論》有「藏於精者，春不病溫」之論。孫思邈也認爲「冬時天地氣閉，血氣伏藏，人不可作勞出汗，發泄陽氣，有損於人也……人有天行時氣者，皆由犯此也」（《千金要方·養性》）。說明冬不藏精，發泄陽氣，是時氣溫病的重要致病內因。明清醫家論述溫病，無不崇尚此說。

二、隋唐以前的溫病病機研究

溫病的病機理論，早在《內經》中闡述已多，《素問·熱論》確立了外感熱病六經傳變的理論，《評熱病論》又對熱病傷陰的病理特徵進行了剖析，從而奠定了溫病的病機理論基礎。巢元方論傷寒、溫病諸候，多從六經傳受皆爲熱證立論，其後如《外台》《聖濟》，乃至金代劉完素等，無不上承其旨。還值得注意的是對於四時臟腑陰陽溫毒病的病理機制，古人曾有詳細論述。如孫思邈記載說：「春三月者，主肝膽青筋牽病也。其源從少陰而涉足

少陽。少陽之氣始發，少陰之氣始衰，陰陽怫鬱於腠理，皮毛之病俱在，表裡之痾因起。從少陽發動反少陰，氣則臟腑受癘而生，其病相反。若腑虛則爲陰邪所傷……若臟實則爲陽毒所損……」。這種以四時與六經、臟腑相結合的溫病病機學說確是別開生面的。故宋代龐安時在其《傷寒總病論》載述良多。此外，還有不少從熱結傷陰、溫熱鬱蒸、熱邪傳心、溫邪入血等方面闡述之病機理論。

熱結傷陰：熱結傷陰是《諸病源候論》剖析溫病機理的核心部分。除發熱證外，溫病的許多重要症狀如嗽、嘔、咽痛、目痛等都由溫邪內結所造成。如巢氏指出：「邪熱客於胸府，上焦有熱……故令嗽」「熱毒在於胸府，三焦隔絕，邪客於足少陰之絡，下部脈不通，熱氣上攻喉咽，故痛或生瘡也」等等。巢氏還強調熱結和治療失當，又往往劫奪陰液而致陰虧，而爲大小便不通、溫病勞復之病。至於溫病的口乾渴，尤直截了當地歸咎於「脾胃不和，津液竭少」，甚或由於「熱盛則腎燥」，腎燥則渴引飲。總在於胃津與腎液的耗傷。

溫邪傳心：自葉桂提出「溫邪上受，首先犯肺，逆傳心包」的論述後，後人俱誤以爲「傳心」問題乃其首創。其實此論自漢迄隋已具規模。如《難經・四十九難》說：「肺邪入心爲譫言妄語也，其病身熱，洒洒惡寒，甚則喘咳，其脈浮大而澀」。明確指出了外感熱病中肺邪入心的機理和症狀。葉桂《三時伏氣外感篇》中有關「肺病失治，逆傳心包絡」等提法，顯然本自前人。巢元方曾專論溫邪傳心之義：「此由陰氣少，陽氣多，故身熱而煩。其毒氣在於心府而煩者，則令人悶而欲嘔；若其胃內有燥糞而煩者，則謬語而繞臍痛也」。其強調溫邪入心雖總屬陽盛陰虧，但有無形熱熾與有形腑結的區別。在溫病發展過程中，出現

煩躁、譫語等神志改變乃是溫邪傳心的具體表現，說理明徹。宋代《太平聖惠方》亦有相似記載。

溫邪入血：溫病發斑及出現各種血證是溫邪入血的主要見證。隋唐前，對此雖未直接提出溫邪入血之說，而實際內容已備。以溫病發斑而言，《千金要方·傷寒》曾引述一段華佗的精闢論述，「若熱毒在外，未入於胃而先下之者，其熱乘虛入胃，即爛胃也……病者過日不以時下，則熱不得泄，亦胃爛斑出」。並指出「其熱微者，赤斑出，此候五死一生；劇者黑斑出者，此候十死一生」。說明它由溫邪熱毒炎灼陽明血分所造成。正如宋·楊士瀛《傷寒類書》所說：「陽熱內熾，蒸溽外迫，熱毒入胃，皆致發斑。蓋熱必傷血，血熱不散，裡實表虛，由是熱氣乘虛，出於皮膚，輕則如疹子，重則如錦紋是爾」。顯然，華佗爛胃赤斑、黑斑之說，與葉桂「斑色紅者屬胃熱，紫者熱極，黑者胃爛」的提法精神一致。通過循名責實，還不難發現仲景所稱的陰陽毒當也屬溫病發斑之例。故王士雄亦同意趙獻可之說，認為「此陰陽二毒，是感天地疫癘非常之氣，沿家傳染，所謂時疫也。」

《諸病源候論》又重點討論了溫熱病多種失血證，如在「溫病衄候」「溫病吐血候」中都闡明了熱毒深入可致衄血、吐血，還指出了瘀血內積的機轉。同時晉《小品方》將溫病「面黃、大便黑」，也歸咎於上述原因。這樣，葉桂所謂「入血就恐耗血動血，直須涼血散血」，殆亦其緒餘也。

溫熱鬱蒸：《諸病源候論》十分重視濕熱鬱蒸致病。在「時氣變成黃候」中指出：「夫時氣病濕毒氣盛，蓄於脾胃，脾胃有熱，則新穀鬱蒸，不能消化，大小便結澀，故令身面變黃」。強調時氣濕毒鬱蒸而造成黃疸。值得注意的是，在「急黃候中」，

以為濕熱鬱蒸，復為熱毒所加，卒然發黃，可致「命在傾刻」等嚴重損害。這在臨床上具有重要意義。因此也受到孫思邈的重視，他指出「天行時氣、溫疫熱入腑臟，變為黃疸」，說明黃疸是多種外感熱性病的重要變證。

三、唐宋以前的溫病證治

　　唐宋是我國方藥發展的鼎盛時期。就《千金》《外台》《聖惠方》《聖濟總錄》等幾部大型方書來看，有關溫病的方藥已至為詳備，靡不載錄在先，此真乃發明清之先聲者，其功不可泯。如：

　　解表法：金元前醫家治療溫病早已使用辛涼之劑，其組成常以辛味與寒涼藥相結合，制劑又有輕重。在溫病初期，用藥多取輕清辛散，如《肘後方》的葛根、豆豉二味合方；又治初病頭痛、身熱、脈洪，用蔥豉湯，未效再加葛根、升麻。既辛宜透邪，使邪有出路，又具輕清微寒的清熱生津作用。凡邪熱犯肺之證，病雖一二日，由於邪熱鴟張，故在解肌之時即已加入清熱宣肺之藥，如《肘後方》麻黃解肌湯，以麻杏石甘湯為基礎，益以升麻、芍藥、貝齒。古代醫家認為後三味藥有解除時行寒熱之功。又如《延年秘錄》治天行一、二日，頭痛壯熱，方用蔥豉、乾葛，並加石膏、黃芩、梔子，此所謂辛涼重劑之類。方雖稍涉苦寒，卻正是此時辛涼之劑的特點。即劉河間辛涼諸方，亦大抵未越其藩籬。值得注意的是金元前醫家，在溫熱病的初期就早已在習用辛涼之劑了。這種治療，說明金元後不少醫家屢屢指責前人「發表不遠熱」之說是不足證信的。雖然在葉桂、吳瑭之前，尚未有桑菊飲、銀翹散等方，但據《本經》《別錄》記載，桑葉、菊花、忍冬、連翹等藥早已使用於諸風、寒熱等外感熱病。

宋代用此則更普遍，如《聖惠方》治時氣頭痛、骨楚有菊花散、淋頂湯等，以菊花、石膏、竹葉、蔥、豉、梔子等合方。至於辛涼開泄之劑如梔豉、麻杏石甘等更淵源於《傷寒論》。可見，辛涼解表方本仲景首創，唐宋則繁衍之，明清則因時而演繹之。

清熱法：清代溫病家的清熱諸法，在唐宋之前早已普遍使用。以辛寒清氣而言，白虎湯乃其典型者；《千金要方》所載治療青筋牽等四時溫疫病諸方，也都重用石膏，並分別配合生地、玄參、大青、梔子、升麻、羚羊、芒硝等味，共奏清瘟解毒之功，宋代龐安常心折其間，列為四時溫疫主方。苦寒直折溫毒之劑，如崔氏黃連解毒湯早載諸《外台》，此方治熱盛錯語，能「直解熱毒」。

至於清營涼血之治，如《肘後方》療溫毒發斑有著名的黑膏湯，《聖惠方》治時氣熱毒欲發赤斑，即採取了生地汁、豆豉等味。此法沿用於後，洵為清營透熱之要方。又如《聖惠方》治時氣熱毒攻心，言語不定，心狂煩亂，不得睡臥的犀角散，用犀角、沙參、麥冬、玉竹、赤芍，並加升麻、杏仁、大青等品，清營涼血，兼以清透，立意用藥與吳氏清營湯並無二致。葉桂治斑擅用玉女煎，實則此法在唐宋時亦已常用。如《聖惠方》治熱毒成斑的解毒升麻散，以生石膏、地黃汁為主。晚發傷寒也用此法。吳瑭的化斑湯，原宗宋代《無求子活人書》化斑湯加以化裁，除保留了白虎湯所用藥外，將人參、玉竹換了犀角、玄參。而後二味藥物乃是宋人治斑所常用者。溫病家涼血散瘀，以《千金》犀角地黃湯為主方，而其原出晉陳延之《小品方》，謂「療傷寒及溫病，應發汗而不發之，內瘀有蓄血者，及鼻衄、吐血不盡，內餘瘀血，面黃大便黑者，此主消化瘀血」。葉桂所謂涼血散瘀，殆循此而發。

　　養陰法：治溫病須刻刻顧護陰液。《素問‧熱論》早明其理，謂當「實其陰以補其不足」。吳瑭指出「此一句實治溫熱之喫緊大綱」（《溫病條辨》）。溫病學發展到唐宋，養陰藥的使用已十分廣泛，且有選擇地使用於溫病的各個階段。其中甘寒、甘酸、鹹寒之劑以及養肺、益胃、滋腎諸法，業已大體具備。如《聖惠方》治熱病心胸煩熱、口乾的生地黃煎，用生地黃汁、生麥冬汁、生瓜蔞汁、生藕汁、白蜜、酥組成，可謂集宋以前甘寒生津方大成，開一代清潤腴液之用藥新風。朱丹溪、繆希雍等養陰名家，無不伏膺於此。平心而論，被晚近評定為所謂確立了養陰清熱原則的清代養陰諸名方，如益胃湯、五汁飲、增液湯等，與古方比較豈有二致哉。至於鹹寒增液、育陰潛陽之法，早在仲景已開其先河，如復脈湯、黃連阿膠湯、救逆湯等，而後世又以化裁，似毋庸贅述。

　　通下法：溫病的通下法，如急下存陰、通瘀破結，基本上繼承了仲景三承氣湯及桃仁承氣湯方法。至於表裡雙解法早在宋代已多使用，如《神巧萬全方》雙解散治療四時傷寒、時氣，表裡兩感，方由麻黃、荊芥、茵陳、石膏、大黃等組成。於此可見劉河間雙解法的淵源。

　　把大黃作為溫病治療中瀉火清熱藥用，宋前已可見。尤宜引起重視的是，唐宋人用通下藥，已與養陰生津、益胃扶正，或清熱解毒、開竅熄風的藥物相配伍。《外台》所載的《集驗方》生地黃湯，以生地、甘草、大棗配合硝黃；張文仲療頭痛體痛，內熱如火，病入腸胃的利瀉之方，用生麥門冬、生地黃、知母、生薑以及芒硝。此實為「增水行舟」之先河。此外，以羚羊、犀角、鬱金等解毒開竅熄風之藥配合硝黃攻下，在宋代方中亦頗多見。

　　化濕法：濕溫證的治療，在晉代醫家已有相當研究。王叔和《脈經》曾載《醫律》之論，指出濕溫病苦兩脛逆冷、腹滿，又胸多汗，頭自痛苦，妄言，其脈陽濡而弱，陰小而急。其治在太陰，不可發汗。後世醫家均守此律。《傷寒微旨》立白虎加蒼朮湯，後自朱肱迄於薛己，無不遵而用之。更有建樹的是宋代的《傷寒類書》，曾將濕溫分爲「濕氣勝」和「暑氣勝」者兩種，指出凡濕氣勝則一身盡痛，發熱，身黃，小便不利，大便反快，宜用除濕湯、五苓散之類治之。如臟腑虛而大便滑者，則用理中湯加蒼朮、茯苓；若係暑氣勝者，則壯熱煩躁，小便不利，大便閉澀，宜用香薷飲、六和湯。臟腑閉而煩渴者，用白虎加蒼朮湯。這種辨「濕氣勝」和「暑氣勝」以決定濕溫治療的論述，見地頗高，垂範後世，迄今不衰。此外如濕熱發黃及痙證的治療，自仲景茵陳、瀉心諸方出，後世醫家無不由此化裁。至於開竅鎮痙之法，唐宋諸方書收載俱豐，茲不縷述。（潘華信　朱偉常）

論張從正的食療補虛

張從正（公元1156～1228）字子和，金代睢州考城人。深研靈素，多標新見。議病立論常從邪氣，療疾遣方擅用奇法。以汗吐下三法馳譽醫林，與劉、李、朱齊名，合稱金元四家；同摯友麻革、門人常德合著《儒門事親》一書。

醫者每知張氏以祛邪爲長，而忽視其補虛食療之獨步，實後者亦足堪後學師法。

清代醫家魏玉璜選輯張從正的有關醫案之後，擊節贊賞說：「子和之持論如此，豈放手攻瀉而不顧元氣者哉？第其用補，專重飲食調攝而不持藥餌，故萬全無弊，而亦無可舉之功，其書具在，惟好學深思之士能通其意耳。」認爲飲食療法是張氏學術中既獨特又易爲人們所忽視的一個重要內容，同時又指出他治病不僅長於攻邪，且對補養之道也很有研究，應該說魏氏的評論是頗爲中肯的，正如張氏自己所說：「予亦未嘗以此三法（指汗吐下）遂棄眾法，各相其病之所宜而用之。」在對待邪正問題上，他學驗俱豐，持有高深的造詣和獨到的見解，祛邪常用藥石針砭，但所用補法，確與一般有所不同，側重飲食調攝，藉穀肉果菜以養正。可是在他祛邪理論的盛名之下，有關食補、食療的內容，未曾引起人們的重視，有不少學者竟直截評他爲「長於攻邪而絀於補虛」。我感到這種觀點是很不確切、很不全面的，嚴格地講，他攻邪是特長，補虛有獨到。下從三方面加以論述。

食養補虛

張氏在疾病機理方面，認爲「病之一物，非人身素有之也，或自外而入，或由內而生，皆邪氣也。邪氣加諸身，速攻之可

也，速去之可也。」因此他治病擅用汗吐下三法驅逐邪氣。但邪去之後他主張食物調養以補其虛。「余雖用補，未嘗不以攻藥居其先，何也？蓋邪未去不可言補，補之則適足資寇，故病蠲之後，莫若服五穀養之，五果助之，五畜益之，五菜充之……。」攻邪居其先、食養善其後的治療原則為張氏治病卻疾、恢復健康的一種醫學思想。而對於攻與補兩者之間的關係則認為：「蓋汗、下、吐，以若草木治病者也；補者，以穀、肉、果、菜養口體者也。」他把穀肉果菜之屬，形象地比喻如德教；汗下吐之屬此喻如刑罰：「德教興平之果肉，刑罰治亂之藥石，……及其有病，當先誅伐有過，病之去也，果肉補之。如世已治矣，刑措而不用，豈可以藥石為補哉！」故在毒藥祛邪之後，正氣衰憊，則亟須以穀肉扶養口體。為什麼在一般正虛邪去的情況下盡可能少用藥物而多用穀肉果菜來補虛復損呢？張氏認為，各種藥物（包括補藥）無不具有一定的毒性，久服之後，雖些微之毒亦能蓄聚而成為「藥邪」，從而損傷人體正氣。如他所稱：「凡藥有毒也，非止大毒、小毒謂之毒，雖甘草、人參（一作苦參）不可不謂之毒，久服必有偏勝，『氣增而久，夭之由也』。」揭露了當時濫服補藥之害。張氏所言藥物之「毒」，確切地講，是泛指藥物的弊端而言。任何藥物都有利、弊的兩重性，即使以大補元氣的甘緩之品人參來說，未嘗沒有「毒」，如久服、誤服、補之失當，亦足以致害。我曾經診治過一位患血尿的青年女病人。雖反覆檢查，找不到病因所在，迭經西醫抗癆、抗菌、止血等治療，亦未能奏效。患者形容枯槁，毛瘁色夭，氣短納呆，苔膩脈數，我按脾腎虛虧，濕熱下注論治，用補中益氣合知柏八味法，調治未幾，病情竟日見好轉，但此時病人產生了急躁情緒，嫌藥力太輕，認為補虛既有起色，便不妨峻補邀功。遂自購置移山參數兩，日啖三、五錢以輔藥力不足。數日後來診，胸腹脹滿，鼓之

如鼓，食不能下，噯不得出，大便秘澀，呻吟連聲。詢其原因，知是恣服人參所致，遂以大劑萊菔子通利而消。人參尚而如此，其它藥物的「毒」性更是不言而喻。在目前臨床工作中，慢性病、虛損病如浪用或純服補藥，恐難免「藥邪」之害。現在我們重溫張氏這些論述和食養經驗，很受啓迪。

在養生補虛方面，他同樣主張「養生當論食補」、「精血不足，當補之以食」，斥責味者「知補之爲利，而不知補之爲害也。」顯然，這與他反對當時醫界盛行藥石溫補的不良風氣有關，張氏不愧爲一位精通補法的醫家。

在食補養生方面，他在闡述《內經》時說：「《陰陽應象論》曰：『形不足者，溫之以氣；精不足者，補之以味』，味者五味也，五味調和則可補精益氣也。五味、五穀、五菜、五果、五肉，五味貴和，不可偏勝。」十分明顯，其食療養生的關鍵在於「五味貴和，不可偏勝」，也就是說穀肉果菜須相應地均衡攝入，方可起到補益精氣的作用，否則即使食養也會由於五味的偏勝而對人體帶來不良的影響。

須要指出的是，從五味食養到補虛強身，其中主要環節仍在胃氣，因爲「胃爲水穀之海，人之四季以胃氣爲本，本固則精化，精化則髓充」，這種以益胃氣爲前提的食補，正是他補虛的特點所在。

食療治病

張氏不僅擅長食養補虛，也善於用食療的方法治療某些疾病。食療治病既無毒藥偏勝的害處，又有保護胃氣的優點，對正虛病重的患者尤爲適宜，在《儒門事親》中有關病案爲數不少，

頗具特色。

《卷六，暑泄》：「殷輔之父，年六十餘，暑月病泄瀉，日五、六十行，自建碓鎮來請戴人於陳州。其父喜飲水，家人輩爭止之。戴人曰：夫暑月年老津液衰少，豈可禁水，但勸之少飲。比及用藥，先令速歸，以綠豆、雞卵十餘枚同煮，卵熟取出，令豆軟，下陳粳米作稀粥，攪令寒，食雞卵以下之，一、二頓，病減大半。蓋粳米、雞卵皆能斷痢……」。本案暑天暴泄，治法奇特，奏效迅捷，足以發人深思。粳米和雞卵原是極為平常的食品，張氏稱之「能斷痢」，其關鍵恐仍在兩者能補中健胃、安穀厚腸，土氣振興之後，則自能正復驅邪而病癒。其中又結合時氣，參以綠豆清暑利濕，選食恰當，別具一格。這些案例確是其寶貴的經驗記錄，值得後人認真學習的。

又《卷七·孕婦便結》：「戴人過東杞，一婦人大便燥結，小便淋澀，半生不娠，惟常服疏導之藥則大便通利，暫廢藥則結滯。每得孕，至四、五月間，醫者禁疏導之藥，大便依常為難，臨圊則力努，為之胎墜，凡如此胎墜者三。又孕已經三、四月，弦望前後，溲溺結澀，甘分胎隕，乃訪戴人，戴人診其兩手脈俱滑大，脈雖滑大，以其且妊，不敢陡攻，遂以食療之，用花鹼煮菠、菱、葵菜，以車前子苗作茹，雜豬羊血作羹，食之半載，居然生子，其婦燥病方癒。戴人曰：余屢見孕婦利膿血下迫，極努損胎，但同前法治之，癒者莫知其數也……」。此法即《周禮》所謂以滑養竅，是張氏常用作治療慢性便秘的一張良方，主要是取纖維質粗的新鮮蔬菜，以及潤滑的動物血類，作羹久服，既可潤腸通便，又能食養補益，用於此症當較瀉藥為妥切。這類病人，今日臨床並不少見，治療每賴瀉藥，但往往造成非導不通、每結愈深的局面。張氏所力主的食療法，從改變偏食精細、嗜好

香燥等不良飲食習慣入手，攝納適宜食物，持之以恆，確能收到良好效果。

此外，他在驗案中記載海帶、海藻、昆布久服消瘦，牛肉葵羹導下誤吞銅錢之物，冰浸甜瓜治療熱痢，冰蜜水止臟毒下血等等，都是較有參考價值的食療方法，值得進一步研究。隨著時代的前進，食療治病的方法，已引起不少學者的關注；人們逐漸認識到適當地調整食譜對於治病卻疾、強身延年的重要意義，年來間有通過食療而治癒嚴重疾患的有關報導，這些正是七百多年前張氏的寶貴經驗的具體運用和發展。

「食養盡之」與忌口

《內經》中早具有毒藥治病適可而止，以減輕藥物副作用對人體致害的精神，所謂「毋使過之，傷其正也。」至於存留在體內的餘邪則強調依靠食養來除驅之。張氏繼承《內經》意旨，主張在毒藥攻病邪去七、八之後，用「食養盡之」的方法以恢復正氣，搜剔餘邪。張氏此時的所謂「食養」，主要是指「漿粥」，而忌肥甘雜進，以避免礙胃傷中，這與廣義的穀肉果菜食養補虛是存有差異的。如他治療外感病：「……傷寒三日，頭痛身熱，是病在上也，固宜湧之，然後以淡漿粥養之，一、二日則癒矣」。又如治水泄不止：「……既汗、下、吐訖，臟腑空虛，宜以淡漿粥養腸胃二、三日……忌魚、鹽、酒、肉、果木…」。研讀其餘邪未淨的病案，可以發現張氏對忌口的要求既嚴，限制的食品範圍亦廣，諸如「葵羹、藿菜、羊、豬、雞、犬、魚、兔等」俱屬禁例，說明「食養盡之」的食療法，務以安穀為先。

儘管這樣，在他的個別治案中也有例外的，如「一男子泄十餘年……皮肉皺槁，神昏足腫，泄如泔水，日夜無度。戴人診其

兩手脈沉且微，曰『生也』。病人忽曰：『羊肝可食乎？』戴人
應聲曰：『羊肝止泄，尤宜服』。病人悅而食一小盞許。「可以
漿粥送之。」病人飲粥數口，幾半升，續又食羊肝一盞許。次日
泄減七分，如此月餘而安。」這個病人所患久泄不止，與長期忌
口限制太死、所欲不得而土氣困憊相關，故張責之說：「此皆忌
口太過之罪也。」按理，病屬水泄，葷腥本是不宜的，依張氏慣
例，只能用漿粥以養之，但耐人尋味的是他在特殊的病例中能持
靈活的態度。病人思食羊肝，則可藉羊肝而引進漿粥，從而可以
扶胃厚土，對止泄有利，故他同意了病人的要求，果然收到了預
期的療效。清代名醫葉桂所謂「食物自適者，即胃喜為補」，亦
寓此意。如這種病例忌口太死，「則胃口閉，胃口閉則形必瘦，
形瘦脈空，乃死之候也」。

　　可見張氏「食養盡之」的方法，既以漿粥為主，又不為所
囿，雖強調漿粥，旨在恢復胃氣，而又能權變地越出漿粥的範圍
以應承病人所喜，其目的則仍在扶養胃氣，上面病案中予食羊肝
僅僅是一種引進漿粥扶助胃氣的手段而已。所以忌口，當以對胃
口是否有益為準，因為「胃為水穀之海，不可虛怯，虛怯則百邪
皆入矣」，它對疾病的預後、轉歸起有決定性的作用。

　　在討論了食補、食療和忌口等內容後，還須明確張氏對補養
概念的理解與一般觀點不盡相同。他認為疾病的形成是由於邪氣
「由內而生」或「自外而入」的結果，把致病癥結緊扣在「邪」
字上，若邪戀不去必傷正氣，故欲護正，須先驅除邪氣。基於這
個觀點，他在闡述補法時說：「余用補法則不然，去其氣之偏勝
者，其不勝者自平矣。醫之道損有餘乃所以補其不足也。」從這
個意義上分析，汗吐下法也可認為「補法」。所以他經常強調
「陳莝去而腸胃潔，癥瘕盡而榮衛昌，不補之中有真補者存焉」，

「……下藥乃補藥也」等等。這些都反映了他攻邪即是補虛的醫學思想。張氏補法的涵義很廣，基本上可總結為：「大抵有餘者損之，不足者補之，是則補之義也。陽有餘而陰不足，則當損陽而補陰；陰有餘而陽不足，則當損陰而補陽。熱則芒硝、大黃，損陽而補陰也；寒則乾薑、附子，損陰而補陽也。」說明他對補的理解是頗為精邃的，即把補法視作可以通過多種途徑（包括祛邪法）而達到恢復正氣的一種客觀效果。這比狹義地認識滋補養正要全面得多。無論張氏所用的各種所謂補法如何，最終均以得到甦展胃氣為前提，如說：「善用藥者，使病者增進五穀者，真得補之道也」。可見他不論用什麼治法，不論藥性酸苦甘辛鹹如何，凡經治療之後，能使患者進食安穀，其中即蘊補養之義。顯然，這與一般認為惟有甘藥才能培中的觀點是有所不同的。

張氏在藥物補虛方面，雖然現存治案較少，但這並不意味著他絀於此道。在當時庸醫濫補成風的情況下，他為力糾時弊，故應用藥補十分謹慎小心，「必觀病人之可補者，然後補之」。其適應證是：「脈脫下虛，無邪無積之人，始可議補。」有邪有積可以攻為補，尋常虛怯則賴食養為補，惟下元極虛方可考慮藥補。

在藥物補益下元方面，他也很有心得。如治腎陽不振「虛損無力，補之以無比山藥丸（山藥、蓯蓉、五味、菟絲、杜仲、牛膝、澤瀉、地黃、山萸、茯苓、巴戟、赤石脂）……」。在解釋「溫補」時說：「此溫乃溫存之溫也，豈以溫為熱哉？」對照他的無比山藥丸，則有溫潤柔養的優點，而無辛剛燥烈之弊。這在當時用燥熱藥成風的情況下，是難能可貴的。治腎陰虛虧用「加減八物丸、當歸飲子」。說明其亦善於補養精血。藥物方面，他認為「藥之氣味厚者，直趨於下而氣力不衰也，」重視厚味填補

下元。如「補虛損」的大眞丸，主藥爲「佛袈裟」（即胎衣），取血肉之品以塡實藏陰；「烏髭駐顏、明目延年」的不老丹，也以柔潤味厚的首烏爲主。

長期以來，醫學界存在著一種傾向，認爲張氏是攻邪學派的倡導者。但從上述內容看，恰恰證明他對補虛也持有眞知灼見，爲我們今天所欠缺和注意不夠的。倘使因爲他善用汗吐下法而可奉爲攻邪學派之主桌，那麼其擅長飲食調攝的特點，又何嘗不能尊之爲扶正復虛的高手，唐代名醫孫思邈曾經指出：「若能用食平痾，釋情遣疾者」方可稱爲「良工」，而張氏在這兩個方面，都作出了卓越的貢獻（有關張氏擇用情志制約法治病的經驗，本文不贅述），由此可見，他之所以成爲我國醫學史上的一位名家，實非偶然。

論東垣陰火證治之名實

有關李杲陰火證治的討論，是近數十年中醫學研究領域裡的一個重要課題。學者們圍繞著陰火機理、內傷熱中證表現以及甘溫除大熱的臨床應用等進行了深入的闡述，然迄猶聚訟紛紜，莫衷一是，鑒於這些議題與臨床實踐密切相關，乃不揣譾陋，探析如下。

一、陰火病證的命名與性質

什麼是陰火病證？為什麼要稱之為陰火？在這個最基本的認識問題上，自六十年代起至今已三十年，學者們仍見仁見智，而厥旨未暢。雖然，李杲本人並沒有直接了當地把這個概念交代明白，但通過對其著作的沉潛涵泳，反覆紬繹，其所指還是可以理解的。李氏在《脾胃論》中援引了《素問·調經論》之說：「夫邪之生也，或生於陰，或生於陽。其生於陽者，得之風雨寒暑；其生於陰者，得之飲食居處，陰陽喜怒。」它清晰地告訴人們：外感六淫致病，屬陽；飲食勞倦內傷為病，屬陰。東垣生當鼎革離亂，民病內傷居多，故他所闡發的勞倦傷中、飲食失節、七情所傷三大病因與《調經論》所稱生於陰者之說如出一轍，顯然全據經義而發，其為病屬陰病無疑。由於「火與元氣不兩立」，火熱病證便由內而生（機理繁複，茲不贅述），於是就出現了陰火症狀，亦即「內傷熱中證」，正如李氏所謂「飲食勞倦，喜怒不節，始病熱中（《脾胃論》）。」可見，陰火是由於勞倦、飲食、七情等因素損傷脾胃元氣後所形成的內傷發熱病證，與外感發熱病證（陽火）有著本質上的區別。

值得討論的一個大問題是許多醫家常把陰火病證視作「真寒

假熱證」，其實早在明代張介賓已開其端，他在《景岳全書‧脾胃》中說：「元氣既損，多見生陽日縮，神氣日消，何以反助心火？脾胃屬土；得火則生，何謂火勝則乘其土位？……第熱證顯而寒證隱，故熱證易見而寒證不之覺也。眞熱證猶易辨，而假熱證尤不可辨也。」甚至，還把李杲名言「火與元氣不兩立」更易爲「寒與元氣不兩立」，從而逐漸引導人們從「眞假寒熱」來認識陰火病證，作爲一個引申是可以的，然與李杲原意則相抵牾。東垣在其著作中切切實實地談了大量火熱病證，從表到裡，從全身到五官，這是當時社會中多火熱病證的一個客觀歷史事實，根據李氏的觀點，這些火熱病證由脾胃氣虛所造成，其熱屬氣虛發熱，而與假熱屬寒是性質根本不同的兩碼事，所以東垣在病機上諄言「飲食勞倦，喜怒不節，始病熱中。」耐人尋味的是「熱中」證在受寒冷過度的條件下亦可轉化爲寒中證，即李氏所謂的「末傳寒中。」如果我們把熱中證認作「眞寒假熱」的話，那麼是否也該把寒中證視爲「眞熱假寒」呢？我們的思維模式常常被陰虛內熱、陽虛外寒所束縛，事實上臨床病證要複雜得多，陽虛內熱、陰虛外寒的現象並非不能存在，如常見的膠原組織疾病、慢性肝病、變應性亞敗等，患者每罹貧血、低蛋白血症，此時可見到面色無華、舌淡、氣短等氣虛症狀，同時由於機體免疫機能的降低，常易合併病毒、細菌等的繼發感染，如發熱、咳嗽、咽喉紅腫、口腔潰瘍、舌炎等等，這就是氣虛發熱證，屬地地道道之火熱甚至熱毒的表現，怎可認作是「眞寒外熱」而用熱藥來以火益火呢？按東垣的邏輯則這類病屬內傷熱中證，氣虛是本，火熱是標，然乃眞火而非假火，故治療大法是「甘溫之藥爲之主，以苦寒之藥爲之使（《脾胃勝衰論》）。以甘藥補中，苦寒瀉熱毒，芩、連、膏等是他常用之藥。至於眞寒假熱、引火歸原等說似與東垣論治陰火有間，乃係後世張介賓所闡發的主題所在。

二、所謂「大熱」到底指哪些病？哪些證？

多年以來，不少學者聯繫臨床，對大熱證各抒己見，如有認為各種急性傳染病表現的稽留熱，結核病、敗血證等引起的弛張熱，以及流感、亞急性細菌性心內膜炎等的發熱，俱非甘溫法的指徵，這是很有見地的，因為這些現代醫學所診斷的疾病，在發病過程中很少呈內傷發熱的表現，這是事實，然而，卻不能簡單地下所有這些疾病始終不能用甘溫法來治療的結論，發熱是致病因子與機體抗病能力作用結果的一種表現，在疾病進程中，當機體御病功能低下而出現內傷熱中證表現後，則完全可用甘溫之法來治療。筆者曾較長期在病房工作，遇到過不少發熱患者，當其病理屬「陰火」時，不管其發熱現代醫學屬什麼病，均治以補中益氣、補脾胃瀉陰火升陽湯，常常收到相當的療效。

至於內傷熱中證到底表現為什麼症狀？由於陰火機理複雜，且又與各臟腑間生克變化轇轕在一起，故見症繁錯駁雜，頗難盡述。就發熱而言，既可見高熱、中等熱，也可呈低熱或「時顯熱躁」，這些都可在東垣書中找到依據，不一一贅述了。管見認為，內傷熱中證的機理是據「火與元氣不兩立」的矛盾而開展，所以具體病證當表現為脾胃氣虛和火熱亢盛兩大證候群，脾胃氣虛可見到肢體沉重、四肢不收、怠惰嗜臥、氣短精神少等；火熱亢盛則可表現為各種熱型的發熱，以及如火熱上行，獨燎其面，身熱而煩，氣高而喘，脈洪大而渴，三焦九竅積熱等證，這兩種證候群中的某些症狀集中出現在同一患者身上，結合有勞倦、飲食、七情損傷之病史者，內傷熱中證的診斷就可成立，亦即甘溫除熱的指徵所在。反之，如果離開了兩個證候群中的某一個，就根本談不上內傷熱中證或用甘溫法了。這是一個執簡馭繁診斷內傷熱中證及選用甘溫法的要領，有利於保持中醫學術的自身特

點，有利於中醫臨床治療的揚長避短。

三、什麼是「甘溫」法？爲何能除「大熱」？

據經旨「勞者溫之」，東垣提出甘溫除熱法。對「溫」字的含義前賢闡述已多，大抵指溫存之意，而非熱藥競進之謂。哪些方藥屬甘溫法？歷來有不同理解，不少醫家認爲凡方劑中含有參、耆、朮、甘等甘味者，皆屬甘溫範圍，如小建中、黃耆建中、香砂六君、人參養榮、歸脾、十全大補等等，這是廣義的認識，很有見地。然而，東垣藉以除大熱的甘溫法是有特定含義的，非一般甘補藥，否則會被曲解爲凡補藥皆能除大熱的。東垣甘溫法的組方原則是甘補藥加升發藥，或再加清熱藥，其代表方爲補中益氣湯，其規範方則爲補脾胃瀉陰火升陽湯（柴、甘、耆、朮、羌、升、芩、連、膏）。管見認爲只有東垣這些組方才能除大熱，蓋具特殊機理與作用，非單純甘藥所能替代。就補中益氣湯言，其組成是參、耆、歸、朮、陳、草合升、柴，顯然是甘藥加上升陽藥，這是一種特殊結構的組方，乃東垣所自倡，倘凡甘補皆能除熱，那麼建中諸法、四君、十全之類金前醫家早已習用，東垣又何必更弦易轍，另立新法呢？值得研究的是東垣之法在甘藥中加入了升、柴，它是否眞如前人所謂具有升提陽氣的作用呢？在我們今天看來是深信不疑的，自張潔古創藥物歸經說，認定升麻有升陽作用後，其高弟東垣沿承師說並加以發揮，進一步提出：「人參、黃耆非此（升麻）引之，不能上行」。明清不少醫家視東垣爲亞聖，其方法爲王道，升陽之說遂爲定論。習俗相沿，以至今日，升、柴升陽幾爲金科玉律，未遑稍疑焉。然在金元前就根本不是這麼回事，《本經》認爲：「升麻味甘、平，主解百毒……辟溫疫、瘴氣、邪氣、蠱毒」。《別錄》更指出它主治「時氣毒癘，頭痛寒熱，風腫諸痛，喉痛口瘡」，是一

味明確的清熱解毒、辟瘟退熱藥物，故宋時猶有「無犀角以升麻代之」之說，遍檢唐宋醫方都是用作解毒消腫、辟瘟除熱，從未涉及升陽之說，《聖濟總錄》常列之爲解毒之首藥，如「治傷寒口舌瘡，赤爛。升麻湯方：升麻、麥冬、丹皮、甘草」等等，其例在在可見，數以百計，今書俱在，足可證信。又以柴胡言，《本經》指出：「味苦、平，主……寒熱邪氣，推陳致新。」仲景小柴胡湯主治傷寒，邪在少陽。《千金翼方》還認爲它能治「心下煩熱，諸痰熱結實，胸中邪逆。」總之，歷來是把它作爲一味祛邪退熱、清火消結藥對待的，自潔古始作俑後，柴胡升陽說被後人奉爲圭臬。到了葉桂甚而提出「柴胡劫肝陰」（《臨證指南‧幼科要略》）之說，洵妄生曲說，訛傳無窮。當然，不管人們臆測如何，柴胡的清熱、退熱作用在臨床上得到了公認，張介賓在《景岳全書‧新方八陣》中以柴胡爲散邪退熱的主藥，略不顧及所謂升陽之論。刻下高熱急診，醫院輒持柴胡針退熱，即使是肝陰不足的體質也在所不忌。如上所述，可證升、柴在補中益氣湯中所發揮的作用是清火解毒，去邪退熱，決非所謂升提陽氣的作用，此說非筆者杜撰，故作衒論，乃金前醫學之正統，乃數千年醫學實踐之積累和總結，唐宗海說：「唐宋以後，醫學多僞（《中西匯通醫經精義‧例言》）。」蓋亦深意存焉。由此可知，補中益氣湯實是甘補藥與清熱祛邪藥的組合，總體上屬扶正祛邪，義與參蘇飲同，所異者更突出了甘補與清熱解毒的作用，而這兩者正合東垣內傷熱中證之需，遂引以爲陰火病證的主治法則了，循名責實，當作如是觀。至於東垣另一甘溫除熱的名方補脾胃瀉陰火升陽湯，在補中益氣的組方原則中又直接加入芩、連、膏，其清熱解毒、祛邪退熱的作用更不言而喻，此即甘溫除大熱之機理所在，也是其它單純甘補方所不能替代的原因所在。

丹溪養陰論與老年醫學

在祖國醫學的歷史長河中，養陰學派的倡導者朱丹溪曾以其卓著的學術思想－養陰論。作出重大的貢獻。在我們學習和研究他的醫學理論的時候，深感他強調攝養陰氣的觀點與老年長壽醫學密切相關。他在《格致餘論》一書中，有許多篇章如《養老論》、《茹淡論》、《陽有餘陰不足論》、《飲食色欲箴序》、《房中補益論》等都述及了養陰與攝生方面的內容，闡明了保存陰氣與動靜適度對人生長壽的影響，這對於今天研究老年醫學是不乏現實意義的。

茲擬從(一)陰氣與衰老、(二)動靜與長壽、(三)養陰攝生的具體方法等三個方面進行討論。

(一)陰氣與衰老

1.陰氣是生化精血的生命物質

朱丹溪的整個學術思想，就是他十分重視陰氣，一再強調它的「難成易虧」，諄諄告誡人們對陰氣要「善於攝養」。在老年病的研究方面，他又指出了陰氣、精血與衰老間的關係。那麼陰氣與精血的含義是什麼？顯然是一個非常值得探索的問題。

在《陽有餘陰不足論》裡他指出：「人受天地之氣以生，天之陽氣為氣，地之陰氣為血……」。又說：「男子六十四歲而精絕，女子四十九歲而經斷，夫以陰氣之成，止供給得三十年之視聽言動，已先虧矣」。前者指陰氣為血液，後者指能生化（供給）具有生殖功能的精、血（男

子爲精，女子爲血）。兩者概念不盡相同，然而陰氣的能夠生化陰血和精、血則無疑。祖國醫學歷來認爲精血是生身之根本。《素問・金匱眞言論》說：「夫精者，身之本也。」《靈樞・決氣》說：「兩神相搏，合而成形，常先身生，是謂精。」可見，所謂陰氣是一種與人身的生長、發育、生殖、衰老密切有關的生命物質。從這個觀點看，陰氣又相同於《素問・上古天眞論》指出的天癸。天指先天，癸係癸水，當屬蘊育人體生發的先天之水。張景岳說：「天癸者，天一所生眞水，在人生是謂元陰，即曰元氣。」說明了先天之癸水，即元陰元氣之總稱，當然其中包括具有生殖功能的精血。凡人生之生長、繁殖和衰亡無不由它的盛衰所決定。《素問・上古天眞論》指出：「腎者主水，受五臟六腑之精而藏之。」說明陰氣之形成與封藏俱在腎，但又須依賴其他臟腑精氣的灌輸而得到充盛，其中與後天脾胃的關係最密切。丹溪在《茹淡論》裡說：「天之所賦者，若穀、菽、菜、果自然沖和之味，有食（即飼）人補陰之功⋯⋯；《內經》又曰：『陰之所生，本在五味』，非天賦之味乎？」即使是人生到了老年，「六、七十後陰不足以配陽，孤陽幾欲飛越，因天生胃氣尙爾留連，又藉水穀之陰，故羈縻而定耳」，都說明了水穀胃氣對陰氣的重要影響。

2. 衰老是精血損耗的結果

現代老年醫學的研究表明：衰老是指隨年齡增長而產生的一系列生理學和形態學方面的變化，從而引起人體對內、外環境適應能力逐漸減退的一種表現。早在六百多年以前，朱丹溪對此已有比較深入的認識，他在《養老論》

裡寫道：「人生至六十、七十以後，精血俱耗，平居無事，已有熱症。何者？目昏目眵，肌癢溺數，鼻涕牙落，涎多寐少，足弱耳聵，健忘眩暈，腸燥面垢，髮脫眼花，久坐兀睡，未風先寒，食則易飢，笑則有淚，但是老境，無不有此。」十分生動地描述了衰老的病態表現，顯示了他對老年醫學的關注和研究。引人矚目的是他把衰老的原因，明確指出是「精血俱耗」。此觀點源自《素問·陰陽應象大論》：「年四十而陰氣自半也，起居衰矣。」說明衰老是由於人生隨著年齡的增長而陰氣、精血不斷損耗所造成的。相反，如果善於攝養而保存陰氣、精血的話，就可以強身防病，推遲衰老。由此可見，探索作為生命物質的陰氣來說，是研究老年醫學所不可忽視的一個重要課題。

3.陰氣對探索生命物質的啓示

　　據晚近研究表明：人體的衰老與隨著年齡的增長體內某些物質減少有關。在女性摘除卵巢或閉經以後，易罹動脈硬化症，給與雌性激素治療以後，症狀明顯改善。證明內分泌機能減退後，性激素分泌減少，能促進動脈硬化，加速衰老。又如在合成人體腦蛋白中起著具有指導新腦蛋白分子作用的核糖核酸，當人屆老年時，其含量在神經細胞中逐漸減少，影響及老人的大腦功能而出現衰老。眾所周知，T淋巴細胞是一種能抵抗腫瘤細胞、病毒、細菌和真菌的白血球，但它是隨著年齡的增長而減少的。《國外醫學》之「老年人群中循環T、B及『Null』，細胞的分布」一文介紹觀察的結果：「T淋巴細胞總數：60～90歲老年組為2202±131，20～40歲的對照組為2548±154，兩組比

較經統計學處理無差異。但是T細胞的絕對數和百分率，發現老年組比青壯年組明顯降低，」證實了這一點。隨著年齡增長，T細胞減少所帶來的危害是人體免疫網的破裂，禦病功能的削弱，老年疾病由此叢生。最近，日人牧野田設想，從剛成年的人身上抽出T細胞，並把他們冷藏15年或更久，然後當人到了老年時，把冷凍的細胞解凍，再注射到體內，使其退化了的免疫系統活躍起來，重新煥發青春，以清除由於年齡引起的疾病。這一觀點，雖近似科學幻想，但其推想，卻為老年醫學的研究開闢了一個途徑。

無論性激素、核糖核酸或T細胞，與丹溪所說的陰氣、精血關係如何？尚有待進一步研究。但就陰氣作為生命物質的總體來說，其具體物質的內容當然更廣，包含上述這些有關物質，也是顯而易見的。重要的是現代醫學的這些研究和推測的結果，與丹溪「精血俱耗」引起衰老的機轉，精神一致，相互吻合。早在六百多年前的丹溪學說已經為此提供了可貴的見解，證實了它的科學性，顯示了祖國醫學的強大生命力。近年來，隨著細胞生物學、分子生物學、免疫學等各方面的日益進展，對人類衰老的研究也在不斷的深化中，諸如自由基學說、交聯學說、錯差學說、體細胞突變學說、細胞分裂學說、自身免疫學說、內分泌機能減退學說等等，都有了新的認識，但未能昇華到一個更高級更本質的形式來揭示衰老之謎。據近年來各國老年人死亡病例統計表明，心血管病變與腫瘤兩個病因始終是居於首、二位，說明動脈硬化和免疫機能的減退是老年人的主要致命威脅。這兩個病因在祖國醫學的分析與「

精氣奪則虛」之說是分不開的，如果作爲生化精血的陰氣能夠充盛內聚的話，那麼就有可能避免或減輕動脈硬化及腫瘤的危害從而延長人類的壽命。朱丹溪的有關衰老方面的論述，爲我們今天如何從人體內部探索更本質的生命物質上去研究長壽，提供了重要的啓示。

(二)動靜與長壽

我國古代的攝生保健方面，歷來就有強調動與靜兩種不同觀點。《內經》指出：「恬澹虛無，眞氣從之，精神內守，病安從來」。李東垣也在《脾胃論‧遠慾》裡告誡人們：「安於澹泊，少思寡慾，省語以養氣，不妄作勞以養形，虛心以維神⋯⋯」等。這些俱從靜字出發，通過寡慾怡養來增強體質預防疾病的。另一種觀點是提倡體育鍛鍊以強身延壽，如漢代名醫華陀根據「流水不腐，戶樞不蠹」的理論，模擬五種動物活動的姿態，創作了著名的「五禽戲」。雖然以上兩種觀點主張不同，前者主靜，後者主動，但它們內在的聯繫是不可分割的，僅僅是在不同的實踐過程中強調動與靜這一組既對立又統一的矛盾而已。華陀曾經對吳普說：「人體欲得勞動，但不當使極耳。」可見他雖然提倡運動，但十分注意因人而異的運動量和適當的休息。事實上只有動靜結合才能眞正有益於人體。朱丹溪在這個問題上具有十分獨特的精闢見解，集中反映在他的名著《相火論》中。首先他認爲生命之能夠延續，皆由於動，指出：「天主生物，故恆於動，人有此生，亦恆於動」。又認爲動是生理相火作用的結果，宜動而中節，他說：「彼五火之動皆中節，相火惟有裨補造化，以爲生生不息之運用耳。」說明相火主動，然後才有生命。如果活動停息，生命亦告終止；如果妄動，就會「⋯⋯煎熬眞陰，陰虛則病，陰絕則死」。可見中節之動，對生命延續的重要作用。

就人體作為生命活動基礎的新陳代謝來說，即是主動地體現了這個基本特徵的。合成代謝、分解代謝、能量代謝的時刻進行，代謝的降低或亢進給人體帶來的危害，都說明了動而中節的生理意義。他在承認相火主動的同時，又極端重視作為生命物質陰氣的保養。他認為「動易而靜難」，因為相火主動是客觀存在的，但動而過妄，會造成陰氣的耗泄，而靜則有利於保養陰氣，從而他提出「主之以靜」的論點。主靜就是指「養心」，要怡養寡慾。顯然，這是一項通過保存陰氣來尋找延年益壽的重要措施。

現代醫學對動靜結合問題，亦已普遍地引起了大家的關注。以器質性疾患的休養來說，急性肝炎過去都片面地強調臥床休息，目前已認識到，絕對的臥床再加上所謂三高一低的進餐，往往反使肝臟負擔加重，從而形成脂肪肝；又如糖尿病患者，以往強調不宜參加體力活動，現在則認為適當的體力活動，可以增強肌肉細胞膜對葡萄糖的通透性，提高肌體對糖的利用能力，從而緩解病情。老年的保健以前常孤立地主張靜養休息，但隨著活動的減少，人體各種代謝也降低，器官組織的功能減弱，疾病反因此而叢集。近年來，「生命在於運動」的口號風靡一時，運動給人體帶來的益處已被公認，但是超負荷的運動所造成的嚴重後果亦日益為人們所警惕，美國有心臟病專家認為：「慢跑可使冠狀動脈的疾病變得更嚴重」，「導致了不少人在慢跑時的突然死亡」。因此，正確的結論應該說是「生命在於運動和平衡的統一」。據阿利希夫對大罕斯坦的217名年齡在100～147歲的居民調查，可知長壽的原因雖是多方面的，其中重要的一點是「終生適度而有系統的體力勞動，適當的休息」，是上述結論的一個有力依據。饒有趣味的是，這個結論與朱丹溪「動而中節」的觀點如出一轍。

　　按有關資料說明，熱愛生活是延長壽命的最好方法之一。至於丹溪所說的「主之以靜」，不能曲解爲消極的靜養，應理解爲：不妄貪求、精神樂觀、熱愛生活。顯然，這種心理環境的建立和適度的運動是贏得長壽的重要保證，而通過寡慾怡養所聚存的陰氣則又是推遲衰老的物質基礎。

(三)養陰攝生的具體方法

　　丹溪十分重視保存陰氣。主張晚婚、節制房事，他說：「古人必近三十、二十而後嫁娶，可見陰氣之難於成，而古人之善於攝養也。」又強調節戒飲食，認爲饕餮厚味「有致疾伐命之毒」，提倡素食茹淡，所以「山野貧賤，淡薄是諳，動作不衰」。上述有益於健康長壽的觀點，已日益爲現代醫學所重視或證實。

　　此外，丹溪尚有特殊的「卻疾養壽」方法－「倒倉法」。所謂「倒倉法」，丹溪的釋義是：「腸胃爲市，以其無物不有，而穀爲最多，故謂之倉，若積穀之室也。倒者，傾去積舊而滌濯使之潔淨也」。爲什麼要倒倉呢？因「五味入口，即入於胃，留毒不散，積聚既久，致傷沖和，諸病生焉」。倒倉是爲清除常年累月積聚在胃腸的「浮莝陳朽」而設。其方法：是取黃牛肉10～20斤，長流水煮爛，融入湯中爲液，以布濾出渣滓，取淨汁再入鍋中，文火熬成琥珀色。每飲1小杯，少時又飲，須積數十杯。藥後以能夠適量多吐爲效。吐利後睡1、2日，飢甚可爲粥淡食之，3日後始可稍進菜羹。丹溪認爲它有「推陳致新、扶虛補損」之效，人到中年之後，可用此法1、2次，「爲祛疾養壽之一助也」。說明它既能治病療疾，又可養壽延年。以治病言，「倒倉法治癱、勞、蠱、癩等證」。

　　用催吐或攻下藥物以驅逐「留毒」，未免傷正，代之以牛肉汁，優點有二：一則「肉液充滿流行，有如洪水泛漲，其浮莝陳朽皆推逐蕩漾順流而下，不可停留」，有去菀陳莝、蠲除留毒之功。二則「牛肉全重厚和順之性，盎然煥然，潤澤枯槁」，又具補益虛損之效。做到既袪邪毒又潤澤補虛，一舉兩得。

　　既然「倒倉法」是用以治病卻疾的，那麼爲什麼還要把它視作與養壽有助的方法呢？首先他認爲卻疾即是養壽，如「倒倉論」說：「吾師許文懿始病心痛……自分爲廢人矣，眾工亦技窮……遂作此法，節節如應，因得爲全人。次年再得一男，又十四年以壽終。」可見是因「倒倉法」治癒了心痛症，才得以壽終。其次，丹溪認識到人在中年以後，即使無病痛表現，亦難以排除有留毒積聚的可能，也可行1、2次，通過「推陳致新」，加強腸胃蠕動，蕩滌糟粕、從而排泄毒素，同時又能「扶虛補損」增強體質，以此來達到養壽之目的。總之，「倒倉法」作爲丹溪的一種特殊的「卻疾養壽」的經驗之談，是值得我們在研究老年醫學時重視的。

明代醫家脾胃論治的特點

明代脾胃論治的特點，大抵有兩端，其一為折衷李（杲）、朱（震亨）舊說；其二為闡發新論，各闢寒、溫蹊徑。茲略述如次。

一、李、朱餘緒　合兩說為一是

李杲倡言脾胃論，重視益氣升陽；震亨發陽有餘陰不足之旨，拳拳於滋陰降火，兩家論述對明代醫界產生了巨大影響，當時部分醫者往往株守其說，偏離了辨證原則，或泥執苦寒，傷人脾胃陽氣，如薛己所謂：「世以脾虛誤為腎虛，輒用黃柏、知母之類，反傷胃中生氣，害人多矣。」或妄投溫燥，消劫人體陰液，正如王綸所指出的：「近世論治脾胃者不分陰陽氣血，而率皆理胃，所用之藥又皆辛溫燥熱、助火消陰之劑，遂致胃火益亘，脾陰愈傷」。這是當時在調治脾胃方面所存在的兩種不良弊端。

與此同時，有識的醫家，雖遙承李、朱餘緒，卻又據臨床實際，靈活地合兩家之說為一是，既重視振奮脾氣，又強調濡潤陰血，從中揚長避短，而使明代的脾胃論治在舊說的基礎上，又賦予以新的生命力。其中卓有成就者，當推王綸、汪機為最。

王綸一方面諄言：「人之一身，陰常不足，陽常有餘」，強調「補陰之藥，自少至老不可缺。」另一面又竭力主張維護脾胃元氣，稱「人之一身脾胃為主……胃司受納，脾司運化，一納一運，化生精氣，津液上升，糟粕下降，斯無疾矣。」他斡旋於兩家之間，提出有關脾陰論述，發展了東垣的脾胃論，其治療脾胃諸疾，常用苦寒結合甘溫。在一定程度上王綸受丹溪的影響更深

些，考慮到汲汲護養陰血，對參耆的運用提出了自己的見解，他說：「凡酒色過度，損傷脾腎真陰，咳嗽、吐痰、衄血、吐血、咳血、咯血等症，誤服參耆等甘溫之藥，則病日增，服之過多，則不可治。蓋甘溫助氣，氣屬陽，陽旺則陰愈消。」此語原對陰虛火旺之血證而發，本無可指責，然卻招來了不少後人的病訴，如徐東皋說：「何今世之醫不識元氣之旨，惟見王綸《雜著》戒用人參之謬說，執泥不移，藥用苦寒攻病之標，致誤蒼生死於非命。」虞摶亦發難曰：「如王汝言之通達，亦未明此理」，認為王綸對血虛、產後發熱諸症「戒勿用參耆」，與「東垣、丹溪俱不合」，並譏之為「膠柱調瑟者」。這些評論，不無偏頗，其一王綸於氣血不足、氣虛血脫諸症，並未廢棄參耆，嘗謂：「氣虛血弱，故補其氣而血自生，陰生於陽，甘能生血也。」其二陰虛火旺，燥熱內熾者，參耆理當禁忌，即使虞摶自己，遇此等症亦不用參耆，他在《醫學正傳》中說：「久咳、勞嗽、咯血、鬱火在肺分者，服之必加嗽增喘不寧，以其氣味之甘溫滯氣然也。」其臨床治療和對待王綸，態度截然不同，前後兩說又牴牾如此，無怪乎連以溫補著稱的孫一奎氏也要奮起而「欲白王公之冤」了。不過，從中也或多或少地反映出王綸在矜式於李朱兩家的同時更切近丹溪。

　　汪機則承丹溪之衣缽而尤心折李杲，他認為兩大家說原不悖無間：「丹溪以補陰為主，固為補營；東垣以補氣為主，亦補營也。」以其獨自闡發的營氣理論，貫串了李朱：「分而言之，衛氣為陽，營氣為陰；合而言之，營陰而不稟衛之陽，莫能營晝夜、利關節矣。古人於營字下加一氣字，可見衛固陽也，營亦陽也，故曰血之與氣，異名而同類。補陽者，補營之陽；補陰者，補營之陰。」說明營氣有兼具陰陽的特性，這為其治療虛損和脾胃病證尋覓到了理論依據。在他看來，凡是脾胃有傷，非用甘溫

不可，諸病而呈嘔吐、泄瀉、痞滿食少、怠倦嗜臥、口淡無味、自汗體重、精神不足、懶於言語、惡風惡寒者，「皆脾胃有傷之所生也，須以參耆爲主。」他對參耆持有獨特的見地：「人參、黃耆補氣亦補營之氣，補營之氣，即補營也，補營即補陰也……世謂參耆補陽不補陰，特未之考耳。」即其著名的參耆補陰論。因此，在臨床上他廣泛地應用參耆，即使遇到煩悶惡食、中脘脹滿、咳嗽咯血、陰虛腹痛、吐瀉身黃等病例，亦在所不避，從中顯示了他的治療特色。與李杲用藥的不同處，在於汪機少用升柴羌防等升發之品，而注重於保護陰津，參耆又每每與麥多、白芍、知母、黃芩等滋潤清熱藥配合，俾振甦中土而不傷脾胃之陰。

圍繞著參耆的應用，自明迄今，一直有兩種不同觀點，一者強調陰虛忌用，一者主張藉參耆而陽生陰長，殆亦濫觴於王、汪之論也。持平而言，關於參耆的取捨，似以景岳之說爲確當：「陰虛而火不盛者，自當用參爲君；若陰虛而火稍盛者，但可用參爲佐；若陰虛而火大盛者，則誠有暫忌人蔘。」可供參考。

王、汪等大家廁身於李、朱之間，自恃己見，有所闡發，對後世醫界有一定影響，但他們的學術從總體來說，未能真正越出金元藩籬，所以徐靈胎說：「迨乎有明，蹈襲元人緒餘而已。」

二、新說崛起　闢寒溫成殊途

到了晚明，雖然李朱的影響仍在，但在脾胃證治方面卻有新的突破，它迥別於王汪輩的率由舊章，而具別開生面的見解，尤其在臨床上產生了寒溫兩種不同的治療觀點，頗引人矚目。其中以張景岳和繆希雍爲代表人物。

　　張景岳提出五臟與脾胃不可分割的觀點，治五臟即治脾胃，調脾胃即可安五臟，他說：「脾爲土臟灌漑四傍，是以五臟中皆有脾胃，而脾胃中亦皆有五臟之氣，此其互爲相使，有可分而不可分在焉。故善治脾者能調五臟即所以治脾胃也，能治脾胃而使食進胃強，即所以安五臟也。」強調治脾胃病須伏其所主，先其所因，不可濫用健脾消導藥物。

　　景岳固然也推崇李杲《脾胃論》，但對其名言「火與元氣不兩立」，「火勝則乘其土位」，頗有微詞，在景岳看來「元氣既損，多見生陽日縮，神氣日消，何以反助心火？脾胃屬土，得火則生，何謂火勝則乘其土位？」其意側重在闡發氣虛則陽衰、益火則生土之義，而與東垣所言邪火賊傷元氣之本意有間。

　　治療脾胃虛怯，景岳擅用甘溫，除崇尚人參外，尤慣投熟地，這每與時醫土衰忌滋補的觀點相左。他指出：「熟地以至靜之性，以至甘至厚之味，實精血形質中第一品純厚之藥」，它的「大補血衰，滋培腎水，塡骨髓，益眞陰」功效，已爲人們所共知，而熟地作爲一味補脾胃的要藥卻爲習俗所不能接受，他指出：「熟地產於中州沃土之鄉，得土氣之最厚者也，其色黃，土之色也，其味甘，土之味也，得土之氣而日非太陰陽明藥，吾弗信也。」並深有感慨地說：「熟地之功其不申於時用者久矣，其有不可以筆楮盡者尙多矣。」景岳治療脾胃諸疾，如嘔噦、吐瀉，甚或久瀉腹痛不止，制方理陰煎、胃關煎等，俱重用熟地爲主藥，反映出其不同凡響的學術經驗，可謂脾胃學說中之獨樹一幟者，嗣後之張璐、高鼓峰、呂留良等皆服膺其說。

　　溫燥時弊在明代是客觀存在的，學術界對此問題尙關注不夠，《景岳全書》曾明確指出：「健脾三方，如潔古之枳朮丸，東垣之平胃散及補中益氣湯俱當今之相傳以爲準繩者也。」當這

些被後人稱爲「醫中王道」的溫燥之劑盲目恣投於臨床後，脾胃陰液耗傷的矛盾就突出了，脾陰學說在此基礎上應運而生。王綸以甘溫合苦寒，胡愼柔持甘淡爲治脾陰不足之秘法，張景岳制方補陰益氣煎等，都試圖解決這問題，惜皆未能蔵事，迨繆希雍出，厥功始宏焉。

　　希雍指出：「世人徒知香燥溫補爲治脾虛之法，而不知甘寒滋潤益陰之有益於脾也。」他主用集靈方以甘寒之劑治療脾陰不足證，常用藥物如人參、天麥冬、懷生地、枸子、石斛、甘草等，肝旺火熾者往往加入芍藥、五味、棗仁等，以共奏甘酸化陰之功。繆氏學驗對後人影響很大，如葉桂倡胃陰學說，主用甘涼育陰；魏玉璜化裁其旨，擅用「甘寒潤滑」治療泄瀉、黃疸、呃逆諸病例，無不承其緒餘。一代名醫王孟英更折服其間，在「溫熱經緯」中嘗盛贊集靈之妙，對枸杞推崇備至，稱：「枸杞子純甘多液，能補精神氣血之耗傷，凡氣喘吸促，根蒂欲灕者，可加入兩許，殊勝人參、熟地也。即不因房勞而氣液兩虧，不能受重劑峻補者，余亦用此法接續其一線之生機，每多獲效，推而廣之，可以養心營，可以潤肺燥，可以緩肝急，可以補脾陰，其用多矣。」繆氏之功於此可見一斑。

　　景岳闡發甘溫，繆氏力主甘寒，各辟蹊徑以治脾胃諸疾，業已擺脫李朱束縛，而自立新論，進一步充實和發展了中醫的脾胃學說，《四庫全書》曾指出：「（希雍）與介賓同時，介賓守法度，而希雍頗能變化；介賓尙溫補，而希雍頗用寒涼。亦若易水，河間各爲門徑，然實各有所得力。」其評價是說明了一定問題，然稱「介賓守法度」，對張氏所創新論新方一層似少理會。

論景岳陰虛證治

有關張景岳學術思想的探討，人們常常不無偏頗地把它局限在溫補的桎梏之中，其實並非全然如此。他雖重視陽氣，尤立足陰精，所謂「不知此一陰字，正陽氣之根也。」對眞陰的闡述及陰虛證治的學驗，乃是其整個學術思想中的一個核心問題，而後學每忽略之。當景岳在總結自己平生學術時曾說：「余及中年，方悟補陰之理」，可見其眞知灼見的獲得，並非容易。顯然，這也是我們今天尋繹他學術思想的一個重要課題。

景岳陰虛概念析

通常對陰虛的認識，每基於《內經》「陰虛生內熱」和「五臟主藏精者也，不可傷，傷則失守而陰虛」之旨，把陰液不足而呈虛熱表現者，稱之爲陰虛證。人體陰液有多種，《道經》說：「涕、唾、津、精、汗、血、液，七般靈物總屬陰」。而醫者則主要指津、精、血的虧乏爲陰虛，如陳修圓引馬元儀語說：「陰虛有三者，如肺胃之陰則津液也；心脾之陰則血脈也；腎肝之陰則眞精也。」由於陰液不足，水不濟火，陰虛每見火熱，故臨床又以「虛熱證」稱之。

景岳著作中有與上述概念相同的陰虛，如稱：「陰虛者多熱，以水不濟火而陰虛生熱也。」然而，更多的是他富於獨特見地的所謂「眞正陰虛一證」它與一般含義不同，頗值得研究。

我國古代道家哲學思想認爲，世界上一切物質俱生化於太虛。《素問‧太始天元冊》說：「太虛寥廓，肇基化元」，其要旨是「無形生出有形來」，即形形色色的物質大千世界，均源來於杳幽寥廓之太虛。景岳亦說：「太虛之初，廓然無象，自無而

有，生化肇焉。」太虛即爲太極，所以天地萬物悉具太極之理。景岳所謂：「大以成大，小以成小，大之而立天地，小之而悉秋毫，渾然太極之理，無乎不在。」人本天地間一物，生化亦同之。人身之太極，景岳指出即是命門。「命門居兩腎之中，即人身之太極，由太極以生兩儀，而水火具焉，消長繫焉，故爲受生之初，爲性命之本。」其中所指的命門水火，即是先天元陰、元陽（元精、元氣），它對人體的生長具有決定性的作用。「元陽者即無形之火，以生以化，神機是也，性命繫之，故亦日元氣；元陰者即無形之水，以長以立，天癸是也，強弱繫之，故亦日元精。」命門水火萌蘊於母胎，先天賴以生，後天藉以立，所謂「命門者，先天之生我者，由此而受；後天之生我者，由此而栽也。」說明命門爲立身之本。

進而景岳又指出命門與眞陰之間的關係：「所謂眞陰之臟者，凡五臟五液，各有所主，是五臟本皆屬陰也，然經日：腎者主水，受五臟六腑之精而藏之，故五液皆歸乎精，而五精皆統乎腎，腎有精室，是日命門，爲天一所居，即眞陰之腑。」又說：「蓋五臟之本，本在命門；神氣之本，本在元精，此即眞陰之謂也。」可見景岳所稱命門即是眞陰，而命門眞陰又爲腎精的儲藏之所。

然而，輸歸到了命門的臟精，卻由後天之精轉變成了先天之精，故景岳把這種精名之日元精和天癸，它與寄附在肝腎的精血有所區別。他說：「天癸者，天一所生眞水，在人身是謂元陰，即日元氣，人之未生，此氣蘊於父母，謂之先天元氣；人之既生，此氣化於吾身，謂之後天元氣。但氣之初生，眞陰甚微，及其既盛，精血乃旺，然必眞陰足而後精血化，是眞陰在精血之先，精血在眞陰之後。不然女子四十九、男子六十四，而天癸俱

絕，其周身之精血，何以仍運行於榮衛之中，而未嘗見其涸竭
也」。指出先天眞陰與後天精血之間既密切依存，又有所不同，
並把眞陰提到人體至高無上的地位。景岳著作中許多地方所稱陰
虛，乃指先天命門眞陰虧損，這與一般所言之陰虛不同。

　　在人身說來，除稟賦不足的先天因素外，眞陰的虧損，景岳
認爲往往是由於後天攝養不當所造成。「凡虛損之由……無非酒
色、勞倦、七情、飲食所致，故或先傷其氣，氣傷必及於精；或
先傷其精，精傷必及於氣，但精氣在人，無非謂之陰分。蓋陰爲
天一之根，形質之祖，故凡損在形質者，總曰陰虛，此大目也。
……凡病至極，皆所必至，總由眞陰之敗耳」。說明後天的精血
之耗，形質之損，其病至極，必損及先天眞陰，這是病理上的由
後天累及先天，造成眞陰虛虧。此外，精血、形質本屬陰，即使
耗損未劇，未足以影響到先天眞陰。但這種程度較輕的精血之
耗，也屬陰虛。它是景岳在先天眞陰不足之外的所謂陰虛的又一
含義。

　　綜上所述，陰虛在景岳的觀念中是一個範圍很廣的病理過程
和病證稱謂。事實上，任何疾病，無不損傷機體，只是由於病情
的深淺輕重，而表現的病證顯著與否而已。然對形質精血而言，
都是一個創傷，都造成了陰虛。景岳常說：「今人病陰虛者，十
嘗八九」，其大意殆即寓此。

景岳陰虛證的辨治概要

　　凡水虧火旺、形質精血耗傷、先天眞陰虧損之證，景岳皆目
之爲陰虛。必須指出的是陰虛常與實邪交織在一起，從而使陰虛
證既複雜又廣泛，它在表裡、寒熱、虛實諸證中皆可見之。景岳
把一般臨床的陰虛病證的範圍大大地擴展了。例如：「如寒邪中

人，本爲表證，而汗液之化，必由於陰也；中風爲病，身多偏枯，而筋脈之敗，必由乎陰也；虛勞生火，非壯水何以救其燎原？瀉泄亡陰，非補腎何以固其門戶？臌脹由乎水邪，主水者須求水臟；關格本乎陰虛，欲強陰捨陰不可。」其中尤其如外感風寒、泄瀉、臌脹諸證，一般辨證，每與陰虛少涉，然在景岳的分析，這些疾病都傷及於水，造成水虧，都損及形質，或導致眞陰的虧乏，故俱屬陰虛爲病，這些都是景岳所持的獨特見解。

所有陰虛證的治療，他都主以甘補，竭力反對苦寒。指出：「有以苦寒之物，謂其能補陰者，則《內經》有曰：形不足者，溫之以氣；精不足者，補之以味。夫氣味之相宜於人者謂之曰補可也，未聞以味苦氣劣而不相宜於人者，亦可謂之補也。」這是他與朱丹溪同樣重視陰虛卻又反對丹溪、病詬丹溪的關鍵之處。

水虧火旺的陰虛證，顯見一派虛熱症狀。景岳治以純甘壯水之劑，如一陰煎、加減一陰煎、二陰煎、四陰煎等。而精血損傷及命門眞陰不足的病證，變化眾多，一旦眞陰受損，「則五臟六腑皆失所恃，而陰陽病變，無所不至」，景岳在複雜的病證面前，以水火之辨作爲治療陰虛之綱要。他明確指出：「無火無水，皆在命門，總曰陰虛之病，不可不察也」。又說：「人知陰虛惟一，而不知陰虛有二。如陰中之水虛，則病在精血；陰中之火衰，則病在神氣。蓋陰衰則氣去，故神志爲之昏亂，非火虛乎？陰虧則形壞，故肢體爲之廢弛，非水虛乎？」；「水虧其源則陰虛之病疊生；火衰其本，則陽虛之證迭生」。可見命門眞陰不足又可分成無火、無水（陰中火衰和陰中水虛）兩種主要病理變化。陰中水虛則出現「陽勝於標」的虛熱現象，以精血凋殘見證爲著；陰中火虛則呈現「陰勝於下」的虛寒現象，以神氣蔽敗的症狀爲顯。然兩者皆以命門陰虛爲病理之本，水衰火虛之虛熱

虛寒症爲病證之標。趙獻可亦持相同的觀點。在《醫貫》中說：「陰虛有二：有陰中之水虛，有陰中之火虛。」都是立足於先天眞陰的受戕，在這個病理改變的基礎上，既可有熱症，亦可見寒症，這是他們的不同尋常之處。

景岳治療形質損傷及眞陰不足的陰虛證，皆以治形、補益精血爲大法。《景岳全書·治形篇》說：「善治病者，可不先治此形以爲興復之基乎？雖治形之法，非止一端，而形以陰言，實惟精血二字，足以盡之，所以欲袪外邪，非從精血不能利而達；欲固中氣，非從精血不能蓄而強。水中有眞氣，火中有眞液，不從精血何以使之降升？脾爲五臟之根本，腎爲五臟之化源，不從精血何以使之灌漑？然則精血即形也，形即精血也，天一生水，水即形之祖，故凡欲治病，必以形體爲主；欲治形者，必以精血爲先，此實醫家之大門路也」。它言簡意賅地概括了景岳治療陰虛證的指導思想。其特點是當人體精血不足、眞陰虛虧時，即使邪氣羈留未去，仍以治形爲主。通過補益精血，先養形質，以興復元氣而達到驅除病邪的目的，這中間包含著景岳獨特的治療思想。

在治形大法的主導下，他最擅用熟地，並對它深有研究。曾論述：「凡諸眞陰虧損者，有爲發熱，爲頭疼，爲焦竭，爲喉痹，爲嗽痰，爲喘氣；或脾腎寒逆爲嘔吐；或虛火載血於口鼻；或水泛於皮膚；或陰虛而泄痢；或陽浮而狂躁；或陰脫而仆地，陰虛而神散者，非熟地之守，不足以聚之。陰虛而火升者，非熟地之重不足以降之。陰虛而躁動者，非熟地之靜，不足以鎮之。陰虛而剛急者，非熟地之甘不足以緩之。陰虛而水邪泛濫者，捨熟地何以自制？陰虛而眞氣散失者，捨熟地何以歸源？陰虛而精血俱損、脂膏殘薄者，捨熟地何以厚腸胃？且猶有最玄最妙者，

則熟地兼散劑方能發汗，何也？以汗化於血，而無陰不作汗也。……。」這裡，景岳用熟地以化飲、袪邪、平喘、緩急、止血、厚腸胃、聚精血，直把寒熱虛實各病溶於一爐。倘未能真正理解其陰虛實質時，確是莫明其中玄妙的。他所指臨床各病證，都以陰虛爲前提，即病本屬精血虛虧，真陰不足；病標則爲所現各證。

在景岳自製的許多新方中，大都選用熟地，如大補元煎、左、右歸丸、一陰煎、三陰煎、五陰煎、大營煎、小營煎、五福飲、補陰益氣煎、兩儀膏、貞元飲、當歸地黃飲、地黃醴、胃關煎、歸腎丸、金水六君煎、保陰煎、化陰煎、鎮陰煎、理陰煎等等皆是。在治療外感病、腸胃病及痰嗽病時，景岳亦每與習俗觀點相左。認爲熟地並無滋膩礙胃、留邪之弊，這方面他積有豐富的治療經驗。如嘔吐證，他強調「虛在陰分，水泛爲痰」，主張治以金水六君煎或理陰煎；吞酸證亦強調「虛在陰分，下焦不暖，而水邪上泛」，力主「用理陰煎最妙」。又如診治傷寒證，他的經驗是：「如平居偶感陰寒，邪未深入，但見發熱身痛，脈數不洪，內無火證，素稟不足者，即當用理陰煎加柴胡，或加麻黃，連進一、二服，其效如神，此常用第一方也」。可見景岳治外感證，也把精血、真陰是否有損放在考慮的重要位置上，從而突出治形思想，甚至用藥也不避熟地，故後人稱爲「張熟地」決非偶然。

此外，又常投枸杞、當歸、山萸、杜仲等作爲補養精血，治療陰虛的要藥。陰中火衰，則在治形的基礎上以人參爲君。他說：「陰虛而火不盛者，自當用參爲君。」鹿角膠、附子等亦隨證加入。強調鹿角膠「善助陰中之陽，最爲補陰要藥」，附子不僅益火消陰翳，且「引補血藥入血分，以滋養不足之真陰」。陰

中水虛，則以生地、麥冬、沙參、芍藥、地骨皮等壯水爲主。即使火旺炎熾，也持甘寒而遠棄苦寒。

　　景岳在治療同屬於陰虛的精血不足證和眞陰虧損證，用藥方面似無明顯區別。究其原因有二：精血不足與眞陰虧損證兩者只是病情程度上的淺深輕重，不能截然分割，在本質上皆屬陰虛，此其一；景岳治療先天眞陰虛虧，是通過補腎途徑來實現的。所謂：「治水治火，皆從腎氣，此正重在命門。」當眞陰耗乏後，它的恢復須賴腎精的灌漑。只有腎精充旺，才可輸精於命門，即強後天以復先天，此其二。

　　上述學驗充分地反映了景岳重視陰虛爲病的學術思想及治療經驗的特色。事實上這些內容早已越出了所謂「溫補派」的藩籬，當有待於進一步研究和加以驗證的。

景岳治案舉隅

案一〔陰虛傷寒〕

　　「張景岳治王生，年三旬，病陰虛傷寒，其舌芒刺乾裂，焦黑如炭，身熱便結，大渴喜冷，而脈則無力，神則昏沉。群謂陽症陰脈，必死無疑。察其形氣未脫，遂以甘溫壯水等藥，大劑進之，以救其本；仍間用涼水，以滋其標。蓋水爲天一之精，涼能解熱，甘可助陰，非苦寒傷氣可比，故於津液乾燥、陰虛便結而熱渴火盛之症在所不忌。由是水藥併進。然後諸症漸退，飲食漸進，神氣俱復矣。但察其舌則如故，心甚疑之。閱數日，忽舌上脫一黑殼，其內新肉燦然。始悟其膚焦枯，死而復活，使非大合添補，安望再生。若此一症，特舉其甚者，凡舌黑用補，得以保全者甚多。蓋傷寒之舌則熱固能黑，以火盛而焦也；虛亦能黑，

以水虧而枯也。」(《續名醫類案・傷寒》)

〔按〕本案命門眞陰不足爲本，外感傷寒爲標，故投大劑甘溫壯水以固本，沃涼水治標爲佐。方法靈通，別開生面。眞陰得復，自可沃焦救焚。邪熱退，正氣復，從而挽回了一個垂危的傷寒患者。但葉桂看了本案後，大爲疑惑。批曰：「陰虛二字尙要講明。陰虛者，水因火耗，當用滋陰。若用桂附則非陰虛，乃虛寒火衰之症，或戴陽、格陽，陰症似陽，乃可用矣。此處關頭，宜細詳察。」可以肯定葉桂未明景岳陰虛之理，未能從命門眞陰的「關頭」來剖析本案。陰中火衰亦是陰虛，振奮陰中之陽，桂附在所不避。當然，從尋常目光看，景岳此治未免離經叛道，熱而不清，以火益「火」，大悖常理，殊不知這正是景岳「欲袪外邪，非從精血不能利而達」的治形思想的具體反映。

案二〔陰虛喉痹〕

「王蓬雀，年出三旬，患喉痹十餘日，頭面浮大，喉頸粗極，氣急聲啞，咽腫口瘡，痛楚之甚，一婢倚背，坐而不臥者累日矣。及察其脈，則細數微弱之甚；問其言，則聲微似不能振者；詢其所服之藥，則無非芩、連、知、柏之屬。此蓋以傷陰而起，而後爲寒涼所逼，以致寒盛於下，而格陽於上，即水飲之類，俱已難入，而尤畏煩熱。張曰：危哉！再遲半日，必不救矣。遂與鎭陰煎，以冷水頓冷，徐徐使咽之。用畢一煎，過宿而頭項腫痛盡消如失，繼進五福飲，數劑而起。」(《古今醫案按・咽喉》)

〔按〕《內經》曰：「一陰一陽結，謂之喉痹」。大抵病由厥、少火升所致。然火有虛實之別，實則可淸，虛則須補。此患者原有腎虛陰虧病史。命門眞陰已損於未病之先，前醫不察虛

實，徒恃苦寒直折爲治，消伐元氣，眞陰益餒，以致寒熱格拒而爲格陽重證。值此危急之際，景岳識契癥結所在，當機立斷，遽投專「治陰虛於下格陽於上」的鎭陰煎。以熟地爲君，峻補眞陰，佐附、桂以引火歸原。藥中鵠的，效如桴鼓。

糾偏頗　振墜緖　拯世溺
評王肯堂的學術成就與貢獻

提要：明代不少醫家陷於門戶之見，或尚溫補，或崇寒涼，徒事寒熱水火之爭，而王氏則高瞻遠矚，博採兼收，奄貫各家之說，於寒溫攻補無所偏主，倡導折衷醫風。其後名家承其緖餘發揚廣大之，裨清代醫學折衷之風益顯。

王肯堂是我國晚明的一位重要醫家，生平博覽群籍，著述甚富。所編撰《證治准繩》一書，奄貫各家，廣採兼收，對祖國醫學的發展有深遠的歷史影響，茲略評述如次。

一、破「門戶」之偏仄、著「折衷」之先鞭

中醫學術的發展主流，在明代已深深陷入門戶之學的淵藪，不少醫學名家，沿襲金元諸子之故轍，或狙一家之言，排斥其它，或矯枉過正，意氣偏激，形成了寒溫水火紛爭的格局。正如徐大椿所謂：「元時號稱極盛，各立門庭，徒聘私見；迨乎有明，蹈襲元之緖餘而已。」（《醫學源流論》）出於論爭之需，醫家又恣引陰陽、太極、卦爻之類爲據，使醫學科學的發展，幾乎離開了實踐經驗的積累和昇華的這條根本條徑，有演變爲當時理學附庸的趨向。醫家的臨床辨證也成爲一種任意性很明顯的主觀意識，「性喜溫補者指爲虛，素爲攻奪者指爲實。各創其說，以聳聽聞」。如依托於溫補爲法的汪石山，不論治療外感、內傷，都離不開參、耆兩味；丹溪門徒動輒以四物湯加知、柏統治勞損雜病；晚明醫學巨擘如張介賓、繆希雍，各自對醫學發展作出了重大的貢獻，但也不免蒙上門戶之偏的烙印，如《四庫全書提要》

所說：「（希雍）與介賓同時，介賓守法度，而希雍頗能變化，介賓尚溫補，而希雍頗用寒涼，亦若易水、河間各為門徑」。「視繆希雍之餘派，虛實不問，但談石膏之功；張介賓之末流，診候未施，先定人參之見者」。

　　難能可貴的是，王肯堂在當時就能清醒地看到門戶之偏對醫學發展所帶來的危害，嘔心瀝血，致力於醫學研究，歷時十餘年，撰成煌煌巨著《證治准繩》。它繼亡救絕，自《內》、《難》、仲景之論以還，如《巢氏病源》、《千金》、《外台》、《和劑局方》、王冰、錢乙、陳言、陳自明、許叔微、嚴用和、朱肱、潔古、河間、王好古、李杲、張從正、朱震亨、羅謙甫、王履、王碩、虞摶、薛己等等歷代名家的實用學驗，無不採擷，集為大成。故《四庫全書提要》評云：「其書採擷繁富，而參驗脈證，辨別異同，條理分明，具有源委，故博而不雜，詳而有要，於寒溫攻補，無所偏主。」這正是王氏出類拔萃，高過時賢之處。

　　王氏的這種治學觀點和方法，具有糾偏頗、振墜緒、拯世溺的積極作用，成為清代的折衷風氣之先導。所謂折衷醫風，是指兼採歷代名家學驗，貫通調和，無所偏倚的一種醫學模式。明代某些有識之士，鑒於門戶醫學之禍害，萌發了這種治學的思潮。如江瓘折衷歷代名醫治驗，撰《名醫類案》；徐春甫「按《內經》治驗，諸子折衷，及搜求歷世聖賢之書」著《古今醫統》一百卷；秦昌遇作《大方折衷》、《幼科折衷》等等。其中，王肯堂撰《證治准繩》尤屬卓犖而大成者。

　　在王肯堂等治學思想的啟發和影響下，醫學折衷之風至清而大盛。以史界認為成就最為突出之溫病學說言，非葉、薛、吳、王所獨創，乃歷代醫家學術精華折衷之結晶。顯然，清代醫學家

取得的卓越成就，都與明末有識之士所倡導的折衷醫風密切相
關，而王肯堂更起著舉足輕重的作用。

二、鳩集百家奧旨，折衷六科證治

在傷寒證治方面，明代許多醫家專重陶華《傷寒六書》一家
之言，以致「辨證不明，方藥雜亂」，長沙遺旨面臨著「黃鐘毀
棄」的局面。王氏嘆曰：「世之醫，有終身目不識者（指《傷寒
論》），獨執陶氏六書以為枕中鴻寶耳。余考陶氏之書，不過剿南
陽唾餘，尚未望見易水門墻，而輒詆《傷寒論》為非全書，聾瞽
來學，蓋仲景之罪人也，而世方宗之，夭枉可勝道哉！」（《傷寒
准繩·自序》）乃「以仲景方論為主，後賢續法附之」，集成《傷
寒准繩》八卷，大大開拓了《傷寒論》的治學門徑。

在臨床雜病證治方面，王氏更是博採眾長，折衷各家學術精
華撰著《（雜病）證治准繩》八卷。它引導後世醫家越出門戶藩
籬，起有積極作用，如治發熱，當時庸醫「一皆認作傷寒外感，
率用汗藥以發其表，汗後不解，又用表藥以涼其肌，設是虛證，
豈不死哉」！王氏認為「凡此數證（指發熱），外形相似，而實
有不同，治法多端，不可或謬。故必審其果為傷寒、傷風及寒疫
也，則用仲景法；果為溫病及瘟疫也，則用河間法；果為氣虛
也，則用東垣法；果為陰虛也，則用丹溪法」（《證治准繩·寒熱
門》）。主張兼收並採，折衷為一是。

治療吐血，當時醫者或主寒涼，或主甘溫，這是執守李、朱
門戶所造的惡果。王氏廣泛地採擷了仲景以還不少名家的學驗，
廣集止血之大成，其中也包括了繆希雍重視降氣，善用米仁、麥
冬、蘇子、枇把葉等的獨特見解。然而，廣覽尚實的王氏又持有
自己的卓識，而與繆氏法相徑庭。他說：「一應血上溢之證，苟

非脾虛泄瀉，羸瘦不禁者，皆當以大黃醋制，和生地黃汁，及桃仁泥、牡丹皮之屬，引入血分，使血下行以轉逆而爲順，此妙法也。」（《證治准繩·吐血》）此本源於《千金》「吐血百治不差，療十十差、神驗不傳方」（地黃汁、生大黃），復以宋人法參合之，突出了止血不留瘀的主題，較之繆氏法更具實效，對後世名家如張璐、葉桂、唐宗海等，都有重大影響。

　　對於脾胃虛弱，胃納不佳，王氏十分心折繆希雍的學驗，稱「余初識繆仲淳時，見袖中出彈丸咀嚼，問之，曰：此得之秘傳，飢者服之即飽，飽者食之即飢。因疏其方。余大善之，而頗不信其消食之功，已於醉飽後頓服二丸，逕投枕臥，夙興了無停滯，始信此方之神也」（《雜病證治類方·不能食》）。與繆氏治學不同，在於王肯堂以博採折衷爲宗，以治「不能食」言，王氏取希雍驗，而不囿於其說，更紹述李杲脾胃傷論治、羅謙甫飲食傷治驗、許叔微下無火力、嚴用和補脾不如補腎等的千古名論，熔於一爐，則王氏之學更趨淵博公允，客觀明備。雖然，其學亦隨之不顯，實與希雍相較不啻有上下床之別矣，亦如《千金》、《外台》、《太平》、《聖惠》與《局方》、《易簡》之比也。

　　對於火證的治療，當時醫家或泥於東垣而主張甘溫，或沿襲丹溪而濫用知柏，王氏對後者亦爲反感，指出：「除熱瀉火，非甘寒不可，以苦寒瀉火，非徒無益，而反害之。」（《證治准繩·寒熱門》）這個主張與繆希雍如出一轍，《先醒齋醫學廣筆記》所謂「法當用甘寒，不當用苦寒」。或王氏受影響於希雍，或當時有識之士的共識，總之，在王、繆的大力倡導下，清熱大法由元末的崇尚苦寒逐漸轉移到明末的甘寒，這是一個重大的轉折點，雖云創新，實是復古，唐、宋善用大量藥物自然汁的學驗，得以發揚廣大，對清代治溫名家葉、薛、吳、王產生了深刻的直

接影響。

王氏醫學雖矜式東垣、薛己，重視補益脾胃，然並不廢棄攻瀉之劑，對河間、子和的學驗也推崇備至。認爲河間所製舟車神佑丸（甘遂、芫花、大戟、大黃、黑牽牛、青陳皮、木香、檳榔、輕粉），主治「一切水濕爲病……如中滿腹脹、喘嗽淋閉、水氣蠱腫、留飲癖積，氣血壅滯，不得宣通……皆令按法治之，病去如掃，故賈同知稱爲神仙之奇藥也……予每親製用之，若合符節，然又隨人強弱，當依河間漸次進服，強實之人，依戴人治法行之，神效」（《雜病證治類方·痰飲》）。對於痰飲、積聚諸病，當時醫者每以扶正補養爲治，王氏十分不滿，指出：「世俗不詳《內經》所言留者攻之，但執補燥之劑，怫鬱轉加，而病愈甚也，法當求病之所在而爲施治，瀉實補虛，除邪養正，以平爲期而已。」（同上）主張逕以大聖濬川散（大黃、牽牛、郁李仁、木香、芒硝、甘遂）蕩滌之。又說：「世俗闇以治體，一概鹵莽，有當下而非其藥，終致委頓而已，豈知巴豆可以下寒，甘遂、芫花可以下濕，大黃、芒硝可以下燥。如是分經下藥，兼食療之，非守一方，求其備也。故戴人曰：養生與攻痾，本自不同（《儒門事親》：除病當用藥攻，養生當論食補），今人以補劑療病，宜乎不效，是難言也。」（同上）在滋補之風盛行的明代，王氏能根砥《內經》，折衷河間、子和的學術精萃，強調袪邪即所以安正之理，突出攻瀉之劑的治療作用，確是鳴高立異，難能可貴，從而使軒岐毒藥治病的精義，嬗遞勿替，延綿後世。另如治痢疾，王氏更主張用大黃、巴豆霜推導積滯，以鑱病根。

在博採眾長的同時，王肯堂也積累有自己獨特的臨床心得體會。他認爲四物湯中的地黃「乃通腎經之藥也」，「臍下痛，非此不能除」，這與當時醫界普遍所持地黃滋膩「泥膈」的觀點恰

恰相反。事實上，王氏的見解是在實踐中據《本經》的奧旨而發。《神農本草經》：「（地黃）逐血痹…除寒熱、積聚、除痹。」《別錄》：「利大小腸，去胃中宿食。」側重在去邪化積滯，所以《千金》常用地黃合生薑去積聚；宋・許叔微宗《千金》意，制交加散（生地黃、生薑）「治婦人榮衛不通，經脈不調，腹中撮痛，氣多血少，結聚爲瘕」（《普濟本事方》）。王氏之論，言之有據，可以得到臨床的驗證。清代名醫葉桂，循其緒餘，以交加散治療絡病，亦王氏學驗又一發揮。王氏又闡發黑地黃丸（熟地黃、蒼朮、五味子、乾薑）妙諦，稱治「脾胃不足，房事虛損，形瘦無力，面多青黃，而無常色。此補氣益胃之劑也」（《雜病證治類方・虛勞》）。把黑地黃丸作爲補氣益胃之劑來認識，與張介賓的熟地補土論「厚腸胃」說屬異曲同工，且臨床可以復按，足證其說亦非介賓一人獨發也。

此外，王氏在外科方面，也「集先代名醫方論，融以獨得」撰成《瘍醫准繩》六卷；在婦科方面，則以陳自明《婦人良方大全》爲宗，並「採摭諸家之善，附以家傳驗方」輯編《女科證治准繩》五卷。雖然，王氏頗推崇薛己之學，但對他的門戶之見不無微詞，指出：「第陳氏所輯，多上古專科禁方，具有源流本末，不可昧也，而薛氏一切以己意，芟除變亂，使古方從此湮沒，余重惜之（同上）。」體現出王氏務求古今折衷的治學宗旨。

略論清代醫學的折衷趨向

　　整個清代的醫學主流，表現爲一種折衷趨向，而這種趨向對今日中醫學框架的形成，具有重要的影響，值得醫界重視和研究。所謂折衷趨向，是指兼採歷代名家學驗、貫通調和、無所偏頗的一種醫學模式。其中之恢宏淵博者，則立論高古，葄枕《內》、《難》、仲景，裒取晉唐以還諸家學術精華，而彙歸一是；其淺顯平易者，則務求實用，以金元諸子及景岳等爲依托，捨非取是，折而衷之。學術宗旨在於糾門戶之偏，而達到「寒溫攻補，無所偏主」之目的。

　　折衷趨向之產生，原因有二：其一爲門戶醫學盛行於元明，偏執之風日劇，害人不淺，阻礙著醫學的發展。清初張志聰在《侶山堂類辯》中指出：「溯觀古今，多有偏心。偏於溫補者，惟用溫補；偏於清涼者，慣用清涼……是病者之僥幸以就醫，非醫之因證以治病也。」張琦序《四聖心源》說：「自唐以降，其道日衰，漸變古制，以矜新創，至於金元劉完素爲瀉火之說，朱彥修作補陰之法，海內沿染，競相傳習……門戶既分，歧途錯出，紛順擾亂，以至於今，而古法蕩然矣」。陳經國序《四診集成》更一針見血地稱：「近世以來托是業者，紛若泥沙，負起死回生之任，而絕無回生起死之功。甚至一病也，性喜溫補者指爲虛，素爲攻奪者指爲實，各創其說，以聳聽聞，殺人在於反掌。」如何糾正門戶之偏，促進醫學發展，是時代賦予清代醫家的一個重任。其二爲早在明代，折衷思潮曾初露端倪，王綸在《明醫雜著》中稱：「外感法仲景，內傷法東垣，熱病用河間，雜病用丹溪，一以貫之，斯醫道之大全矣」。李中梓更撰寫「四大家論」，強調四子各補前人之未備，「而成一家言者」，師事四

子，不可偏執一家。可惜的是王、李二人沒有身體力行，王綸好寒涼，中梓厚甘溫，當然不能切實地糾正門戶之偏，然而他們有關折衷的論述，卻成了清代醫家主張折衷的先聲。

清代醫學的折衷趨向，體現在醫理和臨床兩個方面。

醫理折衷

清代不少學者醫家，學識淵博，睥睨千古，如徐大椿對宋元後醫學幾不屑一顧。他在《醫學源流論・方劑古今論》中說：「元時號稱極盛，各立門庭，徒騁私見；迨乎有明，蹈襲元人緒餘而已。」對門戶之弊，深惡痛絕。主張凡爲醫者必須博覽古籍，折衷會通，「上追《靈》、《素》根源，下沿漢唐支脈」（《愼疾芻言・自序》），體現了一種復古折衷的醫學思想，又如莫文泉，本潛心小學，出其緒餘，以治醫家言，頗精確可觀。他在《研經言・雜病治法折衷》中，強調《千金》爲雜病治法之宗，宋元後諸子說則可「擴聰明而煉識力，不必概屏之以自隘也」。以及究心仲景書而卓有建樹的尤怡，治學亦著眼於博覽折衷，徐大椿序其《醫學讀書記》說：「尤君在涇，讀書好古士也……凡成書之沿誤者，厘而正之；古人紛紜聚訟者，折而衷之」。亦均爲力主復古折衷的有識之士。

清代被史界認爲是溫病學說的鼎盛時期，其實這正是醫學折衷之結果。其成就爲歷代醫家學術精華之結晶，而非葉、薛、吳、王所獨創。吳瑭在《溫病條辨》中說得很坦率：「諸賢如木工鑽眼，已至九分，瑭特透此一分，作圓滿會耳，非敢謂高過前賢也。」該書實際內容，就是寒溫折衷、古今折衷的一個明證。吳氏論溫，並不排斥傷寒，溫病論治羽翼傷寒，傷寒證治折衷溫病，「傷寒論六經，由表入裡……須橫看，本論論三焦，由上及

下……須豎看……有一縱一橫之妙」(《溫病條辨・凡例》)，進而認為「萬病診法，實不出此一縱一橫之外。」治溫是其長，治寒非其短，其醫案中藉大量桂枝而力挽狂瀾之例，膽識卓越，豈非寒溫折衷之最好典範乎？吳氏治學，尤反對金元四子之偏，強調「學者能兼眾人長，以《內經》、《難經》、仲景為主，知用法而不僅於用方，參考百家，出於至誠之心，如天道渾似太和之氣，庶不背於道矣」(《醫醫病書・醫必備四時五行六氣論》)。後來王士雄著《溫熱經緯》，雖有所發明，而實不離吳氏之旨，折衷諸家以成治溫名著。

　　綜合性醫著的撰寫是清代醫學的重要成就之一，這本身就含折衷、糾偏之義。乾隆十四年，朝廷授命吳謙等編纂《醫宗金鑒》，諸科俱備，各家兼採，至於其編寫目的，《四庫全書提要》點得十分明白：「根據古義而能通其變，參酌時宜而必求其徵驗。寒熱不執成見，攻補無所偏施，於以拯濟生民」，可見亦是折衷以為大成。沈金鰲《沈氏尊生書》的撰寫，是「遍悉仲景以下諸名家，或論傷寒，或言雜病，或明脈法，或詳藥性，分門別戶，各有師承，正如諸子百家，流派不一，而彙歸於一是，未嘗北轍南轅。甚哉，醫之道，大而深也」(《沈氏尊生書・總序》)。亦以折衷為宗旨，庶幾避免「北轍南轅」的門戶之偏。在綜合性醫著中，簡明扼要而影響較大者，如程國彭的《醫學心悟》，論理析治，俱取折衷。如書中著名的「醫門八法」，即鳩集諸家精義而成，故姚兆熊在序其書時稱頌其學術說：「於張、劉、李、朱四大家，貫穿融會，一編入手，必有所折衷。」又如林珮琴的《類證治裁》，程文囿的《醫述》等，無不博採兼收，貫通百家。這種以折衷為主要特點的清代綜合性醫著，與金元明醫家的各張一是，蒙有明顯的門戶色彩，形成了一個鮮明的對照。

此外，又如晚近學者命名的中西匯通學派，限於歷史條件，其實是匯而未通的。就其中影響較大的唐宗海和張錫純而言，折衷思潮對他們的影響可謂根深蒂固。面對西醫東漸，更進行了中西醫學折衷的嘗試。正如唐氏在《中外醫學四種合刻·中西醫解自敘》中所說：「上可損益乎古今，下可參酌於中外，要使善無不備，美無不臻，因集《靈》、《素》諸經，兼中西之義解之，不存疆域異同之見，但求折衷歸於一是」。可證中西匯通者，亦折衷趨向中之支流而已。

臨床折衷

秦伯未先生稱清代醫學「闡古啓新」，成就極大，臨床醫學的發展即是其中的一個重要因素。而臨床醫學的基本時代特徵，即「寒溫攻補，無所偏主」的學術折衷，金元明盛極一時、各張一是的學風，至此已成強弩之末。

清初崛起的卓越的醫學家葉桂，取得成功的關鍵在於「貫徹古今醫術」（《清史稿·本傳》）。他以《內》、《難》、仲景為本，淹貫唐宋以還諸家學驗，在兼取折衷的基礎上，又善發揮而獨具標格，故其術精且博。從現存《臨證指南》、《未刻本葉氏醫案》等資料看，方多法繁，應變無窮，而這些方法又都芝蘭有根，醴泉有源，除醫經之外，如孫思邈、王燾、許叔微、錢乙、劉完素、張杲、李杲、朱震亨、葛乾孫、繆希雍、張介賓、趙獻可、盛寅、吳有性、喻昌等的學驗，無不兼收並蓄，融會貫通，這樣廣泛地捃摭前賢精華，折衷於一身，在醫學史上洵屬屈指可數的人物。因此，「大江南北言醫，輒以桂為宗」（《清史稿·本傳》）。葉氏之出，風靡四百餘年的門戶之見就寥寂以終，而折衷趨向從此奠定了它在醫學中的主導地位，獨領風驗數百年，迄今

猶未稍衰。其後名家如吳瑭、章楠、王士雄等，無不私淑葉氏，為折衷趨向推波助瀾。尤其是「具古今識、空世俗見」的吳瑭，他「抗志以希古人，虛心而師百氏」，承葉氏緒餘，在臨床實踐中，將中醫治病的水準提高到一個空前高度，其書俱在，足可徵信。「方藥之道，動關性命，非如詞章曲藝，可以隨人好惡，各自成家，是必博稽精採，慎所從違，庶幾可法可師，不致貽誤來學」（《四家醫案・愛廬醫案柳評》）。吳氏存世的治驗，切切實實地體現了柳寶詒的這個真知灼見，入主出奴的門戶偏頗之風，在此被一掃而光了。

孟河醫派是繼葉氏之後誕生於江南的一個重要醫學流派，其卓犖不群者當推費伯雄。費氏力主「折衷」而闡發「和緩」，他在《醫醇賸義・四家異同》中說：「就四家而論，張劉兩家，善攻善散，即邪去則正安之義，但用藥太峻，雖有獨到處，亦未免有偏勝處，學者用其長而化其偏，斯為得之。李朱兩家，一補陽、一補陰，即正盛則邪退之義，各有灼見，卓然成家。無如後之學者，宗東垣則詆訶丹溪，宗丹溪則詆訶東垣，入主出奴，膠執成見……吾愿世之學者，於各家之異處以求其同處，則辨證施治，悉化成心，要歸一是矣。」在折衷的基礎上，強調和緩之治，用藥則輕靈醇正，另闢蹊徑。其法施於臨床，實有效驗，而柳寶詒譏其「專取膚庸之品，雜合成方，自命為和緩之派」（《醫學求是・柳跋》），則未免苛求。

在臨床方劑學方面，折衷的主導思想反映得尤為突出。蓋明末已有秦昌遇《大方折衷》、《幼科折衷》、《痘疹折衷》數著，為糾偏補弊，著其先鞭。康熙間新安名醫羅美撰《古今名醫方論》，採集古今佳方，並裒輯趙良仁、周之乾、趙獻可、吳昆、喻昌、陸圻、柯琴、張璐等各家經驗，破門戶之執守，以指導臨

床。其後汪昂更撰名著《醫方集解》，折衷歷代名家治驗，所謂「裒合諸家，會集眾說，由博返約，用便搜求，實從前未有之書，亦醫林不可不有之書也」(《醫方集解‧凡例》)。故流傳迄今，仍爲臨床用方之津筏。

　　綜觀清代醫學之折衷趨向，明季實已開其端，由葉、薛、徐、吳發揚光大，而成爲當時醫學的主流。它的貢獻在於糾正了元明以來的門戶偏頗之弊，使宋前醫學在一定程度上得以延續和弘揚，從而保證了中醫學術的嬗遞勿替，不絕如縷。以折衷爲主導的清代醫學模式，胎息了今天中醫學術的基本框架，它是研究中醫學術發展和展望未來的一個不可忽視的課題，同人如有興趣，不妨共探之。

葉天士學術淵源探

　　葉天士學士博洽精邃而多發明，然大抵淵源可尋。現略述管見如下。

根柢漢唐

　　我國臨床醫學起源於遙遠的三皇五帝時代，商代伊尹制酒液醪醴，可稱方劑治病記載之嚆矢。自伊尹至漢末約經歷了漫長的一千七百年左右的醫藥實踐和不斷總結，臨床醫學之基礎始得以奠定。其中完成於戰國至西漢的《內經》奠定了中醫學理論框架；漢末張仲景「勤求古訓，博採眾方」，撰《傷寒雜病論》，奠定了中醫辨證論治法則，此實乃中醫學術之奠基期。

　　天士學術總體濫觴於《內經》、《傷寒論》，在其存世醫案中可得到充分體現。如重視「存體」，擅用甘藥，是其學驗要點，「宗《內經》凡元氣有傷，當與甘藥」，實據《靈樞》：「陰陽形氣俱不足，勿取以針，而調以甘藥」而發。運用甘藥，尤具卓識。經旨「勞者溫之」，後世醫家每引申爲勞倦傷中，主以補中益氣湯；天士在《未刻本葉案》中認爲：「勞者溫之之義」乃「勞傷腎」，須「溫養腎眞」，用甘濡合血肉之味充養。中風機理，前人或主外風，或主心火、痰熱，天士輒歸咎於元氣有損，陰陽失調，治以甘藥，創「甘味熄風」說，匠心獨具，發前人未發。《素問·通評虛實論》：「頭痛耳鳴，九竅不利，腸胃之所生也。」葉氏發揮之爲「九竅不和」證，屬胃陰不足，治用「甘平或甘涼濡潤以養胃陰」，乃繼東垣之後，在脾胃論治方面之又一重大建樹。

　　在外感論治中，天士尤善闡發經旨。《內經》「風淫於內，

治以辛涼」，前賢每以辛散合苦寒藥謂之爲「辛涼」，如劉完素所制雙解散、防風通聖散等即是，積習左右醫界數百年，迨天士出，革故鼎新，視桑、菊、銀、翹等輕清辛寒之品爲辛涼，由是改觀。後吳瑭總結天士經驗，立桑菊飲爲辛涼輕劑，銀翹散爲辛涼平劑，開辛涼解表一大法門，迄今猶遵爲治溫准繩。

至於《內經》某些奧義，天士持有獨特精邃的理解，並以之爲指導思想，貫徹於臨床。如《素問·評熱病論》：「人所以汗出者，皆生於穀，穀生於精。」王冰注稱：「言穀氣化爲精，精氣勝乃爲汗」，後世沿循，未遑稍疑，然《未刻本葉案》並不苟同此說，如治一虛人外感，天士認爲「消痰理嗽，辛燥和陽，均非善治」，又不同意俗套扶持脾胃，指出「若僅從事於脾胃，與經旨本末有乖」。在葉氏看來，經旨之本是「精」，末是「穀」，祛邪發汗固依靠脾胃水穀，而水穀則憑藉下焦精氣，此乃經義本意，故葉氏逕投人參、阿膠等培元補精之味，令精生穀，穀資汗以驅邪外達，與習俗治法大相徑庭，故於案末又謂。「力辟通套，迸棄習俗弊竇，謹按《內經》撰方。」蓋深意寓焉。

以精氣爲本，穀氣次之的治病思想常主導著他的臨床實踐，《未刻本葉案》中體現較顯。如不少外感病例，或夏暑身熱，或濕邪未淨，或咳痰氣逆，或納差惡心，每主以熟地，不避阿膠，與習俗用藥相懸霄壤，蓋皆本諸經義也。

天士醫案大量沿用仲景方，貴在靈活化裁，於痰飲及虛損證尤爲顯著。如名論「理陽氣，當推建中；顧陰液，須投復脈」。所創「久病血傷入絡」論治，亦以仲景旋覆花湯爲大法。倘「日漸瘀痹，而延癥瘕」之頑痾，又從大黃䗪蟲丸悟出，以蟲藥爲主治法則，嘗謂「考仲景於勞倦血痹諸法，其通絡方法，每取蟲

蟻迅速飛走諸靈，俾飛者升，走者降，血無凝著，氣可宣通，與攻堅除堅，徒入臟腑者有間。」

在仲景《傷寒論》法則主導下，葉氏發展了溫證論治，貌出長沙範圍外，實則源流相貫，程門雪先生謂「葉氏對於仲景之學，極有根柢。」洵非虛語。

醫學由漢魏而至唐宋乃臻全盛，宋則繼續發展，葉氏之學實淵源於此，並形成了其學術之總體特點。

葉氏不論治外感或內傷，俱重視甘寒養陰生津，藥物如生地、玉竹、天麥多、沙參、石斛、蔗汁、蘆根等，皆直接取法於唐人生地黃主熱煎；或以爲乃天士發明，事實上，晉唐時臨床家已習用之，《千金》《外台》在在可見。徐靈胎曾說：「先生得宋版《外台秘要》讀之」，故知其淵源有自。在治溫方面，葉氏甘寒生津方治，被吳瑭總結爲益胃湯、沙參麥多飲、增液湯等；雜病論治中治胃陰不足之九竅不和證、燥氣咳嗽等，亦皆其類也。甚至，葉氏還將甘潤法變化運用於臨床，擴展爲治療痰結。如《未刻本葉案》：「痰阻於中，陽明不宣。半夏片、白蜜、茯苓、生薑汁。」因痰結化燥，故治以辛潤，顯然得力於擅用自然汁的宋人學驗，朱丹溪謂宋人偏嗜香燥金石，此其一端，而非總體，宋人汲汲於養陰生津乃另一端，後人忽之。《聖濟總錄》普遍大量使用甘寒生津之品，如生地黃汁、麥多汁、葛根汁、生藕汁、知母、花粉等等，外感、內傷無不如此。如治「咳嗽不已……生百部汁、生地、生薑汁、百合汁、白蜜。」治「骨實，苦疼煩熱……葛根汁、生地黃汁、麥門多汁、白蜜。」治「脾胃虛弱，不能飲食，肌體黃瘦……生薑汁、蜜、生地黃汁」等等。後方堪稱開後世甘寒育養脾胃陰之先河。當然，宋人方是沿循晉

唐，在實踐中不斷總結而加以發展的，然其應用之廣泛，變化之繁多，爲前所未見。耐人尋味的是素以清熱著稱的金元諸子，或狃於苦寒，或癖好溫燥，其於甘寒養陰治法則遠不能望宋人項背。又《臨證指南》治中風有用天麥冬、沙參、天麻、梨汁、蘆根、青蔗汁、竹瀝、柿霜之例，實源於《千金》治風方法，又稍斟酌及宋，故徐靈胎見而指出：「此等方皆唐以前治風之良法。」可謂旨趣相葉，空谷足音。總之，這種甘寒方法，宋後轉衰，迨葉桂出而復加振興，開倡了一代甘濡潤澤之治療風氣，實則根柢唐方。

在虛損的補腎塡精方面，葉氏以晉唐腎瀝湯、內補散爲依托，廣泛化裁於臨床。如【未刻本葉案】：「腿軟、頭眩，脈細。大熟地、附子、肉蓯蓉、巴戟天、枸杞子、白茯苓、牛膝、川石斛。」蓋即《千金》治男子五勞六絕內補散之餘緒。內補散流傳至宋，《聖濟總錄》稱「地黃飲」，移作治腎虛瘖俳之專方。迄金，劉完素於《宣明論》中稱「地黃飲子」，藥與《聖濟》同，亦治腎虛瘖俳，方名由是大顯，後人誤爲河間發明，不知因循自宋，而宋本諸唐。第唐時此方泛治腎虛，宋始更弦爲中風專方，而天士主治腎精不足，足證接迹晉唐，尤稱允當，乃其高過宋後諸子處。溫養下焦，天士嗜用鹿角、羊內腎、杞子、蓯蓉、沙苑、菟絲子等，蓋濫觴於《千金》腎瀝湯遺意，較景岳左右歸諸方，更爲實用。其通補奇經方法，亦由此蛻變而出。

唐方駁雜，乃其特色，徐靈胎頗有微詞，實亦當時醫風尙實之明證，亦越出仲景方法治之一種變革，宋猶延續，其後遂式微，余懋於《方解別錄》序中稱：「元明以來，法遂淆亂，而用藥者專尙偏寒、偏熱、偏攻、偏補之劑，不知寒熱並進、攻補兼投，正是無上神妙處，後世醫家未解其所以然，反謂繁雜而不足

法。」天士突破金元以還用藥尚純之藩籬，遙溯唐方風範，治病尚實，不避駁雜，亦天士之獨擅勝場處。如絡病用生地、生薑汁；腎虛遺泄，滑澀兼投；腸紅濕聚，脾腎交虧，用黑地黃湯（蒼朮、乾薑、熟地、五味）；久嗽喘逆用阿膠；燥氣咳痰用玉竹、茯神；衝脈爲病，逆氣至咽，熟地與伽南香汁同用；食入䐜脹，飢則尤甚，治以熟地與沉香汁；腰痛以鹿茸與茴香兼投；補精血藥中每參入細辛等，凡此皆淵源有自，開後世臨床諸多法門。

宋沿舊制，醫藥尚實之風依然，天士亦沉浸其間，視《本事方》爲枕中秘，頗多效法。如「火虛不能燠土，不飢妨食」，予「脾腎同治」；「府陽不宣，腹膨溺短」，用大鍼砂丸；淋濁「敗精阻竅」，主通瘀腐，治以虎杖湯等等，俱本諸許學士二神丸、紫金丹、虎杖根合麝香等法。

折衷元明

金元是一個醫學更新和嬗變的重要歷史時期。其主要成就和貢獻是深化了醫學理論的專題研究，並把專題研究密切地與當時的醫療實踐結合起來。集中體現在劉、張、李、朱身上。劉完素的火熱論治、李杲的脾胃內傷及陰火證治，張從正的袪邪理論及汗吐下三法，朱震亨的養陰理論及滋陰降火法則，俱自成體系，別具一格，故後人稱之爲「新學肇興」時期。

金元四子代表著當時的醫學主流，他們的研究課題從唐宋醫方的全面探討疾病證治，轉移到其中的某一專題；在病機問題上，也從以前醫著的五臟虛實寒熱論述，歸宿到心火、邪結、陰火或相火等主要方面；治療也由唐宋浩瀚的醫方中，落實爲數十張常用的方劑。總之，由歷來醫學的寬博視野，轉變爲專題研

究，並進而使明代醫學大致上陷落到偏仄的門戶之學中去，此乃中醫學術發展史上之一大嬗變。

金元四子之學深化了醫學理論研究，促進了臨床醫學的發展，這是劉、張、李、朱的成功處，問題在於他們的研究只是醫學總體中的一個組成部分，是他們根據各自不同醫學實踐的獨特體會，乃一時一地一事之學，非醫學之整體，與《千金》、《外台》、《聖濟》等不能等量齊觀。以之補充則可，以之替代則不免以偏概全，把醫學有機整體肢解為各個僵化了的局部，這是後世學者值得深思的一個要害問題。

可惜的是，隨著金元四子之說大倡於世，宋前舊制漸次湮沒，四子學說成為醫學之正統，不可避免地使醫學發展蒙上一層門戶色彩，甚者在具體證治中滲透入明顯的主觀意識，醫學尚實的優良傳統被削弱和淡化。明代則尤劇，醫學主流竟嬗變為門戶之爭。後世有識之士指出：「自唐以降，其道日衰，漸變古制，以矜新創……門戶既分，歧途錯出，紛紜擾亂，以至於今，而古法蕩然矣。」（《四聖心源·張琦序》）不少名家治病從根本上離開了實際對象，「性喜溫補者指為虛，素為攻奪者指為實，各創其說，以聳聽聞。」（《四診集成·陳經國序》）故唐宗海說：「唐宋以後，醫學多偽。」（《中西匯通醫經精義》）語辭不無偏激，卻是擊中要害的。

對於元明醫學之弊，徐靈胎的總結是：「元時號稱極盛，各立門庭，徒騁私見，迨乎有明，蹈襲元緒餘而已。」（《醫學源流論》）因此，在明末清初，如何糾偏補弊，擺脫門戶之見，救亡繼絕，恢復醫學之真，是醫界面臨改革的一項首要任務，葉天士乃其中之卓有成就者。

　　葉氏既不一味復古，排斥元明各家之說，又不囿於狹隘的門
戶之見，而是在漢唐醫學堅實的基礎上，兼採元明諸子學驗，淹
貫折衷，無所偏主，對清代醫學發展產生了深遠的影響。略舉數
例說明之。

　　天士取法劉、張，不汲汲步趨寒涼攻泄，而重視氣液宣通之
理，著眼於推陳致新。如《臨證指南》毛案，患者素稟壯盛，時
當暑令，濕熱蘊結而患淋濁，「服寒涼腹脹，得固澀無效」，他
認為「皆非腑病治法」，用張子和桂苓飲，在通利化濕的基礎
上，妙用肉桂，蓋辛味宣通，「開腠理，致津液」，而達到破結
通腑的目的。天士崇尚子和「血氣流通為貴」說，治腸結亦注重
血瘀，擅用子和玉燭散（歸尾、生地、川芎、赤芍、大黃、芒
硝、甘草）化瘀開結，所創通絡方法，在藥物選用上亦不無借鑒
於此。對於李、朱而言，葉氏頗為心折，效法尤多。葉氏名論胃
陰證治，即菔枕東垣《脾胃論》，詳加發揮而垂範後世。醫案中
援引東垣名方如補中益氣、朱砂安神、普濟消毒等在在可見。可
貴者更在匠心自具，變化發揮，如在東垣升陽益胃湯啓迪下，斟
酌周慎齋學驗，創升舉督陽法，以人參與鹿茸、菟絲等治肝腎空
虛、清陽下陷。外感當內陷時，亦宗升陽益胃意，如《未刻本葉
案》載「正憊不能泄越」之瘧痢，以人參托裡，柴胡、羌獨活等
祛邪，巧加化截，堪稱活法東垣之典範。天士尤重視丹溪滋陰降
火說，然改變苦寒而為甘寒清潤，更張四物而篤好血肉之味，馳
騁唐宋方藥間，恢恢乎遊刃有餘，與株守朱氏門庭，泥執知柏者
不可同日而語。

　　至於虛損治法，天士受葛可久、張介賓、繆希雍三家影響為
多。清程永培序《十藥神書》說：「吾吳葉天士先生，凡治吐血
症，皆祖葛可久《十藥神書》。」葉案中用花蕊石散非罕見。踵

繆希雍大抵兩端：繆氏倡調氣降氣名論，多用蘇子、枇杷葉、鬱金、降香等，天士廣之泛治肝胃氣、血證。如云「努力咳血，胸背悉痛，當用仲淳法。」血證用氣藥，亦遵繆氏治血「宜降氣」之說，故稱「宗仲淳氣為血帥」，此其一；又繆氏治脾陰不足，擅用甘寒之品，肝旺火熾者，每參入白芍、木瓜、五味等，天士變化其旨，倡酸甘化陰方法，後世奉為圭臬，實得力於希雍者良多，此其二。凡肝腎陰虧，精血不足，不論為何病，見何症，張介賓概以熟地治之而未之避，創治形論，天士心契其間，貫徹臨床，發存體說，篤嗜熟地，咳嗽痰喘每恃之為主藥，開後世潤燥治嗽之無限法門。總之，中虛者宗繆氏為主，下損者法景岳實多，此其踵武晚明之大端也。另如孫一奎破瘀攻逐治法、喻西昌清燥救肺湯，天士皆擇宜而從，化裁於臨床。

論葉天士的辛味通補

葉天士是我國有清一代的傑出醫學家，他勤求古訓，學取各家之長，孜孜於臨床探索，不論在外感熱病或內傷雜病方面都卓有建樹，對中醫學作出了重大貢獻。葉氏治病十分重視藥物氣味，強調「論藥必首推氣味」（《臨證指南醫案》，上海人民出版社，1959年2月第1版，第605頁。以下引本書只注頁碼），在《內經》等有關理論指導下，對辛味藥物頗多卓見，並廣泛地應用於臨床。瀏覽《臨證指南醫案》，其辛味通補之方寓意尤深，結構之精、變幻之美，則可稱獨擅勝場，從來所無。可惜葉氏及後人都未在理論上展開過系統的論述，值得我們今天加以整理和研究。

益體攻病與辛味通補

葉氏繼承了《內經》及歷代許多名家的學驗，治病重視扶養正氣，主張通過培補氣血、協調陰陽來達到蠲除疾病的目的，所謂「只要精氣復得一分，便減一分病象」（第156頁），強調「凡論病，先論體質、形色、脈象，此病乃外加於身也」（第264頁）。這就是他著名的治體觀點。其治體的大法是踵《靈樞·邪氣臟腑病形》：「陰陽形氣俱不足，勿取以針，而調以甘藥」之旨，擅用甘味，所謂：「凡元氣受傷，當與甘藥」（第51頁）。具體治療方面，葉氏又提綱挈領地概括了「理陽氣，當推建中；顧陰液，須投復脈」（第79頁）的名言。然而，它到底還是適合於邪少虛多及元氣疲憊無以驅邪外達的情況。至於尋常邪氣侵襲、正氣沒有嚴重損傷的病證又如何處理呢？純用驅邪方法，或苦寒蕩滌，或催吐引越，其案例在《臨證指南醫案》中間或有之，但為數甚少，他對苦寒持慎重態度，認為「苦寒沉降」，「胃口得

苦傷殘」（第54頁），克伐正氣。顯然葉氏在探索祛邪問題上沒有走劉完素和張從正的舊路，而是堅持實踐，另闢蹊徑。他別具卓見，把注意力集中到了辛味藥物上。

《素問・陰陽應象大論》曰：「辛甘發散爲陽」，它從藥物性味角度說明了辛甘之味具有宣散開達邪氣的作用，同時又有助於人體的生發，這與雖能夠驅邪卻稟性陰寒的「酸苦湧泄」藥物不同。《素問・藏氣法時論》又說：「腎苦燥，急食辛以潤之，開腠理，致津液，通氣也」；「肝欲散，急食辛以散之，以辛補之，酸瀉之」。此就肝腎本氣言，指明了與辛味間的關係。腎爲水臟，腎虛則液涸，借辛以開發腠理，宣通氣液，而後潤之；肝苦急滿，欲調達，辛則舒展，氣鬱得散，肝木自和。辛之所以能夠潤和補，是由其宣通透達的特性所決定，正如王冰注說：「辛味散故補」，張從正說：「《內經》曰辛以潤之，蓋辛能走氣，能化液故也」（《儒門事親・七方十劑繩墨訂一》）。正因爲通過宣通氣液、開發鬱結來實現補益肝腎，故其補爲通補，於體則補，於病則攻，因此，它最符合於葉氏益體攻病的醫學指導思想，與一般滋膩呆補、孟浪攻擊者自有高下之別。

葉氏把辛味廣泛地應用於臨床，根據正邪盛衰的具體情況，適當配合其它藥味，靈活地施治於表裡、寒熱、虛實諸證，茲略舉數例說明之。

如中風證，葉氏在病機上強調「肝腎精血殘憊，虛風動絡」（第4頁），主張治以「辛潤溫藥」，「重培其下，冀得風熄」（第2頁），虛損方面，認爲辛甘合化，「乃是補肝用意」（第20頁），又巧妙地將辛味與甘、鹹結合在一起，所謂「辛溫鹹潤」，「柔劑通藥」（第50頁），以補養下元，吐血症，雖辛剛之劑當忌，但

在「絡脈空隙，營液損傷」的病理情況下，亦主張用「甘緩辛補」
（第125頁），淋濁一病，他闡發了「房勞強忍精血之傷，乃有形
敗濁阻於隧道」的病機，指出「徒進清濕熱、利小便無用」，認
為須投麝香、韭白汁等辛通之劑，以「入絡通血」，「開通血中
敗濁」（第169頁）；「精血損傷」之便閉，葉氏強調「腎惡
燥」，擅用辛潤劑以通腑結；治療癥瘕、積聚等絡病，尤具創
見，提出「絡以辛爲泄」（《未刻本葉氏醫案》，上海科技出版
社，1963年，第255頁）的通絡大法，主用辛味，且認爲此辛不
可與走表發散之辛混同，「當求其宣絡者宜之」（第656頁）；痞
證亦強調開泄，根據「論體攻病」（第240頁）的治則，或「辛濡
以理氣分」（242頁），或「辛甘理陽可效」（第240頁）；噎膈，
凡屬「酒熱鬱傷」者，「治以苦辛寒」，老年正氣衰憊者，「宜
用外台茯苓飲加菖蒲，佐以竹瀝、薑汁辛滑可矣」（第248頁）。

　　各種痛證，葉氏更多用辛味，如心痛則「例用辛香」（第585
頁）；胃脘痛屬「濁涎結聚者」，「議辛潤苦滑，通胸中之陽」
（第589頁），「瘀血積於胃絡，議辛通瘀滯法」（第596頁），治療
鮮有離「辛通法」者。鄒時乘在總結葉氏治脅痛的經驗時說：
「先生辛溫通絡、甘緩理虛、溫柔通補、辛泄宣瘀等法，皆治肝
著脅痛之劑，可謂曲盡病情，諸法畢備矣」（第603頁）。其中除
純虛主用甘補外，悉皆以辛爲治。華玉堂則更明確地指出：「今
觀各門痛證諸案，良法盡多，難以概敘，若撮其大旨，則補瀉寒
溫，惟用辛潤宣通」（第619頁），可謂一語中的，深得其三昧。

　　其它許多疾病如外感、咳喘、嘔吐、吐蚘、胸痹、痰飲、鬱
證、瘧疾等等，治療更多取辛，毋庸贅述。總之，葉氏以益體攻
病的治療思想爲主導，邪在表則可「用辛以散之」（第624頁），
入裡則「辛以通之」（第260頁），氣病則「辛香專治於氣」，血痹

則「辛香專理其血」（第728頁），虛損可賴「辛補」，邪深借「辛香治絡」（第721頁），陰霾則恃以消翳通陽，熱結則憑之宣通氣液，或通或補，或通補兼之，或通中寓補，或補中有通，眞是縱橫捭闔，各擅其用。葉氏才高識妙，有關辛味的學驗，對中醫臨床學作出了卓越的貢獻，其功不可泯滅，誠如華玉堂所謂：「此古人所未及詳言，而先生獨能剖析明辨者，以此垂訓後人，眞不愧爲一代之明醫矣」（第619頁）。

辛味通補以濡潤爲特點

《臨證指南醫案》中以辛味治病的方法很多，如辛散、辛開、辛泄、辛逐、辛味通補等，而以後者爲前人所未及，辛味通補的藥物以濡潤爲特點，辛則通，潤則補。溶通補於一爐。根據患者的體質和具體病證，葉氏治療有以通爲主，有以補爲主，有通中寓補，有補中存通。當然依《內經》之旨，通補兩者是不能截然分開的，宣通使腠理開，氣液承，肝木調達，腎液得充，這就是通而致補之理。然而通補之辛與燥烈之辛又大相徑庭，後者在葉氏看來不能起到通補作用，他所經常指責的「辛則泄氣」（第74頁）；由「香燥劫奪」（第399頁）所造成的「營枯液耗」（第126頁）等，俱屬辛雄剛燥之弊。葉氏所取通補者，惟辛潤是宜。其具體方法大致有如下數種。

一、辛潤宣通法

主治飮邪、痰濕等因所引起的氣阻不暢而具傷陰、化燥傾向者，如胸痹、鬱證、心胃痛、脅痛、噎膈、肺痹等，常用藥物有薤白、瓜蔞、杏仁、香豉、茴香、香附、檀香等，根據不同疾病，葉氏靈活選藥。痰濕盛者佐入半夏、茯苓、橘紅等，兼血瘀

者參入金鈴子、延胡索、桃仁等，熱鬱者加入山梔、黃連、黃柏等，以辛通爲主，宣散鬱結，開通鬱滯，特點在於辛潤。葉氏在上述用藥的基礎上，尤擅用生薑汁、韭根白汁、玉金汁、蒜汁等辛味液汁，既保持了宣通開結的作用，又避免了辛燥劫津的缺點。陰虛氣滯者，治療頗費周章，養陰則「滋膩氣機」（第402頁），順氣則耗奪陰液，兼籌並顧則用藥未免駁雜。葉氏在前人的啓發下，別具匠心地採用多種辛味的生汁，宣通而濡潤，具體地體現了辛藥「開腠理，致津液」的通補作用，靈思巧構，可師可法。如朱姓案（第401頁），氣阻痰聚爲鬱，且漸化熱，葉氏未從肝治而投柴胡疏肝、丹梔消遙輩，他認爲「柴胡劫肝陰」（第740頁），肝體受損則其鬱益結，故凡治鬱證等俱廢柴胡，此論一出，遂使後人聚訟紛紜，莫衷一是，但恰恰在這裡反映了葉氏的獨特之見。他治肝鬱取法「治肺」，主用辛味，肺主一身之氣，氣機宣達則鬱結自解，當然他並沒有忽視肝鬱。他通過辛味來達到治療目的，以辛散之，而後補之，上承經旨，下切病證，屬治肝良法之一，殆無疑義。

二、辛潤宣泄法

「初爲氣結在經，久則血傷入絡」（第235頁），由氣結而致血瘀、經病深入到絡病，乃葉氏著名論點。絡病多見於血證、淋濁、積聚、癥瘕、瘧母、諸痛證等，一般臨床常以活血化瘀、軟堅散積治之，葉氏則認爲「理氣逐血，總之未能講究絡病工夫」（第456頁），闡述了「絡以辛爲泄」（《未刻本葉氏醫案》第255頁），的通絡法則，持本法以開泄鬱結，宣通絡瘀。具體用藥如桂枝、歸鬚、川芎、旋覆花、茴香、韭白汁、鬱金、茺蔚子、青蔥管等，同時往往加入濡潤化瘀之品如柏子仁、桃仁等。若邪伏深邃，每佐入「蟲蟻迅速飛走諸靈」（第235頁），如䗪蟲、水

蛭、䗪蟲、全蠍、穿山甲等以搜剔絡脈，鬆透病根。葉氏此法，由辛通而達到保存正氣的目的，驅邪而無礙人體，有潛移默化，積漸邀功之效，爲臨床痼疾頑痾的治療開闢了又一法門。如畢姓案（第605頁），黑便腹痛，病久根深，葉氏斷爲瘀血阻於肝脾之絡。耐人尋味的是他既未因久病而議補，亦未操切投攻，在正虛邪踞、氣鬱血瘀的複雜情況下，堅持以辛潤爲主，宣通血絡，佐穿山甲之靈動透達深伏之絡邪，復益阿魏丸之疏理消積，共奏祛瘀通絡之效用。

三、辛溫鹹潤法

精血殘憊，元海根微之證，於《臨證指南醫案》中風、虛勞、喘證等門中多見之，葉氏認爲腎精不足者，當宗《內經》「腎惡燥，以辛潤之」（第304頁）法進補。棄辛味而恣意峻補爲呆補，離濡潤而投辛味則有悖「腎惡燥」之旨，俱非的當之治。葉氏承晉唐虛勞方之遺緒，結合河間地黃飲子，立辛溫鹹潤大法，突破了古人以之治療虛勞和中風的束縛，圓機活法地把它衍變成爲治療臨床上多種疾病的一個方法。常用藥物如蓯蓉、巴戟、當歸、茴香、菟絲子、杜仲、胡桃、鹿茸等，又酌加熟地、杞子等塡補精血。本法補而不膩，辛而不燥，乃補中之通劑。如楊姓案（第304頁），體現了他辛味補腎的治療觀點。

四、辛補甘緩法

主治勞傷陽氣之證，常用於中風、失血、虛勞、胃痛、產後、汗證等病，方取辛甘合化，藥如人參、黃耆、肉桂、歸身、川椒、甘草、桂圓、茴香、飴糖、薑、棗等。本法係從仲景大、小建中湯化裁而出，由於側重在振奮陽氣，故取大建中之辛爲

主，借以消陰補陽，宣通開發。葉氏對勞者溫之有深刻的理解，他說：「夫勞則形體震動，陽氣先傷，此溫字乃溫養之義，非溫熱競進之謂」（第60頁），故不用辛熱剛烈之品。復取小建中之甘，扶養中土而緩肝之急，但葉氏在此又避用芍藥，以免酸陰阻遏陽氣。如費姓案（第592頁），由勞力傷陽而致脘痛、久泄，延為絡病，胃傷陽敗，勢非輕淺。葉氏從辛味通補入手，溫煦中陽，宣通血絡，參以甘藥培土柔養，緩急止痛，方藥熨貼，可謂絲絲入扣矣。

論葉天士的「甘味熄風」

中風的治療，目前大都主以平肝熄風，而葉天士則強調治之以甘藥，稱「甘味熄風」。縱讀《臨證指南》，治例在在可見。對此進行一番研究和討論，則於臨床肯定不無小補。

一

關於中風病機的認識，宋元以前，皆歸咎於「內虛邪中」，主張正虛引邪說。《靈樞》說：「營衛稍衰，則真氣去，邪氣獨留，發為偏枯」。《金匱》說：「絡脈空虛，賊邪不泄……正氣引邪，喎僻不遂」，治以侯氏黑散，補益氣血，驅散外邪。此說一直沿襲至唐代，著名的《千金》大、小續命湯即循此立方。宋元以後，諸醫家逐漸著重於從內因尋找答案：河間主「將息失宜，而心火暴甚」說；東垣認為「中風者非外來風邪，乃本氣自病也」，所謂「本氣自病」乃指「因乎氣虛」；丹溪則主張「痰生熱，熱生風」；繆希雍稱之為「內虛暗風，確係陰陽兩虛，而陰虛者多，與外來風邪迥別」；張景岳更直接批判了外風論的觀點，提出「非風」之說。在治療上，諸醫家俱從瀉心火、滋腎水、益氣化痰、養陰清熱入手。

二

葉氏既廣泛地繼承了前人從內因立論的學說，又自出機杼，創「陽化內風」理論。所謂「陽化內風」是指「身中陽氣之動變」而導致「內風動越」的一種病象，亦即肝陽化風。可見到眩暈、頭脹、耳鳴、心悸、失眠、肢麻、口眼喎斜，偏癱、舌瘖、咽喉不利、肢體痿廢、暈厥、瘛瘲諸證。其證來勢驟暴，這與在病機

上不離肝木有關，「肝為風木之臟，因有相火內寄，體陰用陽，其性剛，主動主升」，故多見盛候，表現為實證。但是肝又「全賴腎水以涵之，血液以濡之，肺金清肅下降之令以平之，中宮敦阜之土氣以培之，則剛勁之質，得為柔和之體，遂其條達暢茂之性」。一旦這種涵養、制約關係失調，即可引起肝陽掀擾，陽化內風，從這點來分析，其病之癥結又在心腎的陰血不足和肺脾的功能衰憊，所以其本屬虛。可見，陽化內風當係本虛標實的結果。

三

葉氏治中風，其重點在圖本，指出：「非發散可解，非沉寒可清」；「攻病驅風，皆劫氣傷陽，是為戒律」。圖本則在補虛，補虛便用甘藥．《靈樞·邪氣臟腑病形》：「陰陽形氣俱不足，勿取以針，而調以甘藥」，葉氏對此甚為心折，凡療虛治損，每投甘藥，指出：「宗《內經》凡元氣有傷，當與甘藥之例」。中風的病源既在心腎肺脾的氣液不足，所以治療也就不離甘藥了。

在《臨證指南》的中風與肝風兩門中，治以甘藥為主的案例幾乎占了絕大多數，且其用藥，靈動多變，獨具一格。茲略舉數例以說明之。

錢 偏枯在左，血虛不榮筋骨，內風襲絡，脈左緩大。制首烏、枸杞子、歸身、淮牛膝、明天麻、三角胡麻、黃甘菊、川石斛、小黑豆皮。

本例顯係陰血不足而致肝風鴟張，治療重在「緩肝潤血熄風」，主以甘濡。

　　丁　大寒節，眞氣少藏，陽挾內風旋動，以致痺中，舌邊赤，中有苔滯。忌投攻風劫痰，益腎涼肝，治本爲法。生地、元參、麥冬、川斛、遠志、石菖蒲、蔗漿。

　　本例爲腎水不足，水不涵木，以致「內風旋動」，治法是「滋腎之液以驅熱，緩肝之急以熄風」，主以甘寒。

　　周　大寒土旺節候，中年勞倦，陽氣不藏，內風動越，令人麻痺，肉瞤心悸，汗泄煩躁，乃裡虛欲暴中之象，議用封固護陽爲主，無暇論及痰飲他歧。人參、黃耆、附子、熟朮。

　　本例雖內風動越，但陽虛氣弱有欲脫之兆，且「氣愈傷，陽愈動」，圖本之舉在益氣護陽，故主以甘溫。

　　某　內風，乃身中陽氣之動變，甘酸之屬宜之。生地、阿膠、牡蠣、炙草、萸肉炭。

　　本例屬營陰不足，肝用太過，從而造成內風擾動，以益體損用爲治，主以甘酸。

　　曾　脈弦動，眩暈耳聾，行走氣促無力，肛痔下垂，此未老欲衰，腎陰弱，收納無權，肝陽熾，虛風蒙竅，乃上實下虛之象，質重填陰，甘味熄風，節勞戒飲，可免仆中。虎潛去鎖陽、知母，加肉蓯蓉。

　　本例屬精血不足，元海根微，以致虛風蒙竅，治用血肉有情「填陰」、「熄風」，主以甘鹹。

　　張　中風以後，肢麻言蹇，足不能行，是肝腎精血殘憊，虛風動絡，下寒，二便難阻，凡腎虛忌燥，以辛潤溫藥。蓯蓉、枸杞、當歸、柏子仁、牛膝、巴戟、川石斛、小茴。

　　本例精虧風動而偏於寒，桂附辛剛，非其所宜，腎苦燥，急食辛以潤之，主以甘辛溫養下元，所謂「辛甘化風」。

　　由此可見，葉氏甘味熄風，有甘濡、甘酸、甘溫、甘寒、甘鹹、甘辛等各種不同方法，諸法之間，也無不可越之鴻溝。在具體治療過程中，常常根據體質和病情的變化，靈活化裁，隨機調遣。如甘濡溫養、甘寒潤濡、甘酸鹹、甘酸寒、甘辛寒合化等，但甘養這一總則始終不變。饒有趣味的是葉氏治療某嫗，凡二十餘診，前後用過甘潤溫下、甘寒潤燥、甘養微逗通陽、甘寒通絡、甘苦酸鹹等，法隨症變、活潑潑地，可謂曲盡甘味靈變之妙。無怪乎程門雪先生贊爲：「選藥味至精湛，一味之換，深意存焉……加減變幻之美，從來所無」。

　　當然，葉氏善用甘味熄風，並不廢棄標症於不顧，在標症必須兼顧之時，他又常取標本兼治之法，如吳案的甘寒結合犀羚；王案的甘味結合重鎮；陳案的甘寒結合化痰；俞案的甘溫結合宣通脈絡；張案的甘溫結合龍、牡；程案的甘養結合祛風痰；徐案的甘濡結合苦寒等等皆是。甚至，當標急之際，也有先標後本的，如胡案的逕用平肝熄風泄熱法，沈案、葛案的急以至寶丹芳香宣竅解毒。不過，這種案例在整個《臨證指南》中，所占比例較小。

　　四

　　治病之法，約而言之，只有攻邪和治體兩大法。葉氏是強調治體的。在他之前，張介賓已提出治形，所謂「善治病者，可不先治此形以爲興復之基乎？」葉氏承其餘緒，主張治體。治形之與治體，名異而實同。所謂治體，乃指治病當治受病之體，通過調整陰陽，恢復氣血，正氣盎然，則自能驅邪除病。重症久病的

治療，葉氏都貫串了這個宗旨。藉甘藥以治中風，則是生動、典型、集中的反映。我們在尋繹葉氏學術思想時，切不可忽視這一重要內容。

此外，還要注意到葉氏的甘味熄風，從病機上分析，又不局限於腎水不足、水不涵木一症。如土衰木橫、營血虧損、陰陽並虛等，都可造成肝風內動。根據不同病機，治法遂有甘濡、甘寒、甘溫、甘鹹、甘辛、甘酸等之不同。有認為他在中風病機方面的闡述，專重水不涵木，則未免失之於偏。

應該指出的是：我們在討論「甘味熄風」的學術思想時，切不可因此排斥攻邪的觀點，從而走向另一極端。即使在葉氏本身，也是注意到袪邪的，只是把治療的重點放在治體而已。顯然，這種觀點是值得借鑒的。

俞震治學思想探

俞震字東扶，浙江嘉善人，清・乾隆年間重要醫學家。纂輯有《古今醫案按》十卷，該書廣泛地擷取歷代許多名家的治療驗案，選擇精當，令人開闊視野，會心受益；案後評析不乏獨特之見，尤爲難能。筆者認爲該著乃明清諸醫案選之最佳範本，吳江李齡壽在光緒九年的序文中說：「俞氏有《古今醫案按》一書，刊後版即毀於火，流傳無多，幾如廣陵散矣。余物色之有年，前年始得其書讀之，視江氏書，（指江瓘輯《名醫類案》）抉擇尤精……而案每有發明，其圈點處，尤啓發人意，足以駕江氏書而上之無疑焉」。由於此書在清代流傳不廣，且俞氏又無其它專著問世，故對其治學方法、學術思想的研究尚嫌缺如，茲略述如次。

一、剖析異同　授以人巧

俞氏強調「醫貴變通」，蓋「病無板方，醫無呆法，總貴乎神而明之耳」。所謂變通及神明，實即「巧」字，而「巧」難求，「孟子言梓匠輪輿，能與人規矩，不能與人巧」。俞氏指出求巧不離規矩：「巧固不能使人，其實不出規矩，人可即規矩以求巧，而巧自無方，是亦不啻使之矣」。善讀前人醫案，是醫者於規矩中求巧的重要途徑，「醫之法在是，法之巧亦在是」，這正是前震纂輯《古今醫案按》的目的所在。

俞氏選案、析理的基本特點是善於對比，通過案例間異同的比較，啓迪學者的思路，開拓人們的視野，授人以規矩及巧，所謂「操縱於規矩之中，神明於規矩之外」。茲略舉數例說明之。

傷寒門俞氏首選許叔微治邱生案，該患者本當用麻黃湯，但

診脈尺以下遲而弱，用建中湯加歸、耆，五日後尺部遂應，再投麻黃湯得汗病癒。又呂元膺治浙東憲使曲公三陽合病，左尺脈不應，醫者以爲病、脈相逆主凶，左右惶惑，元膺斷之爲「天和脈」，稱「是年歲運，左尺當不應」，仍按證逕投小柴胡加減、承氣湯而取效。同樣是傷寒尺脈不振，前者爲營虛，後者爲天和，治療迥異而各建殊驗，俞氏按：「許學士以尺脈遲弱爲營氣不足，呂滄洲以左尺不應爲天和脈，二義亦皆古書所載，非二公新得，而引證恰當，各奏功效，由於診候熟而心思靈也」。我意俞震選案尤難得，示人以規矩授人以靈巧。

又如痢門，俞氏舉喻嘉言治朱孔陽及孫見心某案作比較，病情都十分凶險，晝夜下痢百餘次，兩案俱治以黃連甘草及和養陰血藥，但同中有異，喻治朱案還用大劑大黃，而孫氏則另投以生熟地各一兩，爲什麼治有差別呢？關鍵在於朱案雖熱毒深重，而脈呈弦緊勁急，正氣未大傷，峻下除病即所以安正；孫治案歇止脈頻頻，乃「毒盛壅遏遂道，陰精不承」，故重在養陰復脈，寓扶正以達邪。俞震指出：「此條（指孫治案）與西昌治朱孔陽案相似，而此以生地換大黃，則因脈之促止與弦勁不爲指撓者有別也，此從炙甘草湯得之」。這是從同病類證的異脈比較中，點出了患者側重於虛、實的差異，在相類的治療中，又有所不同，俞氏按語雖似平淡，但令人明法度，啓靈巧，涵詠深思，受益無窮。

二、不驚玄理　崇尚實踐

俞氏雖是一位學富思深的醫學理論家，然而他更注重實踐，所入選醫案，大抵俱從實際治療中體現出一個理論問題來。這與明清間來部分醫者的一味空談玄理，炫逞筆墨的不良治學風氣迥

然有別。他所特別推崇的名家如許叔微、朱震亨、葉桂等無不都是理論和實踐密切結合的典範。

歷代研究《傷寒論》者不啻數十百家，俞震頗折服於許叔微，嘗謂：「仲景《傷寒論》猶儒書之《大學》、《中庸》也，文詞古奧，理法精深，自晉迄今，善用其書者，惟許學士叔微一人而已，所存醫案數十條，皆有發明，可爲後學楷模」。可見俞震認爲叔微對《傷寒論》的貢獻，主要有二，其一是「善用」，其二是「發明」，關鍵在於實踐，這與他在治學方面所批判的「能言而不能行者」，「欲立異以驚人」的「紙上談兵」者形成了鮮明的對照。俞氏強調從實際出發乃是最好的讀書方法：「讀書與治病，時合時離；古法與今方，有因有革。善讀書斯善治病，非死讀書之謂也；用古法須用今方，非執板方之謂也」。而許叔微的學驗正是體現了他的這種治學主張。如《普濟本事方》曾載「破陰丹（硫黃、水銀、陳皮、青皮）」，專治眞陽被陰邪隔絕的傷寒證，可見脈沉，深按至骨則沉緊有力，頭痛、身溫、煩躁，指末皆冷，中滿惡心，仲景法中並無此證，但在臨床中卻常遇此，用熱藥則「陰邪隔絕，不能導引眞陽，反生客熱」，用涼藥「則所伏眞火愈見消爍」許氏悟出治法「須用破散陰氣，導達眞火之藥，使水升火降，然後得汗而解」，俞震對此大爲贊賞，稱：「今考破陰丐丹方……非許學士其誰能之，此與陰隔陽用參附者似是而非，從古無人論及，可不謂發仲景之所未發哉」。評價之高，得未曾有。

此外，俞震又「素服膺丹溪」；盛贊葉桂學術「直駕古人而上之」。他對朱、葉的稱道，並沒有從世俗的盲目崇拜出發，也未被某些沿襲的固定陳式所束縛，而是從臨床實踐中加以衡量：「若欲見病知源，投藥輒效，隨其寒熱虛實，應以溫涼補瀉，不

執一法，不膠一例，變化生心，進退合轍者，其惟丹溪先生乎，丹溪則藥隨病變，病隨藥癒，寧有病隨藥變，藥爲病困之理哉？《臨證指南》咳嗽門方法大備，溫涼補瀉皆全，而輕鬆靈巧處，與丹溪未軒輊也」。說明朱、葉的高明在於思路廣、方法多、心思靈巧，只有這樣才能左右逢源，收到實效，而進退合轍，確切有效則是檢驗醫者高下的根本標準。

俞氏又載述了自己矜式丹溪法而取效的一例傷寒發斑兼痞案，初用牛蒡、天蟲、土貝、荊、防、鉤藤不應，又投虎膝、歸、芍、生地、秦芃、桑枝等亦未能痊癒，遂以桂枝、羚羊角爲君，佐以血藥，加入竹瀝、薑汁一服即癒，乃自嘆此「實效聳於丹溪也」。

俞震雖未獲親於炙葉桂，然私淑諸人。在《古今醫案按》中曾收錄數則《臨證指南》所未載的葉案，這是彌足珍貴的，也反映了俞氏著意從臨床實踐中來研究葉桂學術。如葉治嘉善周姓患痛風證，膝熱足冷，痛處皆腫，夜間痛甚，發甚時顛頂如芒刺，發孔覺火炎出，遍身躁熱不安，小便赤澀，口不乾渴，脈沉細帶數，用烏頭、全蠍各一兩，穿山甲、川柏各五錢，漢防己一兩五錢，麝香三錢，馬料豆二兩，茵陳湯泛丸，每服一錢。病得痊癒。其特點是辛剛雄烈、蟲蟻通絡合茵陳湯冷丸，茵陳不僅可泄絡間所夾濕熱，且可頡抗辛熱太過所引起的副作用，確屬巧思靈構，不同凡響，俞震稱此治「有妙義，非淺見寡聞者所能窺測」。又如俞曾親見葉治積聚兩例，皆以通絡法取效，「較之《臨證指南》所載者爲更佳」，以實效來證明葉桂的學術。

俞氏反對脫離實際的騖遠詭論，即使是喻昌的某些觀點也敢於提出意見，如說：「喻西昌論侯氏黑散，謂用礬石以填空竅，堵截風路，此好奇之談，最足誤人。夫藥之入胃，不過氣味傳布

臟腑經絡耳，豈能以礬嵌刷之耶？冷食四十日，若積腹中不下，腸胃誠填塞矣，穀不納而糞不出，將如之何？學醫者慎勿妄試」。西昌乃醫學史上之卓犖有成者，但其礬石填竅治風之說，誠難令人置信。

俞氏主張醫療實踐必須學兼各家之長，眾所周知，他所心折的朱、葉兩家乃著名的醫學集大成者。從歷史上看，醫界流弊的產生往往與偏守一家之言分不開的，俞震對此十分反感，指出：「凡爲醫者，讀古人書，斷不可執其一說，自以爲是也」。當時不少醫者持吳又可法爲治溫捷徑，濫用苦寒，他尖銳地批評說：「吳又可《溫疫論》以承氣合白虎，於數日內連服連下，今人多有宗其法以救危病者……愚者奉爲捷徑，鹵莽滅裂……試讀仲景陽明少陰篇中，急下、可下、微和，更與等義，緩急輕重，法詳且密，吳又可連下之法，亦不過仲景法中之一法耳，未可以一法廢諸法也」。這些見解，即使就今日來說，也頗耐人尋味。

三、闡揚精義　立異鳴高

俞震十分欣佩李士材的一句話：「熟讀而精靈自啓，思深而神鬼可通」。熟讀思深竟可出神入化，所謂「神鬼」，其實亦無非是不同凡響的靈思精義而已。這也是俞氏自己治學的一個概括，在許多病機和治療問題上，他奄貫百家，善於深思，不亦步亦趨，持有自己獨特的見解，且每每立異鳴高，發前人所未發，對我們頗具啓迪。

膾炙人口的繆希雍治吐血三要法，數百年來一直被人們奉爲圭臬，而俞震早就沒有盲目相從，根據其體會，直截了當地推出了商榷意見。他認爲「宜行血不宜止血」須區別對待，「如血來洶湧，必須止之……任其吐而不思所以止之，何以求活？」「古

方如花蕊石散、十灰散及童便、墨汁皆欲吐止也」。此時斷不可徒執「不宜止血」之論，而當審證論治，責在「虛實寒熱辨得明，斯於補瀉溫清拿得穩耳」。至於「宜補肝不宜伐肝」，俞震指出希雍之言固有理，「然亦要看脈象若何，肝陰固宜養，肝陽亦宜制」，補虛瀉實含糊不得的，「設遇木火兩亢，血隨氣逆者，則抑青丸、龍膽瀉肝湯、醋制大黃、桃仁、枳殼……等何嘗禁用？蓋得其道，則伐之即所以補之，不得其道而從奉熟地、當歸、萸肉、枸杞等為補肝之藥，則謬矣」。瀉之得當，瀉即是補；補而失宜，雖補亦害，俞氏的觀點是極具說服力的。末條「宜降氣不宜降火」，他認為亦要具體分析，血證病機有寒熱虛實的不同，如「肝氣實而吐血，」既宜降氣亦須降火，且「陽盛陰虛有升無降者，十居八、九」，故瀉火之藥豈可摒棄，「若謂服苦寒藥必死，則仲景《金匱》之瀉心湯，不幾為罪之魁哉？」其論其證是不可批駁的。

　　然而，筆者以為問題不在希雍治法的本身，只在後人如何理解。繆氏三法的前提是「陰虛」兩字，玩味《先醒齋醫學廣筆記‧吐血》通篇，無非都在闡述陰虛內傷的證治，「陰虛火旺之證，當滋養陰血，扶持脾胃」，故用芍「當用甘寒，不當用苦寒」，其常用者如白芍藥、甘草、麥冬、貝母、苡米、山藥、枇葉、蘇子、青蒿、鱉甲、銀柴胡、地骨皮、棗仁、萸肉、杞子等俱治陰虛證無疑，且「陰無驟補之法，非多服藥不效，」強調積漸邀功。顯然，繆氏三法是針對庸醫治陰虛吐血濫用苦寒而發，這正是繆氏所指出的：「今之療吐血者，大患有二：一則專用寒涼之味，如芩、連、山梔、四物湯、黃柏、知母之類，往往傷脾作泄，以致不救……」。如果離開了陰虛的前提，把其治訣作為套話，無限引申擴大成治血的總則，既違反了希雍原意又背離了辨證論治的精神，給後學帶來概念上的混亂。俞氏之論難道不發

人深思嗎。

此外，他對張子和的吐法、李杲的內外傷辨等都提出自己的真知灼見，值得參考。

在有關黃疸的機理方面，他亦有十分精釆的論述，如稱：「有先因他病而後發黃者，有先發黃而後現他病者，必於半月、一月之內退盡其黃，則他病亦可治。設或他病先瘥而黃不能退，至一年半載仍黃者，必復現他病以致死。大抵酒傷及有鬱結，與胃脘痛皆發黃之根基，而泄瀉、腫脹、不食乃發黃之末路。若時行病發黃亦多死，諺所謂瘟黃也」。它頗深刻地剖析了發黃的病因、病機及轉歸，在病因方面他避開了通常所論的感受濕熱，強調酒傷、鬱結、胃脘痛三者，這些病因能導致較重的黃疸，已為現代醫學所證實，如膽道感染所引起的阻塞性黃疸、酒精中毒而造成的肝臟損害等，俞氏的研究是十分可貴的。以退黃時間而言，目前一般「傳肝」黃疸的消退，大抵在一月左右，膽道感染者，隨著炎症的控制，黃疸亦隨之減退，一般為時亦不久，預後俱良好。而深度黃疸持久不退者，常常是嚴重的疾病如「慢活肝」、肝硬化、腫瘤等，預後極差，俞氏所說的黃疸時間概念，確實是區別疾病輕重的一個重要依據。所謂「時行病發黃多死」，與晚近臨床的重症肝炎、亞急性黃色肝萎縮的高病死率相吻合，這些入微的觀察和精確的判斷，在當時是頗為難能的。

在治療用藥方面，俞震認為醫生須「咸知講究」「天、地、人」三者。天指「司天運氣，逐歲變遷，人病應之」，其中「實有至理」，當「精心探索」，俞氏還引證了沈括答上問兩期事及蘇東坡推崇聖散子例，說明其所以應驗，「想亦適合是年之運氣耳」。地指南北區域水土有別，即使屬同病，在異地須當異治，如「南方人患傷寒，用麻黃者十有二、三，若江北人不用麻黃，

全然無效，況直奈陝西乎」。甚則他引趙獻可《醫貫·陰陽論》
所說：「太陽之人，雖冬月身不須綿，口常飲水，色慾無度，大
便數日一行，芩、連、梔、柏、硝、黃，恬不知怪；太陰之人，
雖暑月不離覆衣，飲食稍涼，便覺腹痛泄瀉，參、朮、薑、桂時
不絕口。此兩等人，各稟陰陽之一偏」，在歷古眾多體質學說的
資料中，趙氏此論切實明白，俞震輯錄之，確屬別具隻眼。他的
這些治學主張，在今天當是不乏現實意義的。

學習《傷寒論》先明經絡義

程門雪先生以前說過：「離開經絡而談六經，其弊也淺；分割《傷寒論》與《內經》中之六經爲兩回事，其弊也拘。」重溫程老這段話，使我等明白：要想深研《傷寒論》，必須首先分清經絡的含義。茲謹陳自己的一管之見，以期闡明此理，希望得到同志們的批評和指正。

一、六經即經絡爲仲景本意

首先，三陰三陽是否即指經絡？這個問題仲景自己最有發言權，也是我們對它認識的基本出發點。

《傷寒論》自序云：「撰用《素問》《九卷》《八十一難》……」說明《傷寒論》雖屬仲景在外感病方面的實踐總結，然以《內經》的醫學思想爲指導是不容置疑的。仲景曾批評過「不念思求經旨」「各承家技」的醫者，難道他在批評之後，自己卻背離了經旨，而以身蹈之耶？歷來中外古今的有識之士，都尊重仲景原意，認爲三陰三陽的本質，須從《內經》六經去探索和研究。如柯琴說：「仲景既言撰用《素問》，當於《素問》六經廣求之」；日人丹波元簡同樣認爲：「傷寒三陰三陽，乃原於《素問》《九卷》。」都說明《內經》六經係仲景立論之本。

《素問·熱論》所說的三陰三陽證，原指經絡臟腑病證而言。如「熱論」曰：「巨陽者，諸陽之屬也，其脈連於風府……傷寒一日，巨陽受之，故頭項痛，腰脊強；二日陽明受之，陽明主肉，其脈夾鼻絡於目，故身熱目疼而鼻乾，不得臥也；三日少陽受之，少陽主膽，其脈循脅絡於耳，故胸脅痛而耳聾，三陽經絡皆受其病……三陰三陽、五臟六腑皆受病。」其所述的三陰三

陽證與經絡臟腑病變本爲一體，這是《內經》已論述清楚了的，
當然也毋勞後人的口舌之辯了。然而，問題在於《傷寒論》的三
陰三陽證是否濫觴於「熱論」？這通過兩者的對比是可以一目了
然的。如《傷寒論》太陽病的「頭項強痛」、「腰痛、骨節疼
痛」；陽明病的「身熱汗出不惡寒，反惡熱」和「口乾鼻燥」、
「煩躁不得眠」；少陽病的「兩耳無所聞」、「胸脅苦滿」等，皆
與「熱論」所載病證相符。既然「熱論」三陰三陽證本是「經
絡」、「五臟六腑皆受其病」，而《傷寒論》的三陰三陽論豈能割
斷歷史條件，而變成有人所說的「外感病的六大類型」？

　　我們必須了解《熱論》和《傷寒論》三陰三陽的內容也存差
異之處。因《熱論》專指熱證，即使三陰證亦專就熱證而論；
《傷寒論》則在六經基礎上通論外感疾病。孫應奎《醫家類選》
說：「凡風寒暑濕熱燥，天之六氣，皆得謂之傷寒。」因此，程
郊倩在分析《素問‧熱論》與仲景《傷寒論》時說：「《素問》
之六經，是一病只見六經；仲景之六經，是異病分布之六經。
《素問》之六經，是因熱病而源及六經；仲景之六經，是設六經
以賅盡眾病。」這段文字說得明明白白，它告訴我們《熱論》和
《傷寒論》的病證都是經絡病變。《熱論》之「一病」是只指熱
病；仲景之「眾病」是指外感眾多病證。病雖有眾寡之別，而均
爲經絡受邪所產生則無二致。故程氏又說：「熱病之狀，其得類
於傷寒者，以六經之所主，及其脈之所夾、所絡、所循、所布、
所貫、所繫等同於傷寒，人可於此識腑臟之經絡耳」。因此，如
果引證程氏之論以否定經絡，顯屬與原意不合。

　　綜觀《靈樞‧經脈》的經絡病變與《傷寒論》的症狀，也不
難發現，兩者是不可分割的。例如《經脈》：「膀胱足太陽之脈
起於目內眥，上額交巔……還出別下項，是動則病沖頭痛，目似

脫，項如拔，脊痛，腰如折」，還有鼽、衄、狂癲、發黃等症，這與《傷寒論》太陽病頭項強痛、衄血、蓄血如狂、發黃等症相吻合；《經脈》足陽明脈病有惕然而驚，甚則上高而歌、棄衣而走、病狂、賁響腹脹、溫淫汗出、身前皆熱，以及手陽明脈病有口乾、目黃、鼽衄等症，顯然又與《傷寒論》陽明病中白虎湯證、承氣湯證、茵陳蒿湯證等相合；《經脈》膽足少陽之脈病，呈口苦、胸脅痛、頭痛、目銳眥痛、瘧、耳聾等症，亦與《傷寒論》少陽病柴胡湯證類同。特以《傷寒論》為專論外感諸病，故其所述證候與經脈篇自是不能盡同。

此外，仲景的治療也可充分地說明其經絡的含義。如太陽病刺風池、風府；太陽、少陽並病刺大椎、肺俞、肝俞；少陽熱入血室刺期門；太陽病「欲作再經者，針足陽明，使經不傳」。這許多事實足以說明仲景全憑經絡受病情況，以針其相關之穴，倘使三陰三陽證是六種症候群的話，上述各種針治將如何解釋呢？更具說服力的是「少陰病……脈不至者，灸少陰七壯」，試問，六經不是經絡，少陰灸在何處？仲景曾說：「人稟五常，以有五臟，經絡府俞，陰陽會通，玄冥幽微，變化難極，自非才高識妙，豈能探其理致哉？」由於我們我才粗識淺，自知不能探其理致，所以，對仲景已明白指出了的經絡府俞，則不敢妄加非議，至於六經非經絡之論調，實屬厚誣仲景。

二、柯琴經界說是經絡全貌

曾被章太炎先生譽稱在注解《傷寒論》方面能「卓然自立」、「創通大義」的柯琴，對經絡學說有深湛的研究，在其著作《傷寒來蘇集》中，處處體現了「一身之病，俱受六經範圍」的指導思想。然而卻有人把他說成是非經絡論者。所幸其書尚

在，其意究竟如何，是完全可以查證的。

　　試看：他在解釋太陽脈證時，說：「太陽經絡營於頭，會於項，故頭連項而強痛」；在解釋「發汗則動經」時說：「反發汗以攻表，經絡更虛，故一身振搖也」；在解釋麻黃湯證時說：「太陽脈抵腰中，故腰痛。太陽主筋所生病，諸筋者皆屬於節，故骨節疼痛」；在解釋「衄家不可發汗」時說：「太陽之脈，起於目內眥，上額」；對桂枝加葛根湯證說：「足太陽脈自絡腦而還出下項，夾背脊」；在抵當湯證說：「此因誤下熱邪，隨經入府，結於膀胱。」又在論「轉屬陽明」時說：「仲景陽明病機，其原本《經脈篇》主津液所生病句來」；在論「刺期門」穴時，指出「期門肝之募也，又足太陰、厥陰、陰維之會。太陰、陽明為表裡，厥陰、少陽為表裡，陽病治陰，故陽明。少陽血病，皆得刺之」；在解釋柴胡湯證時說：「少陽脈循胸脅，邪入其經故苦滿，膽氣不舒，故默默」；在論少陰脈證時，指出「少陰經出絡心，故心煩」、「少陰大絡注諸絡以溫足脛」；又論少陰病「息高」時說：「氣息者乃腎間動氣，藏府之本，經脈之根」；在論厥證時說：「手足六經之脈，皆自陰傳陽，自陽傳陰」；在論厥陰脈證時說：「厥陰經脈上膈貫肝，氣旺故上撞心」，又「肝脈夾胃，肝氣旺故胃口閉塞而不欲食矣」。以上僅舉數例，已足夠說明柯琴對六經的理解不是已經很清楚了嗎？

　　有人（即非經論者）以為「仲景六經，是經界之經，而非經絡之經」。誠然，柯韶伯是說過此話的，殊不知這正是柯氏對經絡研究的深入之處，正如他自己所說：「夫仲景之六經，是六區地面，所該者廣，雖以脈為經絡，而不專在經絡上立說……然仲景既云撰用《素問》，當於《素問》之六經廣求之。按皮部論云：皮有分部，脈有經紀，其生病各異。別其部分，左右上下，

陰陽所在，諸經始終。此仲景創立六經部位之原」。說明柯氏對經絡系統有全面的理解，除十二經脈外，還包括十二經別、奇經八脈、十五絡脈、孫絡、浮絡、十二經筋、十二皮部等，交叉縱橫，網絡全身。正如他在《六經正義》中所說：「內由心胸，外自巔頂，前至額顱，後至肩背，下及於足，內合膀胱，是太陽地面，此經統領營衛，主一身之表」、「內自心胸，至胃及腸，外自頭顱，由面至腹，下及於足，是陽明地面；由心至咽，出口頰，上耳目，斜至巔，外自脅、內屬膽，是少陽地面」、「自腹由脾及二腸魄門，為太陰地面；自腹至兩腎及膀胱溺道，為少陰地面；自腹由肝上膈至心，從脅肋，下及於小腹宗筋，為厥陰地面，此經通三焦，主一身之裡症」。

　　綜上所述，柯氏所稱「經界之經，而非經絡之經」，乃總括經絡的系統而言，非僅指經絡循行路線，此真深明經絡之義者。正因後世有人僅認經絡為「線」而不及「面」，故特此指出，以告誡後學之淺嘗輒止者。其說真能闡明仲景所揭出的「玄冥幽微，變化難極」之理，不愧為長沙功臣。

　　「非經論」者還意識到，如果「傳經」之說不破，則其所謂「六大類型」之說不立。因之，又侈言《素問‧熱論》言「受」而不言「傳」，從而得出《素問》不講傳經的結論。並且，還試圖藉柯琴之言為據，振振其詞地宣稱柯氏「亦力斥傳經之說」。其實，上述論斷是經不起推敲檢驗的。因為《熱論》雖言六經「受」病，但「受」之與「傳」實難分割，若無所傳，則何受之有？故劉河間直稱「六經傳受。」至於柯琴對傳經的觀點如何？凡曾讀其書者，都知道他所反對的僅是傷寒「日傳一經」之舊說，以及所謂「陽明傳少陽」的解說，而對於「傳經」則恰恰是柯氏所肯定的。他指出：「太陽病頭痛至七日以上自癒者，以行

其經盡故也。若欲作再經者，鍼足陽明，使經不傳則癒」，這正是「本論傳經之說」，並還闡明仲景之治乃是「鍼足陽明之交，截其傳路，使邪氣不得再入陽明之經」。足見他對傷寒傳經之義有深刻的理解。因此，如果稱柯琴「亦力斥傳經」，實為強加於古人。至於所舉柯氏之說「本論『傳』字之義各各不同，必牽強為傳經則謬」，乃是說明《傷寒論》「傳」字，除「傳經」之外，尚有多義，這是十分正確的。然因此而說他反對傳經，實屬欠妥。

三、以經絡釋六經遠非始自朱肱

有人以為《傷寒論》三陰三陽證以六經病稱，朱肱乃「始作俑者」，嗣後，直到清代才由汪琥響應之，從而「使『六經』之說蔓延開去」。這種說法，對經絡學說和「六經」名詞形成的發展過程，似乎還缺乏一些了解。

早在晉代，皇甫謐《甲乙經》中已明確提出「六經受病發傷寒熱病」。隋·巢元方《諸病源候論》更詳細地以經絡解說傷寒病機，如說「太陽者膀胱之經也」、「太陽者小腸之經也……陽明者胃之經也……少陽者膽之經也……太陰者脾之經也……少陰者腎之經也……厥陰者肝之經也。」又如「傷寒百合病」則為「經絡百脈一宗，悉致病也。」在討論傷寒病不癒的原因時，指出「是諸陰陽經絡重受於病」所造成。顯然，巢氏早已明確地把《傷寒論》三陰三陽證稱作六經病證了，而且完全以經絡受病來分析三陰三陽的病機，這比朱肱所論早了五百年左右。

必須指出的是巢氏為隋代太醫，當時占有大量古籍資料，其論述必有所據。所以他用經絡理論來研究傷寒，並非只是個人之見，而是反映了其所處歷史時期的學術面貌，也說明在《內經》

《傷寒論》《甲乙經》《諸病源候論》之中的三陰三陽證爲經絡病變是一脈相承的。其後，《外台秘要》《聖濟總錄》等重要醫著皆宗此說。可見自漢魏晉唐，迄於宋代，把傷寒三陰三陽病證解釋爲經絡受病，醫家們殆無異辭，朱肱之所以認爲「治傷寒先須識經絡，不識經絡觸途冥行，不知邪氣之所在」，正是繼承了歷代前賢要旨的結果。至於所謂「太陽經」、「陽證經」之稱始自朱肱之說，可能是「非經論」作者一時疏忽。

朱肱以後數百年，亦並非只是汪琥響應之，許多名家大抵崇奉其說。如傷寒名家許叔微曾說：「須是分明辨質在何經絡，方與證候相應，用藥有準。」明清醫家以經絡解釋三陰三陽病證者，爲數甚多，不勝贅述。即如方有執、程應旄、張志聰等各有其獨特的闡發，他們論三陰三陽或言「部」、或言「界」、或言「氣化」，但究其實質則仍未背離經絡臟腑。如方有執雖認爲「六經之經與經絡之經不同，六經者猶儒家六經之經，猶言部也」，然其本意只是反對「以經絡之一線而囂訟」，故又指出「經絡經脈類皆十二，配三陰三陽而總以六經稱」。其論太陽病說：「太陽者，以太陽經所主之部皮膚言也」、「太陽者，六經之首，主皮膚而統榮衛……一有感受，經絡隨感而應」。可見他並不反對經絡一線說，這無疑是完全正確的。又如程應旄說：「六經猶言界也，亦猶言常也」，其所指也仍屬經絡臟腑。如稱「經雖有六，陰陽定之矣……在發熱惡寒者……是從三陽經爲來路也；在無熱惡寒者……是從三陰藏爲來路也」。其未離經絡宗旨，於此可見一斑。又如張志聰以氣化說著稱，認爲三陰三陽證爲人體六氣爲病，然此論亦未離開經絡藏府學說，蓋人身六氣皆內生於臟腑經絡，外布體表，如其稱「君相二火，發原於腎；太陽之氣，生於膀胱；風氣本於肝木；濕氣本於脾土；燥氣本於肺金」，然後三陰三陽之氣各隨其經分主於皮部，如「太陽之脈起於目內

皆。上額交巔，從巔下項，夾脊抵腰，是太陽經絡所循之外，乃太陽陽氣所主之分部也」。至其爲病，「外感風寒則以邪傷正，始則氣與氣相感，繼則從氣而入於經」。其理論與劉完素所說「六氣爲本，有陰三陽爲標，故病氣爲本，受病經絡臟腑謂之標也」相互貫通，說明氣化說與經絡臟腑理論是不可分割的。

綜上所述，可見指經絡爲三陰三陽者，肇自《內經》，綿亙二千餘年未有間斷，源流深長，影響巨大，成爲整個祖國醫學理論體系的重要組成部分。時迄今日，對於經絡功能實質，國內外學者正在深入研究，我們期望早日揭示其奧秘。

（潘華信　朱偉常）

縱橫論脾陰

　　脾陰及其證治究屬如何？上自金元，下迄晚清，凡論者輒各據一隅，未盡其旨，致令後人撲朔迷離，難得竅要。因思脾土乃人體之砥柱，而脾陰則又爲脾土之根蒂，探其三昧，誠屬至要。筆者瀏覽前人典籍，縱橫其間，駸沉有年，獲益良多，謹述管見如次，雖未敢云已驪珠在握，亦聊補前人之所未盡言也，惟高明裁之。

（一）

　　目前臨床，大都不言脾陰，以爲它屬烏有之物，這種觀點值得商榷。祖國醫學認爲五臟屬陰，六腑屬陽，以脾胃言則胃爲陽土，脾爲陰土。然而，「道者，陰陽之理也；陰陽者，一分爲二也。」因此，五臟本身又各具陰陽的屬性，脾土即有脾陰和脾陽的區分。關於脾虛的病證，清代醫家吳澄明確指出：「脾經虛分陰陽」；唐容川說：「調治脾胃，須分陰陽」。

　　一般常把脾土在人體的運化、生化和輸布精微、統攝血液等生理作用，簡單地指爲脾氣的功能，這種理解不夠全面。脾土的職司，當是脾陰和脾陽相互協調、共同作用的結果，其中，脾陽起主導作用，脾陰則爲物質基礎。醫者厚前薄後，有悖於「萬物負陰而抱陽」之理，殊不知脾陽之爲用，不離於脾陰之爲基，脾陰的盈虧盛衰密切影響著整個脾土功能的正常與否。劉河間說：「五臟六腑、四肢百骸受氣皆在於脾胃，土濕潤而已。」朱丹溪說：「脾具坤靜之德，而有乾健之運。」皆表明了脾陰在脾土中的重要生理作用。同時，脾陰又能潤澤全身，滋養百骸，胡慎柔所謂「脾胃潤，使津液四布，百骸通澤」。因此，在病理情況

下，脾陰不足必影響及脾土的健運之職，丹溪說：「脾土之陰受傷，轉輸之官失職」，充分體現了《內經》「陰虛則無氣」的精神。可見，脾陰與整個脾土的生理和病理狀況不可分割，唐容川說得好：「脾陽不足，水穀固不化；脾陰不足，水穀仍不化也。譬如釜中煮飯，釜底無火固不熱，釜中無水亦不熟也。」

　　有關脾陰的稱謂，大致在金元之後才逐漸出現在諸醫家的論著中，但其實質則可追溯甚遠。《素問·平人氣象論》稱「藏真濡於脾」，即寓有臟腑真陰與脾陰之間相互依存的意思。又如《傷寒論》中之脾約證，是由於脾陰有虧，不行其津液於腸，從而出現大便難，故仲景名之曰「脾約」，程應旄注稱：「脾約者，脾陰外滲，無液以滋，脾家先自乾槁了，何能以餘陰蔭及腸胃，所以胃火盛而腸枯，大便堅而糞粒小也，麻仁丸寬腸潤燥，以軟其堅，欲使脾陰從內轉耳」。足證脾陰概念，古已有之。

（二）

　　脾陰是人體陰液的一部分，因而它的病變，唯有不足，而無有餘。

　　脾陰不足的病因，古人論述頗多，包括「七情內傷，六淫外侵，飲食不節，房勞致虛」以及藥誤等。七情之中，勞心思慮是一個重要因素，如張路玉治案稱「此本平時思慮傷脾，脾陰受困」；秦景明稱「……意外思慮，失飽傷飢，脾土真陰受傷，中州之冲和有損」，都強調了這點。至於王旭高所謂：「思慮傷脾之營，勞碌傷脾之氣」，其脾之營也無越脾陰之範圍，且把它與勞碌傷脾氣相對而言，確是別具隻眼，無怪柳寶詒對此倍加贊賞曰：「同是脾病……一經指點，便覺頭頭是道。」

　　此外，藥誤是一個較爲突出的致病因素，王綸指出：「近世論治脾胃者不分陰陽氣血，而率皆理胃，所用之藥又皆辛溫燥熱助火消陰之劑，遂致胃火益旺，脾陰愈傷，清純中和之氣，變爲燥熱，胃脘乾枯，大腸燥結，脾臟漸絕。」自李杲訂制調治脾胃諸甘溫方後，醫家們每持之以爲治脾之統方，沿用成風，張介賓就曾經說：「健脾三方，如潔古之枳朮丸，東垣之平胃散及補中益氣湯，俱當今之相傳以爲準繩者也。」於是藥誤致傷脾陰的矛盾日益增多，此風迨清猶未泯滅，所以吳澄亦深有感慨地說：「古方理脾健胃，多偏補胃中之陽，而不及脾中之陰，然虛損之人，多爲陰火所爍，津液不足，筋脈皮骨皆無所養，而精神亦漸羸弱，百病叢生矣。」藥物如此，推而廣之，如飲食辛煿，厚味膏梁等，久之亦可消伐脾陰。

　　其它方面，如虛勞雜病、陰虧內熱之症，延久不癒，常損及脾陰。魏王璜曾治療一例關格症，是由於「木火熾盛」，「遂下乘脾而上侮胃」，以致「脾陰大虧」；張東扶有「心火乘脾，脾陰受虧」之說：《不居集》又指出了龍雷之火的危害：「相火者，水中之火也，靜而守位，則爲陽氣；熾而無制，則爲龍雷，而涸澤燎原，無所不至……上入脾，則脾陰受傷」等等。總之，脾陰不足與其它臟腑的水涸火熾有關，往往互爲因果，有因它經先病而傳於脾陰者，亦有因脾陰先病而傳於它經者。再如外感熱病邪熱熾盛也可影響脾陰，楊繼洲曾治療一個發熱數月不退的病人，用清熱祛風藥後，「其熱速退，熱退，脾陰漸長」。

（三）

　　關於脾陰不足的具體症狀，前人論述枝蔓紛披，如久熱不退，虛熱勞損，中消、嘈雜，噎膈，聲啞，口瘡，納差，泛惡，

不食，食後腹脹，腹痛，便溏或便秘，甚至多種血症，又如吳澄指的虛勞咯血，周愼齋指的「一人尿血，此脾陰不足也」等等。繆仲淳治案中的有關病症，尤發人深思，如稱：「若脾虛，漸成腹脹，夜劇畫靜，病屬於陰，當補脾陰」。又如「王善長夫人產後腿疼，不能行立，久之飲食不進，困憊之極。仲淳診之曰：此脾陰不足之候，脾主四肢，陰不足故病下體」。他將腿疼和腹脹的夜劇畫靜來認識本證，事實上這兩點很難作爲診斷依據，繆氏在其它案例中也有以上肩酸痛歸屬於脾陰不足的。縱觀《先醒齋醫學廣筆記》，繆氏均以脾虛而內熱津液少爲綱，展開對脾陰不足的論治，如「孫俟居比部病腹中若有癥瘕，不食不眠，煩懣身熱，仲淳投以人參、芍藥、麥門多、木通、棗仁、石斛……病久飽脹煩悶者，氣不歸元也；不食者，脾元虛也；不眠而煩者，內熱津液少也……四劑而瘳」，即反映了他的這種認識。又如王旭高在治案中也說：「陰虛未復，夜寐未安，熱退不清，仍宜養陰，自云腹中微微撐痛，此屬中虛，治當補益脾陰……」，與繆氏觀點相同，也是緊扣著「陰虛」和「中虛」的環節。因此，管見以爲脾虛而又陰虧內熱爲本證病理改變的關鍵所在。在這個基礎上，又可分爲多種不同類型的臨床表現，如脾陰虛而陰津不足明顯者，則側重表現爲內熱、發熱、津少、便秘等；脾陰虛而陰血不足明顯者，則側重表現爲頭暈不寐、心悸怔忡、虛怯無華等；脾陰虛而運化失職明顯者，則以氣短納差、腹脹、噎膈、便溏等症爲主；脾陰虛而兼胃火旺者，則以渴飲、嘈雜、消穀善飢等症爲主。

　　脾陰不足證，脈象大都呈數，張錫純所謂「蓋以脾脈原主和緩，脈數者必是脾陰受傷」。陰虛顯者爲細數；脾虛顯者爲虛數或芤數。周愼齋對此證脈象亦具灼見，他說：「肝脈弦長，脾脈短，是爲脾陰不足」；又認爲脈象倏忽變易也爲本證特徵：「…

脈或大、或小、或浮、或數、或弦或澀，變易不常，知其脾陰虛而脈失信也。脈者血之府，脾統血，血枯故變易不常耳」。這些論述，可資臨床參考。

（四）

關於脾陰不足的治療，歷代諸家亦各說紛紜，但大抵可歸結爲兩大法：其一爲甘寒法，藥如沙參、生地、石斛、天麥冬、白芍、蔗、梨汁等；其二爲「芳香甘平」法，藥如人參、山藥、扁豆、蓮肉、茯苓、橘紅、老米等。

前者爲繆仲淳所力主，他強調「陰虛火旺之證，當滋養陰血，扶持脾土，俾陰血漸生，虛火降下」，這類方藥清潤柔靈，顯係承《千金》之遺風。若兼肝火盛者，繆氏又益入酸味，如五味、木瓜、棗仁等以甘酸化陰、制肝斂陽。治療本證，切忌苦寒，繆氏所謂「益陰宜遠苦寒」；胡愼柔所謂「……若用知柏之品滋陰降火，是猶乾鍋紅烈之中，傾一杯之水，反激火怒，立地碎裂矣」。

「芬香甘平」法是吳澄所提倡，他說：「虛勞日久，諸藥不效，而所賴以無恐者，胃氣也。蓋人之一身，以胃氣爲主，胃氣旺則五臟受蔭，水精四布，機運流通，飲食漸增，津液漸旺，以至充血生精而復其眞陰之不足，古人多以參苓朮草培補中宮，而虛勞脾薄胃弱，力不能勝，即平淡如四君子皆不能用……所以新定補脾陰一法……以補前人未盡之餘蘊也。」指出陰虛勞怯之人中土困憊，以至連進服王道如四君子，也有燥滯難運之憂，故新擬此法。他選藥的原則是「芳香甘平之品，培補中宮而不燥其津液」，以蘇展脾氣、護養陰液爲務。其製方如理脾陰正方（人參、河車、白芍、山藥、扁豆、茯苓、橘紅、甘草、蓮肉）、中

和理陰湯（人參、燕窩、山藥、扁豆、蓮肉、老米）等，都貫穿了這個宗旨。後世醫家受此立法影響者頗多，張仲華治案云：「病經匝月，表熱解後，杳不思納，脈靜舌淨……睛光流動，面色開曠，……且進和中醒中，以悅脾胃，令納穀乃昌。人參鬚、炒麥冬、炒橘白、北沙參、甘草、霍石斛、生穀芽、野薔薇露。」本方用藥，即具「芳香甘平」之美，其中如野薔薇露的辛芳潤澤，倒是充實了吳氏制方中芳香之品的不足。值得介紹的是我業師嚴蒼山先生，他治療內傷雜病脾胃困頓者，擅用「辛甘悅脾」法，其特點是輕靈而濡潤，藥如北沙參、甜冬朮、山藥、生扁豆、茯苓、橘白、玉竹、石斛、黛黛花、玫瑰花、長鬚穀芽等，服後每得蘇醒脾氣、知飢索食之效。我侍隨師側多年，目睹其驗者無算，殆此法亦濫觴於吳氏立意也。

然而吳氏之法，亦不離繆仲淳資生丸的影響，這可從兩方的組成對照中，尋覓其脈絡淵源。資生丸在晚明時已負盛譽，王肯堂對此曾有一段繪聲繪色的記述：「余初識繆仲淳時，見袖中出彈丸咀嚼，問之，曰：此得之秘傳，飢者服之即飽，飽者食之即飢。因疏其方。余大善之而頗不信其消食之功，己於醉飽後頓服二丸，徑投枕臥，夙興了無停滯，始信此方之神也。」當然，資生丸在繆氏並未明確作為補益脾陰，但它具有健脾而不燥，化滯而柔養的優點，何況淮山藥一味，許多醫家都持以為補養脾陰之要藥，如周慎齋稱「山藥則補脾陰」；張錫純云「重用山藥，以滋脾之陰」。因此，嚴格地講，資生丸實為後世在甘寒法之外，另闢了一條補益脾陰的蹊徑。

甘寒與芳香甘平法，雖都能補脾陰，但有不同。前者養陰液而助脾運，補陰而健脾；後者培中宮而資化源，扶脾而復陰。前者宜於脾陰不足而陰虧顯著者；後者宜於脾陰不足而脾氣虛虧顯

著者。各有所主，側重不一。

　　兩法之外，尚有醫家主張用甘淡法。胡慎柔稱：「用四君子加黃耆、山藥、蓮肉、白芍、五味子、麥冬，煎去頭煎不用，止服第二煎、第三煎，此爲養脾陰秘法也。」強調煎服須淡，唐容川注甚得當：「煎去頭煎，只服二、三煎，取燥氣盡去，遂成甘淡之味。蓋土本無味，無味即爲淡，淡即土之正味也。此方取淡以養脾，深得其旨。」我以爲甘淡之另一關鍵，恐在濕字，因脾陰不足，常致運化無權，水穀之氣易聚而成濕滯，此時寒溫苦燥俱非所宜，悟出甘淡，既扶養脾陰，又疏通濕滯，可謂巧思靈構，於無法中求法耳。甘淡立法，在清代亦有一定影響，如《環溪草堂醫案》有案曰：「餘邪餘積，雖留戀而未清；元氣元陰，已耗損而欲竭。暫停苦口之藥，且投醒胃之方。化滯生津，忌夫重濁；變湯蒸露，法取輕清。效東垣而化裁，希弋獲以圖倖。清暑益氣湯加荷葉、稻葉，蒸露，一日溫飲四、五小杯。」雖本案多兼夾，並非單純脾陰不足證，但也是取意甘淡爲法，在服用上與胡慎柔之只服第二、三煎不同，而是「變湯蒸露」，既甘養潤濡，又輕清不滯，最契合於脾陰虛虧而兼濕滯者，可惜這種治法，晚近已很少有人問津了。

　　其它如脾陰虛而陰血不足明顯者，宜在甘寒或甘平中加入補益陰血之品，如當歸、杞子、河車等。育養脾陰固有助於生化陰血、精血，但補益陰血、精血也有利於濡澤脾土，此即《內經》所謂「穀生於精」之義。

　　脾陰虛兼胃火旺者，可在甘寒劑中暫加石膏、知母等；便秘者，不能恣意蕩滌，宜重潤藥，林珮琴稱：「治脾陰虛，胸嘈便難，用甘潤，如甘草、大麥仁、白芍、當歸、杏仁、麻仁、紅棗、白蜜。」

(五)

　　脾陰虛虧與胃陰不足之間的關係，尤值得探討。管見認為兩者有共同之處，即都存在著中虛和陰虧的表現，但又有原則的區別：胃屬腑，為陽土，主瀉而不藏；脾屬臟，為陰土，主藏而不瀉。胃陰不足主要呈現為津枯腸燥、通降失職的陽腑燥熱病證；脾陰不足則主要表現為陰津、陰血生化匱乏的虛損病證。當然，兩者之間的影響是千絲萬縷的，脾陰虛常挾胃火，兼有胃陰不足，華岫雲所謂「脾陰一虛則胃家飲食游溢之精氣，全輸於脾，不能稍留津液以自潤，則胃過於燥而有火矣……此乃脾陰之虛而致胃家之燥也」。在症狀方面可虛損與腑燥之症並見，胃陰虛，無液輸脾，脾陰隨虧，可先有津枯腑熱之症，而繼之以津血虧涸的虛損病證。儘管這樣，但它們之間的互相累及，有主次、因果的不同，又有一個病情發展的時間過程，似不能混淆。

　　目前臨床中有將胃陰不足替代脾陰不足的傾向，那麼在治療方面勢必清潤、通降有餘，而培中、生生不足，之所以產生這種現象，我認為可能與葉桂大力倡言胃陰理論有關。值得研究的是葉桂所指胃陰不足，其範圍甚廣，如錢案：「胃虛少納，土不生金，音低氣餒，當與清補。麥冬、生扁豆、玉竹、生甘草、桑葉、大沙參。」又如稱「數年病傷不復，不飢不納，九竅不和，都屬胃病」（九竅不和指「虛痞、不食、舌絳、咽乾、煩渴、不寐、肌燥、熇熱、便不通爽」）。前後兩案，前言土不生金，後言九竅不和，顯然已把脾陰不足所致的虛損病證也包括了進去。況且，葉氏在治療方面能溶古方於一爐，「清真靈活」，腴液潤美，善揭其短的徐靈胎氏，讀書至此，亦不得不心折之為「獨得真傳」、「方極靈妙」。由於葉氏及吳門學派的影響所及，遂使胃陰理論風靡於世，而脾陰學說則寥寂寡聞，不能望其項背。當

然，通過循名責實，也不難發現，葉氏之胃陰理論中早已賅括有脾陰的實際有關內容了。

陰虛芻議

　　陰虛之名，首載於《內經》，其本義原非一端。後世醫家又根據各自的醫療實踐，從不同角度闡發經旨，使陰虛這個病理名稱的含義更趨複雜，在治療方面也各闢蹊徑，不拘一格。鑒於陰虛證治乃中醫學術理論的基本內容，頗值得我們今天加以重視和研究。試述淺見如下：

陰虛證之多種含義

一、指氣虛發熱

　　《素問·調經論》：「帝曰：陰虛生內熱奈何？岐伯曰：有所勞倦，形氣衰少，穀氣不盛，上焦不行，下脘不通，胃氣熱，熱氣熏胸中，故內熱」。其病屬勞倦傷中，致脾土困憊，清陽不升，濁氣失降，蘊積生熱而產生的發熱證。其所謂陰虛，實指勞倦損傷「形氣」，亦即李杲所闡述的內傷脾胃的陰火病證的主要機理，李氏在解釋上述經文時說：「脾胃一傷，五亂互作，其始病遍身壯熱，頭痛目眩，肢體沉重，四肢不收，怠惰嗜臥，為熱所傷，元氣不能運用，故四肢困怠如此」。此證即後世著名的氣虛發熱證，然而必須明確的是李氏所論的脾胃氣虛發熱，其中也包含有陰血不足之義，所謂脾胃內傷者，陰陽氣血俱不足也。他創制的補中益氣湯，即寓有「陽旺則能生陰血」之理。

二、指陰液不足

　　《靈樞·本神》：「五臟主藏精者也，不可傷，傷則失守而陰虛，陰虛則無氣……」。此指五臟陰精的虧損為陰虛。五臟皆有陰精，《素問·平人氣象論》稱：「臟眞濡於脾」、「臟眞散

於肝」、「臟眞通於心」、「臟眞高於肺」、「臟眞下於腎」，所謂臟眞者，即指五臟眞精而言。《道經》又云：「涕、唾、津、精、汗、血、液，七般靈物總屬陰」，但後世醫家多側重於津液和精血，如陳修圓曾引馬元儀說：「所謂陰虛有三者，如肺胃之陰，則津液也；心脾之陰，則血脈也；腎肝之陰，則眞精也」。將津、精、血與五臟辨證結合了起來。雖然臟精失守的陰虛證每易兼內熱，但未必都屬虛熱證，如肝血不足證、腎精不足證同爲陰虛而兼虛寒者亦復不少，故張景岳有「陰虛而火不盛者」、「陰虛而火稍盛者」、「陰虛而火大盛者」之分，說明此處所稱陰虛與火盛內熱是兩個概念，不可混爲一談。

三、指水虧火盛

《素問‧評熱病論》：「陰虛者，陽必湊之」，由於陰液不足，致水火失濟，從而出現內火熾盛的虛熱證。後世許多醫家每宗此義論述虛勞，如巢元方說：「虛勞而熱者，是陰氣不足，陽氣有餘，故內外生於熱，非邪氣從外來乘也」。朱丹溪《格致餘論》中說：「經曰：陰虛則發熱。夫陽在外，爲陰之衛；陰在內，爲陽之守。精神外馳，嗜欲無節，陰氣耗散，陽無所附，遂致浮散於肌表之間而惡熱」。龔居中說：「夫癆者勞也，以勞傷精氣血液，遂致陽盛陰虧，火炎痰聚」等等。本證自明、清以後逐漸成爲陰虛病證的主要概念。

四、指形質之傷、眞陰之虧

張景岳對經旨陰虛頗多引申，他說：「凡虛損之由……無非酒色、勞倦、七情、飲食所傷，故或先傷其氣，氣傷必及於精；或先傷其精，精傷必及於氣。但精氣在人無非謂之陰分。蓋陰爲天一之根，形質之祖，故凡損在形質者，總曰陰虛，此大目也」

在景岳看來，凡內傷、虛損，無不傷及精氣，無不損及形質，而形質有損，即為陰虛。形質受傷至極，必累及真陰，景岳又以真陰不足名之。真陰不足有陰中水虧和陰中火虛的區別，張氏說：「人知陰虛惟一，而不知陰虛有二，如陰中之水虛則病在精血；陰中之火虛則病在神氣」。趙獻可亦持相同觀點，稱「陰虛有二，有陰中之水虛，有陰中之火虛」。顯然，張、趙所言陰虛，乃指真陰之虛，由形質之損積漸加劇而成，與尋常陰虛不同。先天真陰受損後可出現兩種主症：「所謂真陰之病者……水虧其源則陰虛之病迭生；火衰其本則陽虛之證迭生」。這是真陰受損後的無水、無火證，即真陰不足既可表現為無水的內熱證，也可表現為無火的內寒證。凡疾病皆損形質，形質之病即是陰虛；無水、無火的虛熱、虛寒證本責諸真陰之病，亦屬陰虛。這樣，毋論疾病的輕、重、寒、熱，都被景岳置於陰虛的大目之下了，遂將《內經》陰虛的概念大大地擴展開去。張氏常說：「顧今之病陰虛者，十常八、九」，原因就在這裡。

　　前人言陰虛大約有以上諸種區別，它們之間雖然可分，但又不可離，如李杲以氣虛發熱解釋《調經論》陰虛生內熱，而他又十分重視隨著脾胃虛弱所造成的陰血與津液不足。又陰液不足與水虧火旺的關係更密切，陰液虛虧而兼內熱者，不論在典籍抑臨床上皆在在可見，這是言它們之間的不可離，反之，當然也不能因此而認為它們之間沒有區別。

　　上述陰虛似主言內傷，其實外感傷陰亦概括其中，蓋傷陰者，無非劫奪臟陰而已，臟陰既傷，即成內傷，故其理一也。

名家學驗舉隅

一、張仲景與炙甘草湯

　　東漢末年，兵燹連綿，疫病流行，仲景在側重於外感病的研究中，制方炙甘草湯以治傷寒脈結代、心動悸證，是爲養陰之圭臬。東垣強調陽生陰長，取參、耆、朮、草等甘溫助元氣、制陰火；景岳持熟地、當歸、甘草等補益命門眞陰；葉天士用麥多、甘草、生地、麻仁、石斛等甘寒之品育養胃陰，可稱各擅勝場，另闢畦徑，然細味之，此數者殆仲景方之餘緒，故沈亮宸推崇炙甘草湯爲「千古養陰之祖方」，洵非虛語。

二、孫思邈與「强陰益精」

　　魏晉以降，服散石之風大盛，受害者不可勝數，孫思邈目睹世溺，痛責其弊：「余自識性以來，親見朝野仕人，遭者不一，所以寧食野葛，不服五石，明其大大猛毒，不可不愼也」(13)。孫氏主張「強陰益精」以延年益壽，雖然他並沒有從理論的高度全面闡述陰虛證治，但在《千金方》浩瀚的方劑中載錄了大量養陰的佳方，留供後學借鑒。縱觀其養陰方大抵可分爲溫潤益精和甘涼濡潤兩大類，前者用藥如熟地、巴戟、蓯蓉、枸杞、山萸、菟絲、石斛、鹿茸、羊腎等，代表方如內補散、增損腎瀝湯等；後者用藥如生地黃汁、枸杞根汁、葛根汁、天麥多、芍藥、生玄參汁、蜜糖等，代表方如地黃煎、治積熱風方等，俱垂範後世，傳之不朽。

三、朱丹溪與苦寒養陰

　　丹溪乃一代養陰巨擘。據《內經》意旨，他詳析了陰虛之危害，強調人生陰氣難成易虧，告誡人們要善於珍攝，其養陰具體措施大致是清心寡慾，怡養性情，節制房事，茹淡飲食等。對相火熾盛的陰虛患者的治療，或通過瀉火以存陰，如三補丸（芩、連、柏）、大補丸（黃柏）等；或滋陰與降火同用，如大補陰

丸、四物湯加知母、黃柏等，然皆不離苦寒之味。在當時來說，丹溪之學確爲糾正庸醫濫用局方所造成的香燥時弊作出了積極的貢獻，故他的學驗就此廣爲傳播，使醫風亦爲之一變。

四、張景岳與甘溫培補眞陰

迨明代後期，祖述丹溪之學者，往往不分火之虛實，不察中土之盛衰，概以苦寒統治火證，遂又產生損人脾胃、戕害元氣的弊端，有識之士，頗多病詬其害，景岳之論，尤爲激烈，嘗有「伐人生氣，敗人元陽，殺人於冥冥之中而莫之覺也」的感嘆。景岳視陰虛以眞陰立論，凡形質之傷、眞陰之虛他都主張甘養，反對苦寒。其甘養的特點是補陰不忘扶陽而取味甘溫，所謂「一點眞陽寄坎宮，固根須用味甘溫」，眞陰乃人身之根蒂，須固須培，然眞陽內寄，故忌沉寒消伐。在此思想主導下，在補陰藥物的選擇方面，他最推崇熟地，認爲該藥具「陰中有陽」、「味厚氣薄」的特點，不僅能「補五臟之眞陰」，且可補益脾胃，用於補陰，最爲切當，立論高遠，發前人所未發。所稱熟地益土之說，對後學頗多啓示，如清・羅浩亦稱熟地爲「培土之藥」，想與張氏之論不無關係。此外，景岳還視當歸、甘草、杞子、山萸、人參等爲補陰的常用藥。耐人尋味的是稱鹿角膠「善助陰中之陽，最爲補陰要藥」，頗爲清楚地反映了他補陰不忘扶陽的特點。

五、繆仲淳與甘寒滋養脾陰

與景岳同處明末的繆仲淳則從甘寒的另一側面闡發了補陰的妙諦。他在臨床中體會到濫用苦寒的危害，強調「治陰虛內熱」，「法當用甘寒，不當用苦寒」，藉甘寒以「滋養陰血，扶持脾胃」。同時，他又反對時醫盲目溫燥補脾的另一不良傾向，指

出：「世人徒知香燥溫補爲治脾虛之法，而不知甘寒滋潤益陰之有益於脾也」。故在甘寒滋養脾陰方面，頗有建樹。玩味其學驗，主以集靈方（人參、枸杞、牛膝、天麥冬、生熟地）爲基礎，木旺火熾者，又每參入白芍、五味、木瓜等柔肝緩急，甘酸化陰。其治中風、吐血、虛弱、消渴等證，無不貫穿此意，且強調服藥須守方不移，便可積漸收功，所謂「陰無驟補之法，非多服藥不效」。繆氏學術後爲魏玉橫所繼承，魏氏把滋養脾陰的重點轉移到肝腎之陰來，以集靈方出入廣泛應用於臨床，甚至連泄瀉、黃疸、咳喘、呃逆等證俱以甘寒潤澤爲主，從而成爲清代別樹一幟的養陰論者，王孟英曾在《溫熱經緯》中獨具隻眼地指出：「此方（集靈膏）始見於廣筆記，云出內府⋯⋯治一切氣血兩虛，身弱咳嗽者，罔不獲效。凡少年但覺氣弱倦怠，津液少，虛火上炎，急宜服之。後惟魏玉橫氏善用此方，《續名醫類案》內極著其功效」。

六、葉天士與甘涼育養胃陰

葉氏是一位卓越的臨床家，十分重視對陰虛證治的研究，在學術上則匯集眾長，上自仲景、下迄景岳的學驗靡不賅備於《臨證指南》一書之中，堪稱集養陰法之大成者。然而其精旨則在於闡發了甘涼育養胃陰之理。他從理論上明確地區分了脾與胃的不同屬性和證治。東垣甘溫諸方在數百年間曾被奉爲補益脾胃的規矩準繩，它對脾氣虛而不升者固爲切當，而於陰液虧而失降者究非所宜，景岳對此已有不滿，曾「再制補陰益氣煎」以「補東垣之未盡」，惜未洞中竅要，蓋其治仍在脾而不在胃也。胃爲陽土，宜降則和，迨葉氏出，其理始被明揭。所謂降胃，又與仲景急下存陰者相徑庭，熱結腑實，自當急下，而胃燥液涸，則宜清潤，此殆外感與內傷之區別。葉氏用藥如沙參、麥冬、扁豆、玉

竹、白芍、麻仁、甘草等，顯係上承仲景、孫思邈、繆仲淳之妙旨，而選用腴潤多液、輕清靈動之品，臨床療效切實。從而在理論和臨床上完備了脾胃證治，對後世醫家產生了巨大的影響。

集靈方對滋陰學術發展的影響

集靈方（人參、生熟地、枸杞、天麥冬、牛膝）初見於《先醒齋醫學廣筆記》，稱「出內府，補心腎、益氣血，延年益壽」。此方看似平淡無奇，然而卻對中醫滋陰學術的發展起過重要影響，在今日亦不無臨床借鑒作用。晚近不少學者認爲元代朱震亨爲滋陰學派之開山，然而朱氏除重視護養精血、滋陰降火外，臨床雜病論治方面廣集大成，多具卓見，遠非滋陰兩字所能局限，故歷來有「雜病宗丹溪」之說。但朱氏重視滋陰的學術思想，予後世醫界以深遠的影響。明末清初之有識醫家，承其餘緒，藉集靈方爲依托，易苦寒爲甘寒，廣泛應用，頗有建樹，促進了滋陰學術的發展。其中可以繆希雍和魏之琇爲代表，堪稱羽翼丹溪而別開生面者，實有進一步研究之必要。

（一）

繆希雍係明末名醫，醫經方書，靡不研討，尤精本草之學，治病「輒奇中」，有《先醒齋醫學廣筆記》、《本草經疏》等著作傳世。後書是一部足可與李時珍《本草綱目》媲美的不朽之作，惜未被近時所重。繆氏的醫學思想除「吐血三要法」外，後人研究缺如。事實上他的學術重點，始終圍繞著陰虛病證的論治，即使是「吐血三要法」，也未離陰虛這一主題。繆氏有鑒於當時濫用知柏，苦寒損陽傷陰之弊，在內府秘方集靈方的啓迪下，崇尚甘寒潤澤之味。賴甘以滋養生發，寒以沃焦救焚，強調治陰虛「法當用甘寒，不當用苦寒」。滋陰大法由元末的苦寒轉移到明末的甘寒，乃是學術發展中的一個重大轉折點。從此甘寒法在廣大醫界一領風騷數百年，即使清代治溫諸名家的用藥，亦無出其藩籬者。

　　繆氏「吐血三要法」原爲陰虛而設，他在「三要法」之後說：「今之療吐血者，大患有二：一則專用寒涼之味，如芩、連、山梔、四物湯、黃柏、知母之類，往往傷脾作泄，以致不救；一則專用人參，肺熱還傷肺、咳嗽愈甚。亦有用參而癒者，此是氣虛喘嗽，氣屬陽，不由陰虛火熾所致，然亦百不一二也」。說明當時的吐血病證絕大多數屬陰虛火旺，苦寒、甘溫皆非所宜，惟取法甘寒，方爲的當之治。縱觀繆氏的治驗，是以集靈爲本，結合血證的特點變化損益之，去參之偏溫，加入蘇子、枇杷葉以下氣清肺，構成了自己的學術特色。離開陰虛的這個前提就根本談不上「三要法」，後人有無限引申其意者，認作統治血證之綱領，既有悖於繆氏之學術觀點，也背離了辨證論治的原則。

　　血證之外，繆氏在中風病機方面有「內虛暗風」之說，他認爲「眞陰既虧，內熱彌甚，煎熬津液，凝結爲痰，壅塞氣道，不得通利，熱極生風，亦致卒然僵仆」。在火邪致害的觀點上，簡直與劉完素如出一轍，但劉氏強調心火爲主，繆氏則立足於「陰虛者爲多」，故兩人又有虛實之異。治療上繆氏主張清熱、順氣、開痰理標爲先，歸根到底還當治本，陰虛則益血養陰，用藥如天冬、麥冬、菊花、懷生地、歸身、白芍、杞子、五味、牛膝等，仍以集靈方爲基礎。

　　脾胃問題上，繆氏的學術成就側重在論治脾陰不足，認爲「世人徒知香燥溫補以爲治脾虛之法，而不知甘寒滋潤益陰之有益於脾也」。他擅用集靈滋養脾陰，每收「飲食頓加」、「肌體豐滿」之佳效，《先醒齋醫學廣筆記》中頗載其驗。擺脫了習俗相沿的東垣舊章，確立了甘寒養脾的新法，充實了中醫的脾胃論治，廣有影響於後世。清代葉桂倡言甘寒育養胃陰，實亦濫觴於

此。

　　繆氏應用集靈方常參入酸味藥物，如芍藥、五味、木瓜、棗仁之類，即成爲酸甘化陰法，以此來治療肝木鴟張、陰虛陽亢的心胃痛、頭痛嘔吐、煩熱口渴、自汗盜汗、不眠諸症，其法亦爲清代諸賢所本，迄今尙沿用於臨床。

　　與繆氏同時的張介賓素以溫補著稱，實則持論陰陽一體，所謂「道產陰陽，原同一氣」。強調陽氣至貴者，蓋緣針對苦寒時弊而發，其實還是重視陰氣的：「不知此一陰字，正陽氣之根也」。無論在生理、病理、診斷和治療各方面，都充分地體現了這一基本觀念，如他認爲生命之本的命門「即眞陰之腑」；疾病之「損在形質者，總曰陰虛，此大目也」；不論虛寒證或虛熱證，「無火無水，皆在命門，總曰陰虛之病」。其治療經驗，尤獨具標格，富於特色，以滋陰爲主導，持熟地爲君藥，即使發熱、咳嗽、喘息、嘔吐、血證、泄利、陽越等證亦在所不避，不少自制新方名皆標明「陰」字。當然張氏的滋陰與繆氏不同，張氏用藥的指導思想是：「一點眞陽寄坎宮，固根須用味甘溫」。除用熟地著稱外，又最推崇人參，曾嘆時人「畏用而不知人參之能補陰者」，其經驗是「陰虛而火不盛者，自當用參爲君；若陰虛而火稍盛者，但可用參爲佐；若陰虛而火大盛者，則誠有暫忌」。枸杞亦爲張氏篤嗜的「補陰」佳味，「添精固髓」，「助熟地最妙其用」。耐人尋味的是，這三味張氏所賴以滋陰的要藥，卻是集靈方的精髓所在。

　　繆氏用集靈側重於甘寒，火旺者加酸味斂之；張氏用集靈偏重於甘溫，有火者益入甘寒：是爲滋陰學術中之不同門戶者。《四庫全書提要》指出：「希雍與張介賓同時，介賓守法度而希雍頗能變化，介賓尙溫補而希雍頗用寒涼，亦若易水、河間各爲

門徑」。此評嫌不足的是未能點出兩人皆以陰虛爲本而深受影響
於集靈。

(二)

　　滋陰流派肇端於元，充實、擴展於明末，而深化、完備則在
清代。外感溫熱病方面，葉、薛、吳、王諸賢持存津液爲治溫之
根本大法；雜病論治方面擅長滋陰而戛戛獨造者當推與葉、薛同
時的杭垣名醫魏之琇。魏氏承繆氏之餘緒，治病力主滋養肝腎陰
液，好用集靈方統治臨床雜病。滋陰學術的特色，在他的臨床中
得到了充分的、前所未見的體現。如婦科產後，前人主張溫補、
魏氏持不同之見：「凡產後證多屬陰虛血少，第以二地、二冬、
杞子一切養營之劑，無不立癒，若氣血兼補，集以薑、附剛劑，
非擔延時日，即貽病者後患，臨證者宜審之」。沈協蘭室產後惡
露淋漓，面紅，胸多冷氣，喜熱飲，便泄，醫者認作脾胃虛寒，
擬投溫補。魏氏則斷之曰：「火盛下迫則作瀉，上沖則反冷，鬱
於中則得辛熱而暫散」，並稱「此理（產後陰虛）方書多未論
及」。在滋陰觀點主導下，用集靈方出入，使該病獲瘳。產後便
秘，魏氏認爲「是證多由產後血津虛耗，及平素多火內熱之人常
有之，雖日數過甚，亦無所害，即欲通之，惟大劑二冬、二地、
歸、杞、蓯蓉，不過一、二服即行矣。彼桃、杏、麻、柏及膽、
蜜之治，猶下乘也；若硝、黃肆用，誠庸醫也」。津血虧涸而致
腸燥便難，故取法集靈以滋養陰血。又產後多汗證，魏氏亦著眼
於陰虛。如一產婦多頭汗，脈洪緩，醫者峻用參、耆溫補，又增
暴注下瀉，完穀不化，更認定陽虛，重投參、附、炮薑，其瀉愈
甚，不數日而肉盡削。名醫馮楚瞻診曰：此眞陰竭矣……蓋產後
頭汗，乃陰虛之火上蒸，孤陽上迫，津液不能閉藏，誤作陽虛，
重加溫補，燥熱之氣暴注下趨，而爲完穀不化，乃火性急速，不

及變化而出也……尚何藥可救哉？魏氏的觀點與之不謀而合，並指出「予嘗遇此證，以重劑生熟地、白芍、杞子、麥冬、棗仁，察其有水則少加芩、連，不過一、二劑癒矣。馮君論此證雖了了，而不與藥，致病家屬之庸手而敗，亦守而未化之過也」。魏氏治產婦諸證提出壯水養陰的見解，一掃醫界獨主溫補的偏頗治風，連王士雄亦為之心折，稱「魏氏獨擅此長，至論產後卻是最為貼切」。

　　魏氏的其它許多雜病治驗，尤值得玩味。如一鮑姓患者，夏月受暑熱鼻衄啖梨得嘔吐，百治罔效。過吳門求診於葉桂，與附子理中湯，中附毒而病劇；更就薛雪診，用六君子湯，四劑無驗，咳吐俱作。魏氏診曰：「由於腎虛，肝失其養，木燥生火，上逆胃絡，肺金亦衰，飲食入胃，不能散布通調，致津液停蓄脘中，遇火上沖，則飲食必吐而出也」。強調該例屬水虧火逆，葉、薛兩大家以常法溫燥，無異抱薪救火。魏氏稱「必滋水生木，滋肺養金，庶可獲救」。用熟地、杞子、沙參、麥冬、石斛等出入而效。對於黃疸，也重視陰虛病機，如治徐橫微案指出：「病緣陰虛火盛，肝熱久鬱，移其所勝，故食少便溏，發為黃疸，與酒、穀諸疸為濕熱熏蒸者不同」，治「宜峻養肝腎」，與「集靈膏加減十餘劑，諸症漸退，黃亦癒矣」。痢疾一證，醫家每作濕熱積滯論治，而魏氏則強調「內燔之火，盡入肺中，若傷寒傳裡然，肺熱甚則下迫大腸而為痢矣，其中白膿乃燥金壅熱所化」。治療「宜以潤滑甘寒之品導行」，用生地、杞子、麥冬、蔞仁等以「養營氣、潤燥清熱，病自癒也」。臨床常見的咳喘病症，亦責諸「肝腎久病，相火刑金」，強調「惟集靈、左歸、六味為對症耳」。論治脅痛、疝氣等肝經之病，魏氏認為「大抵燥火多而寒濕絕少」，妄投辛燥則「如火上添油」，宜滋腎壯水之劑加入川楝或川連疏泄之。其名方一貫煎，無非以集靈略作加減而

已。一貫煎名世已二百餘年，其祖方集靈反湮沒不彰，這是令人惋惜不已的。

此外，在《續名醫類案》中還載有一些魏氏治外感病的案例，如李韞玉母「表邪未清，誤下邪陷入裡」，復濫用辛熱固澀，致「熱邪與熱藥鬱結臟腑」。魏氏認爲「治法仍當汗下」，但他所謂的「汗下」頗爲奇特，實指養液資汗、潤腸泄熱而言，故「疏方以生地、杞子各五錢，麥冬二錢，沙參三錢，蔞仁一錢五分」，病即告瘥。可見魏氏藉集靈滋水養陰的特色，已打破了外感、內傷之間的用藥鴻溝。

綜上所述，魏氏學術以滋養肝腎之陰爲本，許多疾病在魏氏看來往往都是由肝腎陰虧的這個基本病理所伸展開去的，從而集靈就成了他的治病主方。關於肝腎陰虧的病機，他嫌前人研討不夠深入，指出：「醫學自立齋以前，宋元明初諸公，未詳肝腎之治，至國朝諸老，亦漸講明，然多集耆、朮、桂、附，惟集靈膏一方最善」。魏氏卓識，自古沈寂，後王士雄得其妙諦，在《溫熱經緯》中加以闡揚，始漸爲世知。

（三）

集靈方滋陰治病的可貴處在於它確實具有良好的效驗，筆者多年來用諸臨床，弋獲良多。以養生補虛言，集靈滋養陰血可扶尪羸、延緩衰老，其優點是甘而不滯、潤而不燥，久服自能精氣充和，神采煥發，與尋常賴壯助取效者不啻有霄壤之別。這裡有二個問題：一是陽虛者的服用問題，二是地黃滋膩礙胃問題。其實所謂陽虛，究之本質亦屬「陰中之火衰」，即眞陰虧損而表現爲陽氣不足者，習慣常治以辛熱燥烈，有如揠苗助長，其害不可勝言，持集靈滋養，可法取介賓，藥用偏溫，以人參、熟地、枸

杞子為主，加入山藥、茯苓，暫去生地、麥冬，初服或可大便次
數增多，倘非水泄，亦無足慮，日後即可適應而復常，久服之
後，精血充盈，少火生氣，陽虛見症不溫自解。數百年來，醫界
有地黃膩膈之說，魏氏對此十分反感，指出「地黃、杞子，舉世
畏之如虎，緣本草謂地黃膩而杞子熱也，其殺人亦多矣」。而張
介賓則從根本上認為地黃是能健脾益胃的，乃「太陰陽明之
藥」。經過反覆的臨床觀察，筆者認為地黃膩膈之禁應予解除。
納差神憊之患者，久服集靈輒收納增神旺之效。曾在曙光醫院治
一老人，杳不思納已久，口味發鹹，黃膩苔滿布，遍服健脾化
濕、清化濕熱藥無效，乃精虛不能化穀之證，投集靈，重用熟地
三十克（略佐砂仁），七劑後膩苔退淨，大便暢行，知飢索食，
力氣漸生，因嘆集靈之效幾於不可思議。以咳喘病證而言，固有
屬痰飲而須用溫藥和之者，近年殆因運氣之變，陰虛燥咳者日益
增加，其特點是喉癢乾咳或痰粘氣急，醫者易泥習俗，不敢問津
甘寒濡潤之方，漫投溫燥，更損津液，燥痰日錮，肺氣膹鬱而不
能宣達，痰喘更無寧日，投集靈加瓜蔞、黃芩出入，可收痰鬆咳
緩之效。筆者近治一英國友人，在滬得咳嗆，咽癢咳嗽，痰難咯
出，久經中西藥治無效，服集靈五劑而病若失。昔賢如本文介紹
者及喻昌、張璐、葉桂等皆善用滋陰潤燥治咳，晚近罕用，是廢
利器而操鉛刀，不亦惜乎？

秋傷「濕」「燥」辨

　　提要：傷濕、傷燥的病證在秋季是客觀存在的，《內經》「秋傷濕」與喻昌「秋傷燥」各闡述了問題的一個側面。正確論治濕、燥，大抵應從時間、地點和病人體質等多方面具體分析，不可拘泥。

　　《素問‧生氣通天論》說：「秋傷於濕，上逆而咳，發為痿厥。」《素問‧金匱眞言論》云：「秋傷於濕，冬生咳嗽。」把秋冬咳逆等病證歸咎於濕邪致害。迨喻西昌出始起而非之，他認為，上述經文中「濕」字係「燥」字之錯簡，並對「內經」病機十九條中遺缺燥邪爲患不能理解：「奈何《內經》病機一十九條，獨遺燥氣。他凡秋傷於燥，皆謂秋傷於濕，歷代諸賢，隨文作解，弗察其訛。」喻氏指出，四時主氣所傷應當是「春傷於風，夏傷於暑，長夏傷於濕，秋傷於燥，冬傷於寒」，所以宜改秋傷於濕爲秋傷於燥，只有這樣，才能「六氣配四時之旨，與五運不相背戾，而千古之大疑始一決也」。在秋令主燥的思想主導下，他將秋冬期間的多種病證，諸如咳嗽、哮喘、痿躄、嘔吐等俱認作爲燥邪所傷，所謂「諸氣膹鬱，皆屬於肺，諸痿喘嘔，皆屬於上。二條明指燥病言矣」。並自制清燥救肺湯主治各種傷燥病證，可謂匠心獨具。

　　清代名醫葉桂頗心折其說，《臨證指南》中不乏此類病案，致葉氏弟子邵新甫亦沿師說，稱「若因秋燥，則嘉言喻氏之議最精」。費伯雄尤稱道西昌學術：「燥爲六淫之一，《內經》於此條並未大暢其說，至西昌喻氏著『秋燥論』一篇，謂世俗相沿，誤以濕病爲燥病，解者亦竟以燥病爲濕病，而於《內經》所謂秋傷於燥，上逆而咳，發爲痿厥數語，全然誤會，可謂獨具隻眼，

大聲喝破矣。」

當然也有不同意喻氏觀點的學者，可以莫枚士爲代表，他認爲寒熱溫涼四氣之傷，以寒、暑二氣爲烈：「自春分至秋分皆爲暑，自秋分至立春皆爲寒，二氣極偏，皆從風傷於人，經以暑配夏、寒配冬者，據其極偏之氣配以極偏之時也」。「春之溫和，秋之涼和，本無所偏」，故不可指以爲邪，《內經》言秋傷於濕，是因爲「秋承中土之後，本氣既無可言，即以中土之濕配之」。莫氏點明此秋是指「秋分以前，若秋分後天氣已寒，此時傷之，則從傷寒法」。他根據秋循暑濕後之時序，認定秋主傷濕，故「喻嘉言欲改濕字爲燥，非是！」莫氏之論說明：一、燥並非秋令所傷主氣；二、秋傷於濕指秋分之前土濕未撤的一段時間。

以上是對待喻昌秋燥論的兩種不同之見。到底如何認識濕、燥之疑呢？有人持模棱兩可的態度，如何夢瑤在《醫碥》中說：「《內經》每云秋傷於濕，蓋運氣之說，以立秋、處暑、白露三氣屬濕土也，畢竟傷燥者多。」也有人試圖兩圓其說，如吳達說：「夫秋傷於濕，冬生咳嗽，後人以爲傷燥，而不知傷燥、傷濕有二義焉。蓋秋行燥令，主涼降而收斂，爲冬時藏氣之始，秋令濕邪犯肺，冬時藏氣司權，水欲藏而金不斂，是以有咳嗽之證也。若云傷燥，每見燥金君火司天之年，秋時天之燥氣加臨，肺傷燥氣，亦難收斂，入冬乾咳無痰，咽疼喉癢，水欲歸藏而金不能斂，亦有是證。」吳氏認爲秋傷濕、燥都有可能，可是僅以「水欲藏而金不斂」的機理來解釋，是頗爲牽強而難以令人接受的。

我的觀點是：傷濕、傷燥的病證在秋季是客觀存在的，《內經》與喻氏之說各闡述了問題的一個側面，如何正確論治濕、燥，當審證具體分析，不可拘泥，大抵可從時間、地點和體質等

多方面來認識。

　　以時間而言，秋季有早、晚之分。早秋主濕，蓋承暑濕之後，土氣未盡撤也，劉完素所謂「大暑至秋分屬土，故多濕陰雲雨也」。《內經》稱此時主「土氣治之」。王冰注：「雨之分也，即秋分前六十日有奇……天度至此，雲雨大行，濕蒸乃作」。《內經》云秋傷於濕，冬生咳嗽，殆即感此時之濕邪而延綿發病者。然而，晚秋時氣則主燥。劉完素云：「秋分至小雪屬金，故涼而物燥也。」《內經》稱此時為「金氣治之」。王冰注：「燥之分也，即秋分後六十日有奇……天度至此，萬物皆燥。」喻西昌所發秋燥妙諦，亦依循有據。此即四時運氣的概念，但主歲運氣又有太過和不及，如「歲土太過，雨濕流行之年，則儘管時序有早、晚、濕、燥之異，而以秋傷於濕者居多；反之，若「歲金太過，燥氣流行」之年，則秋傷於燥者為多。至於加臨之變，倏忽無定，又難以端倪，須臨證靈活分析，不可臆斷。

　　又濕、燥之辨對人體的素質而論尤為重要。陰虛者多化燥，陽虛者易生濕，內濕者易感外濕，內燥者易感外燥。正如石芾南所謂：「六氣傷人，因人而化，陰虛體質，最易化燥，燥固為燥，即濕亦化為燥，陽虛體質最易化顯。濕固為濕，即燥亦必夾濕。」他強調以人體稟質為本，凡外感濕、燥每因體質而轉移，石氏之論，洵屬真灼之見。

　　以地方區域而言，東南地低卑濕，常苦秋風淫雨，傷於濕者恆多，西北高寒，太虛肅爽，風動氣清，傷於燥者亦復不少。

　　綜合時間、運氣、素體稟質、地方區域諸因素具體分析，秋傷濕、燥之辨，不難明確。凡傷濕而致痰飲咳逆者，宗仲景溫藥和之法，而取化飲諸方；凡傷燥而致咳逆者，宜宗潤燥諸方。

　　目前臨床治療秋冬咳嗽往往偏於化飲，而忽略潤燥，若誤治燥咳，其弊曷可勝言。筆者在臨床遇到不少慢性氣管炎、肺氣腫，甚至「肺心」合併呼吸衰竭的患者，症屬傷燥，而醫者常主痰飲治之，療效不著，燥涸日劇，易轍予潤燥之劑，每收痰鬆津回之效。管見認為，辨證之關鍵在於不能見痰即認作飲證，燥咳亦可見痰多，惟其痰液粘稠如牽絲難以咯出，尤以肺功能減退者為顯，隨著頻繁的咳嗽和急迫的呼吸，即使是傷濕之咳，肺津、痰液亦業已燥化，驗之於舌，十之八九舌紅津少。正如喻昌之所謂：「傷燥之咳，痰粘氣急」。晚近西醫對「肺心」病在綜合治療的同時，強調痰液濕化，有利於稀釋而排出，這正合中醫潤肺之旨。

協調陰陽抗衰老

人體衰老的主要原因是陰陽平衡失調，故協調陰陽實為推遲衰老、強身延年的基本法則。如能「法於陰陽」，補其不足，糾其偏勝，則自可達到「陰平陽秘，我體長春」的目的。關於協調陰陽的具體方法不勝枚舉，茲撰其大要如下。

一、順應四時，護養陰陽

在「天人相應」觀點的指導下，《千金翼方‧養性》引載列子之說：「一體之盈虛消息，皆通於天地，應於物類。」說明人體陰陽消長與自然界的變化息息相關。而《素問‧四氣調神大論》「陰陽四時者，萬物之終始也，死生之本也。逆之則災害生，從之則苛疾不起……從陰陽則生，逆之則死」等論述，則更進一步指明了從逆陰陽對影響人體強弱壽夭的重要意義。

春生夏長，秋收冬藏，是生物順應四時陰陽變化總的規律，故養生者必須順應之。如《內經》提出的「春夏養陽，秋冬養陰」理論，是攝生所不可忽視的一個重要方面。春夏季節，天地之間生機盎然，萬物向榮。對人類而言，亦須隨時序的變化，順自然生發之機，充養體內陽氣。在起居養性方面，《素問‧四氣調神大論》詳述了「夜臥早起，廣步於庭，被髮緩形，以使志生」的春季「養生之道」和「夜臥早起……使志無怒」的夏季「養生之道」。就季節調理飲食而言，王冰指出「春食涼，夏食寒，以養於陽」，這是從「陽氣根於陰……全陰則陽氣不極」的角度來護養陽氣。春夏養陽的關鍵，在於順天地間陽氣的生發，並使體內陽氣更加充沛。凡有礙陽氣生長及耗傷陽氣者皆須避免。秋冬時節，萬物斂藏，養生亦當與之相應以收藏陰精。在作息和情志方

面，《素問‧四氣調神大論》指出了「早臥早起，與雞俱興，使志安寧……收斂神氣」的秋令「養收之道」，以及「早臥晚起……使志若伏若匿」和「去寒就溫，無泄皮膚」的冬令「養藏之道」。在飲食方面，則須「秋食溫，冬食熱，以養於陰」，這是從「陰氣根於陽……全陽則陰氣不窮」的原理來護養陰氣的。秋冬養陰的要旨，在於隨自然界收藏的規律，使人體陰精內聚，以抗病延年。

尤須指出的是，春之「養生」爲益其元氣，以供奉於夏長之令；夏之「養長」爲益其元氣，以供奉於秋收之令；秋之「養收」爲益其元氣，以供奉於冬藏之令。冬之「養藏」爲益其元氣，以供奉於春生之令。即所謂「奉長」、「奉收」、「奉藏」、「奉生」。其目的在於順乎四時，養護陰陽，以爲人體生生不息之用。

二、益陽補陰，調有陰陽

陰陽兩氣的虧損是導致人體衰老的根本原因，如《素問‧陰陽應象大論》：「年四十而陰氣自豐，起居衰矣。」孫思邈云：「人年五十以上，陽氣日衰，損與日至。」因此，在生命過程中除了要始終重視陰陽兩氣的護養外，還應根據人體的具體情況，適當地補益陽氣和滋養陰精，以供在漫長歲月中的消耗。若能使陰陽兩氣得到充復，則自可延緩衰老。在補益陰陽方面，須注意下列幾點：

(一)辨察素質之偏

由於稟賦之異，人體素質有偏陰偏陽的不同。如明‧趙獻可指出：「人體有偏陰偏陽者，此氣稟也。太陽之人，雖冬月身不

須綿，口常飲水……太陰之人，雖暑月不離覆衣，食飲稍涼，便覺腹痛泄……此兩等人者，各稟陰陽之一偏者也。」人屆老年，由於體質之偏、精氣之耗，以及疾病、境遇之異，每使這種偏陰偏陽的現象日益明顯。因此，有不少老年人可不同程度地呈現兩種證候，其一是以陰精不足爲主的虛熱證，其二是以陽氣不足爲主的虛寒證。所以當視其陰陽寒熱之異，而分別採取溫陽或補陰的治療方法。

(二)重視陰陽互根

陰精和陽氣是人體至貴的生命物質和生理機能，兩者又是不可分割和相互依存的。張介賓說：「道產陰陽，原同一氣。」因此，當老年病證表現爲陰虛時，須注意有陽衰的另一面。如《靈樞・本神》：「五臟主藏精者也，不可傷，傷則失守而陰虛，陰虛則無氣。」趙獻可又謂：「未有精泄已虛，而無陽能獨全者。」反之，當老年病證呈現爲陽氣式微時，亦須考慮有陰精受損的另一方面。故張介賓說：「陽虛則精血衰，生氣衰也。」

古代醫家十分重視「陰陽互濟」。趙獻可曾有「火以水爲主，水以火爲原。故取之陰者，火中求水，其精不竭；取之陽者，水中尋火，其明不熄。」的要論。張介賓更精闢地指出：「善治精者，能使精中生氣；善治氣者，能使氣中生精。」並謂「善補陽者，必於陰中求陽，則陽得陰助而生化無窮；善補陰者，必於陽中求陰，則陰得陽升而泉源不竭。」這種陰陽相濟的法則，對於老年病的具體治療有著重要的指導意義。

三、怡暢情志　和養陰陽

情志過極可嚴重損害人體陰陽、氣血。《內經》曾有一系列

論述：如「暴怒傷陰，暴喜傷陽。」（《素問·陰陽應象火論》）「大怒則形氣絕，而血菀於上，使人薄厥。」「怒則氣逆，甚則嘔血。」（《素問·生氣通天論》）暴怒致病，多為肝木鴟張，木火升騰，火燔熱灼則傷陰顯著。《內經》又認為「喜則氣緩」（《素問·舉痛論》）和「喜傷心」，說明過度和突然的喜悅，也可使心氣耗散而致病。尤其是老年人必須注意。

古代醫家總結了避免暴喜、暴怒致病的方法，在養生方面積極主張怡暢情志，以避免因過度喜怒對人體陰陽以損傷。《千金要方》：「忍怒以全陰，抑喜以養陽」，意在戒盛怒以保存陰氣，抑暴喜以護養陽氣。《攝生要錄》曾載：「唐柳公度年八十餘，步履輕健，人求其術，曰：吾無術，但未嘗以元氣佐喜怒。」這確是戒怒抑喜以養陰陽的寶貴經驗。

七情異常致病，以其程度不同，發病有輕有重。尋常的七情致病，久不緩解，往往可表現為化火證候。如李杲說：「心生凝滯，七神離形，而脈中惟有火矣。」化火，則易損傷元氣，元氣受損則陰陽俱憊。故《素問·上古天真論》強調「恬憺虛無，真氣從之」，即寓保全陰陽之意。孫思邈還明確指出：「……眾人悖暴而我不怒……淡然無為，神氣自滿，以此為不死之藥，天下莫我知也。」說明能澹然無怒，怡養性情，可減少消耗，節護陰陽，盡其天年。

四、重視食宣，扶益陰陽

人體陰陽精氣的資生，依賴於食養。如《素問·藏氣法對論》：「五穀為養，五果為助，五畜為益，五菜為充。氣味合而服之，以補精益氣。」由於人之素質有偏陰偏陽之異，疾病性質有寒熱之分，而食物品類的性味亦有寒熱溫涼之別，故根據具體

情況，適當地選擇相宜的食物，亦可起到協調陰陽，補益精氣的作用。如果飲食失宜，不知節度，不但使腸胃損傷，且可導致精氣無以化生，陰陽失卻平衡。如朱丹溪謂：「睊彼昧者，因縱口味，五味之過，疾病蜂起。」具體而言，食物熱性者易耗人陰液，寒涼者易傷人陽氣。老年人的體質特點是陰陽俱衰，故在一般情況下，所進食物既不宜辛熱炙煿，亦不宜生冷寒滑，正如《脾胃論》所謂：「若飲食，熱無灼灼，寒無淒淒，寒溫中適，故氣將持，乃不致邪僻。」同時，食物各具五味，如有偏嗜，日久必傷陰損陽而成病。孫思邈論「食治」認為，食物之辛甘者為陽、酸苦者屬陰，如飲食之氣味不調，「陰勝則陽病，陽勝則陰病」，若陰陽調和，人則平安。這是食養補益精氣，協調陰陽的要則。（潘華信　朱偉常）

景岳「陰」字析義

景岳著作中「陰」字含義不一，有貶有褒，未可混同，值得我們引起重視和鑒別。

(一)貶義

明代丹溪學說盛行，庸醫往往不察火證虛實真假，慣用四物加知柏、大補陰類，戕伐中土，損傷真陽，苦寒之弊生焉。景岳深痛世溺，遂發「扶陽抑陰」之論，如稱：「陽主生，陰主殺……陽惟畏其衰，陰惟畏其盛（《大寶論》）」；「一陰之生，譬如一賊，履霜堅冰至，貴在謹乎微，此誠醫學之綱領，生命之樞機也（《醫易》）」等，俱反映了他貶陰、賤陰的觀點。雖然，這對糾正當時的苦寒時弊起有一定作用，然而卻背離了陰陽學說的基本原則，不足爲取，正如李冠仙所指出的：「其書（景岳全書）專重補陽，至引陶宏景說『陽氣一分不盡不死』爲說，不知此乃陶君學仙之說，非謂醫也。其下聯云：『陰氣一分不盡不仙』。然則人盡可陰氣全無耶？夫陰生陽，陽生陰，孤陰不生，獨陽不長，理之常也，彼異端邪說，何可用以濟世？」（《知醫必辨》）剖義頗清晰，景岳此處所貶之陰，乃仙家言辭，與醫義無涉，無限引申，不僅有悖萬物負陰抱陽之理，且使陰字的概念模糊不清，令人岐義迭生。

(二)褒義

景岳在貶陰說理的同時，事實上對人體陰陽而言，並沒有因重視陽氣而輕忽陰氣，有關論述陰精至貴的字句，在其著作中比比皆是，如謂：「所謂陰者，即吾之精而造吾之形也（《大寶論》）」。「不知此一陰字，正陽氣之根也（《眞陰論》）。」指陰爲

形質精血、陽氣生發之本，爲人體生命之根蒂，其褒義不辨自明。景岳闡述的眞陰理論，更把陰字的含義抬高到連以養陰派著稱的丹溪氏也望塵莫及的高度，所謂「無火無水，皆在命門，總曰陰虛之病（《眞陰論》）。」把火衰和水虧都隸屬於陰虧，而稱之曰「陰中之水虛」和「陰中之火衰」。值得尋味的是「所謂眞陰之病者，凡陰氣本無有餘，陰病惟皆不足（《眞陰論》）」。說明陰氣至貴，只慮不足，這可與前貶義陰字對待看，前者「陰惟畏其盛」，後者「陰氣本無有餘」，同一陰字，冰炭義別。

　　通過上述析義，可知景岳貶陰乃出自糾弊說理需要，其目的無非在於崇尙陽氣而已，然而這也不可避免地將自己置身於一個難以解釋的自我矛盾的窘境之中。景岳學說立足以眞陰爲本，發前人所未發，這是我們今天在奉其爲「溫補派」圭臬的時候，所必須加以認眞思索的一個問題。

第二章 學驗

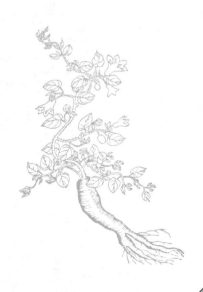

含英咀華道日新

—嚴蒼山的醫學思想與臨證經驗

先師嚴蒼山先生（1898年9月～1968年4月），浙江寧海人，近代著名中醫學家、醫學教育家。早年畢業於上海中醫專門學校，與程門雪、黃文東爲同窗摯友，師承丁甘仁先生。1927年和秦伯未、章次公、許半農、王一仁創辦中國醫學院，投身中醫教育事業，桃李遍大江南北。解放後任上海中醫學會常委兼秘書組長。文革中含冤去世。

先師在治學方面，持有卓識，重視臨床，對急、重症和疑難病積有豐富治療經驗和獨特見解。撰有《痙疫治療集》《湯頭歌訣續集》等。

醫學思想

先師主張業醫者須兼取百家、革故鼎新。他認爲中醫學術數千年來之所以延綿勿替，而不像其他文明古國的傳統醫學已大抵消亡，即使近數百年西學東漸，現代醫學仍然替代不了中醫治病，關鍵一點在於它始終富於時代的生命力。重視治學，直接關係到中醫學術未來的命運，或繁榮、振興，或衰落、式微，全在於斯。先師爲此一再強調須兼取百家，推陳致新。

先師認爲兼取百家，即是要求廣搜博採、開拓視野，而不是僅僅按照清代沿襲下來的醫學模式，把學術局限在一個狹隘的框架裡面。如《內》、《難》、《傷寒》爲經典著作，奠定了中醫學理論和辨證論治的基礎，學習這些著作須終生寢饋其中，如孫思

邈所謂「青衿之歲，高尚茲典；白首之年，未嘗釋卷。」因為經
典中許多奧義，往往要經過反覆沉潛涵泳，加以實踐，方能徹
悟。舉例來說，《金匱‧嘔吐噦下利病脈證治》：「下利已差，
至年月日時復發者，以病不盡故也，當下之，宜大承氣湯。」這
一段話初學者是很難真正理解，只有經過反覆實踐，才能體會到
不少下利病的癥結是由於宿垢未除，這是運用常用法如消導、健
脾、溫澀等無效的原因。腸腑以通為貴，故宜承氣法以鏟除病
根。後世名家如許叔微、孫一奎等對此都有深切體會。先師認為
如果對經典著作淺嘗輒止，一曝十寒，無異於把珍貴的財寶隨手
拋棄，十分可惜。

　　先師認為魏晉以來，中醫學有很大發展，特別在臨床實踐中
積累了豐富的經驗。晚近醫界有一種庸俗化、簡單化的認識，把
博大精深的中醫學術桎梏在金元明清諸子間，置宋前醫學精華於
不顧，這是黃鐘毀棄，令人生憾。他經常告誡我們，唐宋醫學樸
質尚實，方多法眾，是我們應當繼承發揚的主要對象；金元以還
諸子學術，以及後世大量所謂「秘方」，大抵亦淵源於此。唐以
前數以百計的方書皆亡佚不傳，所幸不少精華由《千金》、《外
台》保存了下來，《太平聖惠方》、《聖濟總錄》則溶化了這些
精華，又加以鋪衍。在一定程度上說，這四部醫學巨著，反映了
中醫臨床學的大體梗概，與金元後諸子學術相較，則有整體與局
部、浩瀚汪洋與涓涓細流之別。他強調治學上是不能捨本逐末。

　　當然，先師亦認為金元後諸名家亦有卓著成就，如劉完素主
火，張潔古主臟腑，張子和主祛邪，朱丹溪主滋陰降火，張景
岳、趙獻可主溫補，葉、薛、吳、王闡發溫證論治，吳師機主外
治法，王清任主瘀血，唐宗海主血證等等。一定程度上深化了醫
學理論，豐富了祖國醫學的寶庫。先師主張兼通百家，即包括融

通這些學術精神，問題在於：1.學習金元後諸家，不可陷於門戶
之見而一味盲從，須沉得下，跳得出，能根據實際病情隨我所
用。2.須注意諸家除主要成就外，還有不少學術特點，如丹溪除
滋陰降火外，雜病論治亦多發揮；子和除攻邪外，食養更爲擅
長，因此切忌簡單化地評估名家學驗。

臨證經驗

　　先師經常跟我們談起章次公先生治法多、療效好，完全是由
於沉酣百家、兼取其長的緣故。實際上先師也是如此。我隨侍先
生前後七年之久，每遇疑難病證，先師必細心診察，甚或閉目吟
哦，出奇方以治療。如六十年代初，上海暑溫患者不少，往往高
熱持續不退，西醫用抗生素，中醫用桑菊飲、銀翹散，常無濟於
事。先師不忌酷暑燠熱，投辛溫解表法，收「熱達腠開，邪從汗
出」之效。他認爲目前暑病陰暑多，陽暑少。這是因爲時代進步
了，勞動保護條件改善，直接在烈日下工作的情況已少見，這點
在城市中尤爲顯著。而城市居住條件又普遍較差，深夜納涼，頻
進冷飲者比比皆是，受暑氣蒸逼，腠理開張，繼而陰邪乘虛而
入，腠理一閉，寒熱即起。這類病員的特點是雖在盛暑之中，皮
膚了無汗液，按之光滑不粘，熱勢雖張而又微微惡風，有汗毛聳
立感。這些特徵每每被暑溫大前提掩蓋，醫者忽略不辨。由於大
抵屬病毒感染，故抗生素無效；屬陰邪閉表，寒涼之藥非徒不能
透表，反令邪氣堅結。不少注家對《內經》「因於暑……體若燔
炭，汗出而散」的經文難圓其說，事實上指的就是這類病證。先
師常用蔥豉、荊防敗毒、香薷，甚則桂、麻之類，覆杯獲效，其
例不勝枚舉。二十餘年來，我在臨床中也是屢試不爽。這經驗正
是先師兼取百家，融會貫通得來的。

　　先師在二十年代末曾主持前四明中醫院，當時上海「流腦」
猖獗，死者枕藉，西醫束手無策，一時人心惶惶，醫院住滿了這
類病員。先師積極救治，並對該病的中醫機理證治展開研究。由
於本病以發熱和角弓反張爲特點，屬古「痙」病範疇，又病變多
見沿門闔戶相互傳染，即稱疫病，故先師正其病名曰「痙疫」。
病因上，天時乖戾乃外因，隆冬遇非時之暖，應春暖反見凜冽之
寒，致不正之戾氣肆虐於人口稠密處，血弱陰虛，肝失濡養爲內
因，易罹此病；這是先師據多年臨床觀察得出的結論。治法方面
他也創制許多新方，如葛根梔豉湯（葛根、山梔、豆豉、天花
粉、薄荷葉、荊芥、菊花、桑葉、黃芩、鬱金）以透邪清熱，羚
羊舒痙湯（羚羊角、葛根、荊芥、豆豉、川連、蔥白、生石膏、
菊花、薄荷、鬱金、桂枝、白芍）以鎮痙泄熱，菊花達顛飲（菊
花、桑葉、石決明、蒼耳子、薄荷、料豆衣、蔓荊子、明天麻、
苦丁茶、白芍、鉤藤）以平肝息風，天麻二甲煎（明天麻、生龜
版、生鱉甲、生石決、生白芍、大生地、丹皮、元參、麥冬、鉤
藤、西洋參）以育陰柔肝等等。這些新方是先師在唐宋醫方尚實
的影響下，按「痙疫」病情實際變化訂制的，療效卓著，挽回了
許多危重病例，四明醫院的名聲由此大振，得到時不少社會賢達
的推許和褒揚，如謝利恆、王一亭、黃慶瀾、蔣文芳等俱撰文題
詞以稱道之，有關資料在《痙疫治療集》中頗多載述。

　　六十年代初，先師在臨床上遇到很多慢性腹瀉，病情的共同
處是腹痛便瀉，瀉下物有白色粘液，次數多而量少不暢，脈象沉
遲或弦緊，舌苔白。溫中散寒、溫補脾腎諸法無效。先師苦思冥
索，終於悟出病機爲「寒結旁流」。歷來只有熱結旁流，而從無
此說。先師認爲前人缺如者，可補充之，只在順理而已。蓋寒滯
凝結，閉阻迴腸，水液污濁，從旁滲泄而出，即爲「寒結旁
流」。本證也應通因通用，但不能用承氣法通下，他借鑒許叔微

用乾薑丸（備急丸加人參）治寒實泄瀉經驗，逕用三物備急丸（巴豆、大黃、乾薑）溫開寒結，蕩滌積垢。先師以此丸治療的第一位患者為陸光明，年五十許，形體豐偉，苦泄瀉已數年，屢治不效，當時由我寫方，用量為六分。藥後一小時許漸漸發動，先有腹痛，隨即登圊，大便夾粘液混雜而下，量甚多，不能起身，更瀉下污穢宿垢水液，穢臭異常，先後歷二小時之久。患者自稱瀉下之多，在意料之外，身體雖軟弱異常，而少腹舒適得未曾有，次晨起竟不再腹痛，無便泄，十分欣喜。先師以溫中和胃法調治數劑，俟體力稍復，又投備急丸，寒積得以鏟除，頑疾告差，囑小心將養，隨訪數年，其證未發。先師強調中醫學的發展要跟上時代，就一定要革故鼎新，多創治法，以應病變。他不僅是這樣講，並且確實是這樣實踐的。

先師提倡兼取百家、革故鼎新是與他的閱歷分不開的。他青少年時代秉承父命，在家鄉獨處深山古廟苦讀三年，對《內》、《難》、《傷寒》諸醫經的學習和研究打下了堅實基礎。之後又感寧海地僻，難以深造，即赴上海就讀中醫專門學校，幸列丁甘仁先生門牆，博覽群書，通達大雅。旋復絳帳執教，更融貫百家，思想更新。在臨床實踐中早年所遇大都是已被西醫視為不治的時疫重證。在患者存亡危急之際，他從不退縮，生平篤信曹仁伯的一句名言：「醫者存心，須視天下無不可治之病；其不治者，皆我之心未盡耳」（《繼志堂醫案‧柳寶詒識》），夙興夜寐，思索至再，每獲良法，以應病勢之變。如治痙疫諸方外，治溫病還提出護腦、護液、護腸之三法，皆前人所未言，確有療效而經得起反復驗證的。

桃李不言　　下自成蹊

潘華敏　鐫

漢唐遺緒治冠心病心絞痛

一對附、桂的再認識

近年來我在臨床上治療冠心病心絞痛，突破了自己數十年來的固有模式，參合漢唐遺緒，吸取了前輩和同行的獨特學驗，收到良好的療效，不揣簡陋，將自己的點滴提高過程，與大家一起商討。

冠心病心絞痛的中藥治療，臨床大致以仲景瓜蔞薤白湯為主方，氣虛者加以補氣，痰濕者佐入化濕，血瘀者側重逐瘀，陰虛補陰，陽虧溫陽等等，隨證變化用藥，雖有一定療效，卻未能盡如人意，這是我數十年來臨床治病所深為遺憾的。

上述用藥經驗，實際是孟河丁甘仁先生學術思路模式，它對奠定現今醫學框架起有重大影響。我於上世紀50年代末有幸從師滬上名醫嚴蒼山先生7年，而嚴師是丁氏的親炙弟子，所以可以說是全盤地繼承了丁氏衣缽，堅信而不疑。

1977年，我在上海盧灣區中心醫院中西綜合病房負責中醫工作，當時名老中醫陳蘇生先生由新疆返滬，盧中心醫院聘為顧問，有關方面安排我與焦東海醫師拜陳老為師。陳老是解放前川醫祝味菊的入室弟子，以擅用附桂著稱。我在隨陳師臨證的過程中，確著看到不少疑難病例為陳老投附、桂所弋獲，遂屢屢請教其用藥機理，陳老素以辭鋒犀利著稱，然當時年事已高，復以耳背，交流甚為困難，矧時當百廢俱興，事務劇繁，未能專心深究其學驗為憾。由於親驗了陳老的獨特用藥方法，使我對丁氏周匝而穩貼的學驗產生了觀念上的初次衝擊。

　　1979年我來到上海中醫學院執教，80年代初開始與嚴世芸教授兩人負責各家學說研究生班的教學，世芸兄是蒼師公子，師承於名老中醫張伯臾先生，張老也是丁氏的嫡傳弟子，然晚年變法，世芸兄深受其益，今日已爲心臟病學專家。依稀記得當時在具體臨床用藥上經常與他有爭論，關鍵還是附、桂兩味，世芸兄治心臟病用附桂得心應手，無所顧忌，我則較爲保守，雖然已有陳蘇生學驗影響在先，然積習未更，墨守成規，認爲心臟病一定要明顯表現爲陽虛、寒結者方能用附桂，世芸兄雖然未能說服我，但又一次動搖了我對固有用藥經驗的信念。

　　80年代開始，我等在裘沛然老師的指導下，世芸兄的影響下，潛心研究唐宋醫學，冀希拓展各家學說領域內涵。而歷來各家學說模式以金元劉、張、李、朱爲主體，未上溯魏晉、唐宋，這未免是一個很大的缺略，尤其唐宋，它是我國文化發展史上最爲璀璨輝煌的一頁，文史藝事之外，醫學爲集歷古之大成者，《千金》、《外台》、《聖惠》、《聖濟》乃其結晶，明、清、民國以還，由於種種原因，無暇加以研究，縱有有識之士如徐靈胎呼號振興漢唐醫學，卓犖有成之名家葉桂沉酣於唐前醫方，唐容川更直截提出「唐宋以後，醫學多訛」，卻始終未能引起人們的切實關注和眞正重視，因之，在各家學說領域裡對唐宋醫家的討論依然是一個空白點，這對繼承和發展祖國醫藥大業極爲不利。古人說學而不思則罔，思而不學則殆，我與教研室的同行，邊學邊思，爬羅剔抉在故紙堆裡20年，眞切地體會到唐宋醫學之博大精深，是我國醫學史上的鼎盛時期。不少學者對唐宋持基本否定態度，此觀點影響甚大。管見以爲這種由曲解而造成的訛傳，與故步自封、浮躁功利等密切相關，其遺後的惡果是醫學框架的日趨狹隘，程式化、簡單化治療模式的泛濫。這個觀點我曾經多次闡發，並寄厚望於年輕一代，把唐宋醫學作爲一門專門之學來研

究，其利不僅在於恢復唐宋醫學原貌，理順醫學發展脈絡，更重要的是它可以培養、孕育出一代靜心治學的新人，以上溯漢唐，開拓未來，無愧於我們今天這樣一個偉大而輝煌的時代。

回歸本題，對於心腹痛的治療（包括甚廣，心絞痛也在其中），古代與目前臨床有所不同，簡而言之，好用附、桂、椒、薑等辛熱之味，茲略舉數方，以示一斑：如仲景治「心痛徹背，背痛徹心」，以烏頭赤石脂丸主之（蜀椒、烏頭、附子、乾薑、赤石脂），現今師法仲景，治胸痺只以瓜蔞薤白白酒湯爲引，恰恰把主治「心痛徹背，背痛徹心」的烏頭丸大法遺忘了，其實仲景治心腹痛是慣用辛熱的，另如大烏頭煎治寒疝繞臍痛，亦可爲證。魏晉而至唐宋，則辛熱治痛已爲尋常法則，如《延年》療心痛茱萸丸方（吳茱萸、乾薑、桂心、白朮、人參、橘皮、附子、蜀椒、甘草、黃芩、當歸）（《外台秘要》）；張文仲蜀椒丸療胸中氣滿，心痛引背（蜀椒、半夏、附子）（《外台》）；范汪療心下切痛引背茱萸煎方以吳萸、蜀椒、甘草、乾地黃爲主；《肘後》、《集驗》等甚至單以桂心末一味治心痛……等等，不勝枚舉，它集中體現了唐前醫家治病經驗之結晶，非一家一人之言，是時代特徵之反映，然而這些學驗，至金元戛然而止，劉、張、李、朱諸家各以心火、邪火、陰火、相火鳴世，治風爲之一變，明清以降，大抵蹈其餘緒，對於漢唐古法，臨床普遍敬而遠之，敬在其爲仲景方，遠在桂附燥熱，與近世陰虛火旺人多，抵牾不合，間亦有引援古法者，卻已成了鳳毛麟角。

令人一直百思而不解的是爲什麼古人好用附桂等辛熱諸藥？現在的解釋是用它來溫煦陽氣，開逐陰霾，它適宜於陽虛之體、寒邪痺阻者，它如中風之用續命湯，金元迄今也把它局限在西北高寒之域，顯然這個解釋脫離實際的，難道古代中原及東南地區

無中風病症？歷史事實是宋前普遍持續命湯治中風，這在唐宋醫著中已表述得一覽無遺。這勢必引導出一個問題來，就是對附、桂、烏、薑等辛熱藥物的再認識，從而解開這個撲朔迷離的千古疑竇，從中引導出一些值得深思的問題來。

按照古本草的觀點，桂、附等辛熱藥不止於袪寒，重要作用更在於化瘀逐血、通絡開痹，只要瘀阻絡痹的病症，既無區域之限，更無時代之分，陽虛者可用，陰虛亦可用，中風、胸痹、心腹痛主用的目的也在於此。

茲以桂、附為例說明之。肉桂《別錄》稱其「（牡桂）主心痛、脅風、脅痛」，「（桂）能墜胎……通血脈」，《藥性論》：「主治九種心痛，殺三蟲，主破血」（《宋志》四卷，或題陶隱居撰，或疑即《藥性本草》，乃唐甄權所著），《日華子》：「破痃癖癥瘕，消瘀血」，可知宋前藉桂主治心痛，破血消瘀，除癥瘕，此與明清後用以溫中散寒，有很大區別。然而，當代實驗室研究，卻支持了古代的觀點，如日‧久保道德等指出：「肉桂甲醇提取物、桂皮醛能抑制血小板聚集、抗凝血酶（Thrombin）作用。」又有學者更進一步認為它能使「冠狀動脈和腦動脈灌注壓相應提高，促進心肌側支循環開放，從而改變其血液供應，對心肌有保護作用。」這些結論，發人深思，對金元以來定論，值得商榷。

又如附子，《神農本草經》：「破癥堅積聚、血瘕」，顯然是在補火袪寒之外，又能入絡破瘀除積，然而，這個作用也被後世淡化了，宋後本草著作幾不復提及，而現代實驗室研究，又證實「附子注射液可顯著提高小鼠耐缺氧能力，拮抗垂體後葉素所致大鼠心肌缺血缺氧及心律失常，減少麻醉開胸犬的急性心肌缺

血性損傷。附子的這一作用與其能降低心肌耗氧量、增加缺血心肌供血供氧有關。」說明附子具有改善心肌缺血缺氧的作用，同樣為《本經》的「破癥堅積聚、血瘕」作出了科學而合理的解釋。

　　師友的啓迪和理論上的再認識，我決心突破幾十年來形成的固有思維和治療模式，以附、桂爲主試之於臨床，觀察其實際效果，數年以來，卻收到了意想不到的佳效，病人大抵爲中老年冠心病心絞痛久發者，勞累受寒、陰雨天輒引起胸痛、胸悶、氣短、心慌，常用西藥而不能緩解，服瓜蔞薤白亦無明顯改善，經附、桂爲主治療後，胸宇豁然開朗，胸悶、胸痛若失，如患者孫某，男，50歲，上海某建築公司經理，患高血壓、冠心（EKG:ST段低，T波倒）多年，形魁梧，臉色暗晦，胸悶陣發，數月不已，中西藥未能緩解，舌質淡紅，苔薄膩，脈弦大，血壓130/90mmHg，眠、食、二便正常，惡熱，口不渴，我斷爲瘀痰阻絡，清陽失曠，處方：熟附片6g，桂枝9g，瓜蔞皮15g，薤白頭9g，黨參15g，黃耆15g，制半夏9g，廣鬱金6g，制香附6g，紫丹參15g，桃仁泥9g，杜紅花4.5g，陳皮6g，大生地15g，服藥14劑，胸悶若失，色晦明顯減輕，連續服藥迄已數月，胸悶未發。又有美國友人居洛杉磯，心肌缺血不能緩解，胸悶不適，氣短心慌，舉步登樓則加劇，西藥不能改善其症狀，來滬治療，我亦以附、桂爲主治之，7劑已症狀明顯改善，心胸頓感舒展，登樓自如，病若失。

　　這裡有一個問題值得討論，陰虛陽旺是否可用附、桂呢？習俗是不允許以火益火的，不少醫者認爲此即爲辨證論治精神，事實上中藥的治病機制遠較人們的臆測思維、固有模式複雜得多，深化得多，圓活得多，我認爲古人持附桂等辛熱之味治胸痹、心

腹痛，不是用作溫陽逐寒，而是藉以破瘀通絡，即針對絡脈瘀阻這一病機，簡而言之，對病不對人，陽虛之體可用，陰虛之質亦可用，陽虛者用後可兼溫陽，陰虛者用後或增燥熱，則增入清熱養陰之味，既保證逐血通痹之效，又減少辛熱劫液的副作用，如《延年》吳茱萸丸中之黃芩，《范汪》茱萸煎方中之乾地黃，且地黃一味，《神農本草經》原作「逐血痹」用，與明清後臨床大相逕庭；中風亦然，血絡瘀阻爲主要病機，桂、附辛開逐痹爲治療大法，所以古方續命湯列爲治風基本方，內熱者加入竹瀝、石膏、羚羊、黃芩等治體，這些孫思邈在《千金要方》、《翼方》中已屢加闡發，詳爲說明。由此可以昇華到一個共同點來認識，即醫者治病，分除病和益體兩個方面，兩者可分而不可離，我們今天的辨證論治往往側重於合二爲一，而金元之前常常傾向於一分爲二，如果能清晰地獲得這個理念，則漢唐慣用附桂治病的千古疑竇，就可迎刃而解了。

這樣我就從數十年的臨床積習中擺脫了出來，治痛用桂、附，數年以來，治例頗多，療效滿意，且可重覆，而未見僨事者，陳蘇生老、嚴世芸兄的學驗，信不誣矣。

古方續命湯治風本義探析

唐宋前治中風，主用大、小、西州續命諸湯，延綿七八百年，爲治風准繩。然至金元憂然而止，劉河間、李東垣、朱丹溪各持一說，視心火、氣虛、痰熱等爲中風癥結，後世翕然相從，遂論治改觀，以爲中風乃心火、痰熱、肝風之證，斷無辛燥益火之理，迄亦七八百年，醫者輒以羚羊、黃芩、鉤藤、竹瀝輩爲治風常規，與古方冰炭迴別，遂視續命諸湯爲砒鴆，習俗相沿，無人或稍疑焉。而諸文獻則續命湯猶虛設，令後學持疑，不知古方之義及其所由來也。

竊以爲中風爲內傷雜病第一證，續命湯歷來爲方書治風第一方。第一證，昧其理；第一方，廢其用，寧有其理致哉？乃不揣庸妄，闡述管見如次。

《千金要方·諸風》云：「依古法用大小續命二湯，通治五臟偏枯賊風」。說明：1.諸續命湯爲古法，非唐時發明。又《外台》稱小續命湯出《小品方》，則可追溯至劉宋。2.續命湯爲五臟偏枯中風之通治方，即中風專用方，蓋治病也。3.大、小續命湯間無差別，非晚近概念所謂大續命湯藥用辛熱，小續命湯加入參、芍、芩等治偏向正虛及有熱象者，如表1所見，大、小、西州續命湯自古流傳，各有數方，諸古方書收載亦互有出入，如《千金》所載大續命湯有石膏、黃芩、荊瀝等，寒涼有逾小續命湯，足證古人「大」、「小」不分，治風即是續命湯，故孫氏有「大」、「小」、「通治」之論也。

三方用藥大致分爲四類：辛溫燥熱：麻黃、桂心、附子、乾薑、防風、防己、獨活、細辛；行血活血：芍藥、芎藭、當歸；

補氣健脾：人參、白朮、甘草、茯苓；寒涼清熱：石膏、黃芩、葛根、荊瀝。今日視之，三方駁雜，袪風有麻黃，補益有人參，溫裡用附子，清熱用石膏，組方宗旨何在？頗迷離費解，而惟獨能於宋以前流行數百年之久，為治風規範，又豈偶然哉！竊以為研討之關鍵在於正確、全面認識辛溫類藥物之功用與治療，麻、桂辛溫發表，薑、附溫裡，今日臨床絕無疑義，是以誤會古人治中風者，外去風寒之謂也，蓋與古方奧旨相去殊遠。按古意則另有深入一層，除發表溫經之外，辛味更擅宣通表裡，疏暢絡隧，行血破瘀，此點後人極少理會。如《本經》謂麻黃「破癥堅積聚」，附子「破癥堅積聚、血瘕、寒濕痿躄」，《別錄》謂桂「能墮胎」、「通血脈」。可證辛味作用有二：一則解表散寒，二則破瘀通脈，前者人所熟知，後者近人漸次淡化。由是觀之，古人持辛味治風，藉以深入絡隧，疏通血氣，滌蕩瘀滯，恢復人體壞死組織之血液供應，改善微循環障礙。顯然，這對五臟偏枯中風的治療而言，具有舉足輕重的作用。此說非個人臆測，《本經》之外，古人間亦闡發及之，如《素問·藏氣法時論》云：「腎惡燥，急食辛以潤之，開腠理，致津液，通氣也」。辛之能潤，由疏瀹氣液，據宣通本義也。《靈樞·決氣》稱：「上焦開發，宣五穀味，熏膚、充身、澤毛、若霧露之溉」，化五穀為精微，滋養四肢百骸，所賴者霧露之溉之細小通道也；「霧露之溉」之由來賴上焦氣化開發，而辛味入肺宣發，專司是職耳。劉河間有玄府氣液宣通之說，亦謂辛味開發，人體表裡，無所不到。葉桂則更有辛潤通絡之說。記得1960年左右，程門雪先生言及中風時，建議臨床在辨證論治的同時，適當參入羌活、獨活、防風之類袪風藥，予當時甚詫異，肝風痰熱症，何以用辛燥？不知程老所寓深意，今日回憶，殆亦古意耳。又以當今西醫臨床言之，數十年來，阿司匹林是退熱鎮痛、抗風濕之常用藥，為歐美家庭之必

備，近年治風一變，藉以抗凝血，預防心肌缺血缺氧，西風東漸，近來滬上每晚服50～75mg者比比皆是。姑不論西藥機理，而其先之治感冒，其後之抗凝血，其表其裡與中藥辛味之解表、通絡可謂有異曲同工之趣。今人不疑阿司匹林之抗凝血，獨疑麻、桂、附輩之不能通血絡，何者？

表1　古方書諸續命湯組成

方名	出處	藥物組成
大續命湯	千金要方	麻黃 獨活 人參 芎藭 防風 當歸 葛根 乾薑 桂心 杏仁 附子 細辛 甘草 石膏 黃芩 杏仁 荊瀝
	千金要方	麻黃 人參 芎藭 防風 當歸 乾薑 桂心 杏仁 附子 甘草 石膏 黃芩 杏仁
小續命湯	小品	麻黃 人參 黃芩 芍藥 甘草 桂心 杏仁 防風 附子 生薑 白朮 防己
	崔氏	麻黃 人參 黃芩 芍藥 甘草 桂心 杏仁 防風 附子 生薑 白朮 防己
	古今錄驗	麻黃 人參 黃芩 芍藥 甘草 桂心 杏仁 防風 附子 生薑 白朮 防己
	深師	麻黃 人參 黃芩 芍藥 甘草 桂心 杏仁 防風 附子 生薑 白朮 防己
	救急	麻黃 人參 黃芩 芍藥 甘草 桂心 防風 附子 生薑 防己
	延年	麻黃 人參 黃芩 芍藥 甘草 桂心 杏仁 防風 附子 生薑 防己
	千金要方	麻黃 人參 黃芩 芍藥 甘草 桂心 防風 附子 生薑 防己
	千金要方	麻黃 人參 黃芩 芍藥 甘草 桂心 防風 附子 生薑 白朮 防己 當歸
	千金要方	麻黃 人參 黃芩 芍藥 甘草 桂心 附子 白朮 防己 當歸
	聖濟總錄	麻黃 人參 黃芩 芍藥 甘草 桂心 杏仁 防風 附子 生薑 白朮 防己
西州續命湯	古今錄驗	麻黃 石膏 當歸 桂心 甘草 芎藭 乾薑 黃芩 杏仁
	深師	麻黃 石膏 當歸 桂心 甘草 芎藭 乾薑 黃芩 杏仁
	胡洽	麻黃 石膏 當歸 桂心 甘草 芎藭 乾薑 黃芩 杏仁
	集驗	麻黃 石膏 當歸 桂心 甘草 芎藭 乾薑 黃芩 杏仁
	張文仲	麻黃 石膏 當歸 桂心 甘草 芎藭 乾薑 黃芩 杏仁
	肘後	麻黃 石膏 當歸 桂心 甘草 芎藭 乾薑 黃芩 杏仁
	千金要方	麻黃 石膏 當歸 桂心 甘草 芎藭 乾薑 黃芩 杏仁
	古今錄驗	麻黃 杏仁 防風 白朮 人參 附子 當歸 桂心 甘草 芎藭 乾薑 黃芩

　　藉辛味通血絡之佐證是，三續命湯俱用芎藭、芍藥、當歸行血活血之品，俾辛味疏通血絡之後，由歸、芎、芍加強行血化瘀之功。

　　用續命湯治中風，辛熱耗陰劫液之弊，古人早已覺察，而辛味又不可更易，遂制之以諸寒涼之味，《古今錄驗》等所載西州續命湯即去附子，入石膏，孫思邈又於續命湯中合入荊瀝，稱「舊無荊瀝，今增之」，又云「凡風服湯（諸續命湯）藥，多患虛熱翕翕然」，並出經驗方五補丸除熱，集寒涼之大成，如羚羊、天冬、麥冬、芍藥、地黃、升麻、菊花、地骨皮、石斛、黃芩、石膏、寒水石等與辛味之附子、桂心、防風、獨活、乾薑、生薑等組合，既辛味治風，又清熱養陰，適合於體質陰虛內熱之中風患者，故孫氏諄言：「古人立方皆准病根冷熱制之，今人臨急造次，尋之即行，故多不驗，所以欲用方者，先定其冷熱乃可，驗方用無不效也，湯酒既爾，丸散亦然，凡此風之發也，必有熱盛，故有竹瀝、葛汁等諸冷藥焉」。此屬基於治病之辨證論治，然前提是治風為本，結合陰虛內熱體質，酌用寒涼，但清熱養陰為標。中醫藥治病有兩大法寶，一則除病，二則益體。除病者袪除病邪以恢復正氣也；益體者補益機體以蠲除邪氣也，出發點不同，而殊途同歸治療疾病。唐宋及其前除病為主，金元以後益體為主，其實，治病益體當活潑潑互為標本，此處治風辛藥為本，清熱輔之，即其一端耳。

　　此外，《千金要方》大、小續命湯又增入人參、白朮、甘草、茯苓以健脾益氣，療風人之正氣虛怯，耐人尋味者，該治即後世名方四君子湯。此所謂芝蘭有根，醴泉有源也。

　　臨床廢止續命湯已數百年，而孫氏治標之藥如羚羊、黃芩、竹瀝、荊瀝、石膏、菊花等卻演變為後世治風大法。蓋治其標而

昧其本耳，辛味治風之藥缺如，則續命湯本義蕩然，療效自非復
當時了。

燥咳論治

　　目前論治咳喘，多重痰飲而輕燥咳。縱然辨證有燥咳的分型，也是以乾咳無痰爲主症。倘若有痰，便不以燥論治。於是以燥咳論治的疾病，只局限於咽炎、咽部神經官能症等極爲狹隘的圈子裡。在一定程度上影響了治咳喘療效。

　　其實燥咳即可表現爲乾咳無痰，又可呈現多痰粘稠不易咯出。前者每由外感時燥引起，後者常由痰濕燥化造成。痰濕稽留體內，或因腎水不足，肺熱炎灼，或因心火亢盛，肝火內寄，或因燥熱之邪外感，或因濕邪久鬱化燥，都可造成濕痰趨向燥化，痰中水液逐漸乾涸，於是痰由稀薄而熬煉爲粘稠，由易於咳出而變成緊粘於氣道呈稠絲狀，難以咳出，喻嘉言扼要而準確地概括爲：「傷燥之咳，痰粘氣逆」。以上是濕痰演變爲燥痰的大體過程。

　　必須指出，濕痰轉化爲燥痰，如屬驟感風邪燥熱，肺熱葉焦所致者，其痰色可呈黃綠；如因自身水虧火炎或稍感燥邪所造成者，其燥化是潛移默化進行的，其痰色可以自始至終呈白色。因此，我們臨床上絕不能單憑痰色白，不加分析地誤認爲是寒痰或濕痰，從痰飲論治。此外，燥咳的病理表現的複雜性，是它常常兼夾有濕痰而呈燥濕並存。一般對於病機的虛實互見、寒熱錯雜容易理解，但對燥濕並存就不能理解，事實上在臨床上不乏所見，如素有伏飲的痰濕之體，一旦感受了秋燥時邪，引發咳嗽者即是。《臨證指南醫案》有：「張氏，痰飲挾燥，咳，喉中癢。杏仁、花粉、茯苓、象貝母、橘紅、半夏曲。」可以作爲印證。又如燥痰內踞之人，長夏感受濕邪，形成了內燥外濕，此時盡管患者有稠痰內戀、咳嗽不暢的症狀，同時又兼有胸悶、體重、骨

節痠楚等症。這種燥濕並存的現象可以幫助我們進一步認識燥痰病證在臨床上的普遍性。大凡秋冬發作的咳嗽、哮喘、若痰液粘稠難咯，多數是燥邪作祟。

關於燥咳的治療，若誤認燥痰爲寒痰或濕痰，漫用溫化、剛燥，每致津液耗傷，正氣受損，反增加粘痰的粘稠度，使稠痰緊緊地附著於肺絡的深邃之處，阻塞氣道，影響呼吸，加劇病情。正確的治療方法，當是濡潤肺氣，以有利於稠痰的排出。多年以前，上海中山醫院「肺心」病房在治療呼吸衰竭的過程中，有一條寶貴的經驗，當採取措施使患者神志清醒後，必須排除痰液，保持呼吸道的通暢。其中一法，即是令患者從口鼻吸入熱蒸氣。我曾請教過負責病房的李醫師，他說該病大都發作在寒冷乾燥的冬季，患者的呼吸道經常處於極其乾燥的狀態，加上「肺心」患者咳嗽反射的減弱，粘稠的痰液無力咳出，充滿在細小的支氣管內，加重阻塞，引起一系列嚴重後果。吸入熱蒸氣，能潮潤氣管，濕化呼吸道，有利於痰液排出，從而減輕阻塞。這種簡便的「潤肺」方法，我曾在臨床多次實踐使用，確有一定效果。

潤燥方，首推喻氏清燥救肺湯，可惜今人大多局限應用於咽痛，乾咳等症。使該方的效用未能得到充分發揮。我曾較長時期從事慢性支氣管炎的治療工作，每用此方於「慢支」、肺氣腫的咳嗽發作階段，這時咳、喘、痰三個症狀，痰往往是主要矛盾。這些痰多爲白色粘痰，無力咯出，而痰液的能否順利排出是疾病轉歸的一個重要關鍵。喻氏此方能潤澤肺氣、濕化燥痰，它既不會礙邪，且又有明顯的祛痰作用。我認爲當根據病的特點，適當再伍以宣肺降氣、清熱生津之品，如麻黃、桑皮、黃芩、玉竹、生地、冬瓜仁等，常獲痰暢、喘減、咳少的明顯效果。其中麻黃一味是否與潤肺相抵牾？其實問題不大，因爲燥痰業經濡潤之

後，其外出還得依靠肺氣的宣達。如果肺氣鬱閉，縱使痰已可移，仍會蜷縮不動。麻黃雖溫，蜜炙之後，又有清燥救肺湯的清潤相制，便無剛燥之弊。麻黃與清燥救肺湯合用，我是從張路玉的治驗中引申過來的，《續名醫類案·咳嗽》載：「張路玉治吳江郭邑侯，喘嗽氣逆，診之兩尺左關弦數，兩寸右關澀數，弦者腎之虛，澀者肺之燥，夏暑內伏肺絡，遇秋月燥收之令，發爲咳嗽也。自言交秋則咳，連發四載，屢咳痰不得出則喘，至夜不能臥，咳劇則大便枯燥有血，曾服越婢湯嗽即稍可。張曰：公腎氣強固，水虧火旺，陰火上爍肺金，金燥不能生水，咳甚則燥有血者，肺移熱於大腸也。合用千金麥門冬方，除去半夏生薑之辛燥，易以葳蕤白蜜之甘潤，藉麻黃以鼓舞麥冬生地之力，與越婢湯中麻黃石膏分解互結之燥熱同一義也，……麻黃雖云主表，今在麥門冬湯中，不過借以開發肺氣，原非發汗之謂，……連進二劑，是夜便得安睡。」以後張續用此方加減，制丸久服，「至秋無復嗽之虞」。故清燥救肺湯清潤配伍麻黃之辛散，是並行不悖，相得益彰的。

治悸偶得

以前我在某區中心醫院中西結合病房工作時，曾經用中藥緩解了一例病毒性心肌炎後遺症的患者，從中受益頗豐，現追述診治梗概與體會。

虞××，男性青年。住院號：104435。西醫診斷：病毒性心肌炎後遺症。半年來經常陣發心跳，沉重感，驚悸不安，胸悶氣急，失眠多汗，納差腹脹，軟弱無力。心律紊亂，早博頻繁，間呈二聯律。西醫給服安定、魯米那、水合氯醛、異博定等，藥量雖大，但不能緩解病情。後又兼服中藥，醫生認爲屬心脾兩虧、氣血不足症，先後治用歸脾、炙甘草、人參養榮、眞珠母丸諸方，亦未見效。患者情緒低落，意興索然，形容萎黃，杳不思納，以致體力日慮。

面對這樣一個棘手的住院病例，我陷入了沉思：中醫治心律不齊的要方大致都已用上了，怎能迅述取效呢？西藥治療不僅未能控制心律，而且長期服用以來，毒性反應日益明顯，是逐漸減量呢還是立即停服？若驟然停藥，而患者依賴成癮怎麼辦？現在門診把難題出給了病房，我能不憂心忡忡？

在仔細診察其病情的過程中，我發現了一個過去醫生所未重視的問題。即患者的舌苔黃膩滿布；主訴虛弱到了極點，然雙目仍靈轉有神；脈形結代，沉按則弦滑有力。會不會「大實如羸狀」？一瞬間在我頭腦裡升起了這個問題。

自己過去在門診工作中常易犯兩種錯誤：一是按西醫之病，對號入座投中藥，如治心律不齊，則炙甘草、歸脾湯之類勢所必用，每每棄脈舌而置中醫辨證於不顧；二是好補畏攻，藥用「王

道」，既穩當省力，又備受病家歡迎。此二者是一直令我深深內疚的。其他醫生是否會同犯呢，以致貽誤病人久治無效？

患者又兼便結、咽乾、性格暴躁，據此種種表現，我斷其病機爲痰熱阻結，肝火鬱勃，上擾君心，而心不主令。不清泄其炎上之焰逼，不下奪其膠固之痰積，欲挽病勢，恐無異緣木求魚。於是決定易弦更張，投當歸龍薈丸合黃連溫膽湯，處方：黃連、半夏、竹茹、枳實、陳皮、淮小麥、珍珠母、磁石、當歸龍薈丸（9克吞）。同時給病員以精神安慰，循循而誘，且停用魯米那、水合氯醛，改異博定爲必要時服。二劑後，脈稍和緩，大便次數增多，餘症如舊。又踵前法出入進六劑，龍薈丸減量4.5克。藥後，病情卻出乎意料地有了好轉，歇至脈未見，心悸減輕，大便日行四、五次，每次瀉下大量穢臭糊便，間挾有白色粘液，腹部舒適異常，知飢索食。此時細察其舌，原有黃厚垢苔已消失，患者甚爲欣快，稱心悸、膩苔染身已半年了，今日得除，大概康復有望了。鑒於其登圊過頻，又考慮到毒藥除病衰大半而止的治則，遂更方爲：川連、瓜蔞、枳殼、竹茹、陳皮、珍珠母、川貝、小麥、秫米、棗仁、硃砂安神丸。三劑後症情續有好轉，脈和緩，大便略溏，神困乏力。知其厥陽漸戢，痰火得泄，而正虛已著，遂予補中益氣、歸脾、炙甘草湯等調理鞏固。其間心律不規則曾短陣發作，對症處理後即消失。二周後，心律基本正常。

攻和補是兩種截然相反的治療手段，而目的一致，都在於除病復正。攻滌可以祛邪而安正，補益可以扶正而逐寇，貴在於複雜迷離的症狀群中，把握病機癥結所在，而後決定攻、補。攻之的當，則攻即補；恣補失宜，雖補亦攻。本案的治療，就是此理明證。

　　本案雖名曰心悸，亦即《內經》「二陽之病發心脾」證，病原在邪結，胃腸致病，生化困頓，遂累及心脾，「心受之則血不流，脾受之則味不化」，從而造成心不主令心悸怔忡，精微不化諸虛蜂起，然根源在邪實，不容忽視，前賢張子和力主此說此治，其書彰彰明載，本案治法亦其遺緒。關於「二陽之病發心脾」的解釋，古代王冰、張子和、王安道皆持上述觀點，迨明、清漸改觀，喻西昌，唐立三輩主張胃腸之病發於心脾，就此顛倒其說，並廣爲流傳，在今日幾乎已成了定論。我經過了本例的治療，更切實地體會到古說非謬，不可湮沒，故特檢出，以備臨證者一助。

　　溫膽治心悸，古著論載頗豐，毋庸贅述，而龍薈丸的應用，每被忽視。費伯雄曾盛贊此方可「治一切肝膽之火，神志不寧，躁擾狂越……」諸症，唐容川也推崇該丸瀉肝之效：「惟此方最有力量，莫嫌其多瀉少補也」。這些都是眞切之見，值得參考。至於是否能用它來治療肝火痰熱所造成的心悸怔忡證，則更有待於同道們的臨床驗證了。

葉案賞析

「王 騎射馳驟，寒暑勞形，皆令陽氣受傷。三年來右胸脅形高微突，初病脹痛無形，久則形堅似梗，是初爲氣結在經，久則血傷入絡。蓋經絡繫於臟腑外廓，猶堪勉強支撐，但氣鈍血滯，日漸瘀痹，而延癥瘕，怒勞努力，氣血交亂，病必旋發，故寒溫消克，理氣逐血，總之未能講究絡病工夫。考仲景於勞傷血痹諸法，其通絡方法，每取蟲蟻迅速飛走諸靈，俾飛者升，走者降，血無凝著，氣可宣通，與攻積除堅，徒入臟腑者有間。錄法備參末議。蜣螂蟲 䗪蟲 當歸鬚 桃仁 川鬱金 川芎 生香附 煨木香 生牡蠣 夏枯草 用大酒麴末二兩，加水稀糊丸，無灰酒送三錢。」

在《臨證指南醫案》的眾多案例中，本案堪稱皎皎卓犖者。你若開卷披閱，不禁會被葉桂粲然的灼見、精湛的析理、貼切的方藥所折服，而且隨著遐思神馳，你可進而悟出寶貴的思路，解決平時苦心經營且又不能收效的難題。這就是我向你介紹和推荐這個治案的目的。

何謂然粲然灼見？論治久病入血，古已有之。然而，如此概括地、深邃地在短短200字中揭示出整個絡病的症、因、脈、治，實屬罕見。學術須重淵源，但不爲舊說所囿，結合自己的實踐，尋關蹊徑，另抒己見，則尤爲難能，古人所謂：不相擶拾，卻相發明也。本案之「灼」、之「粲」就體現在這裡。如有關氣病在先，血病在後的機理，《難經》已有論及，其二十八難曰：「氣留而不行者，爲氣先病也；血壅而不濡者，爲血後病也。」說明疾病的一般發展層次爲先氣後血。葉氏在此基礎上，又加發揮，引申成「初爲氣結在經，久則血傷入絡」，明確了氣損經在

先，血傷絡在後的疾病傳變順序，突出了「絡病」的概念。

當然，氣血經絡之病焉能截然分割？經病氣結，何嘗不影響營血的運行，導致血絡的瘀滯；絡病血傷，豈有氣行獨暢，經脈無累之理。但是葉桂所謂「在經」、「入絡」則是重新賦予了特殊含義的病證稱謂，與溫邪的入衛、氣、營、血一樣，指出了疾病的由淺入深、由表及裡的傳變過程。嚴格地講，它只是提示著疾病的先後淺深順序而已。

在絡病的病因方面，葉桂較全面地總結了前人的學驗，卻又發前人所未發，提出了「陽氣受傷」乃本病之癥結，陽氣之傷又由騎射馳驟、寒暑勞形所致。又曾點到一個「怒」字，說明在重視護養陽氣的同時，須避免五志過極，以免「氣血交亂」而進一步加劇病情。

考葉氏所闡述的經絡病證的主要症狀是：新病脹痛無形為經痛；久病有形堅積為絡病，與古人所指積聚諸病相合，如《景岳全書·積聚》說：「蓋積者，積疊之謂，由漸而成者也；聚者，聚散之謂，作止不常者也。由此言之，是堅硬不移者，本有形也，故有形曰積；或聚或散者，本無形也，故無形者曰聚。諸有形者……旋成癥塊者，皆積之類，其病多在血分，血有形而靜也；諸無形者，或脹或不脹，或痛或不痛，凡隨觸隨發、時來時往者，皆聚之類，其病多在氣分，氣無形而動也。」那麼葉氏的灼見又表現在那裡呢？絡病範圍很廣，有形血積固胲其中，然又不為積病所限，它如各種久痛、部分腹脹、發黃以及多種婦科疾患，葉桂皆以絡病視之，從而將絡病闡述成為一種富於臨床現實意義而前人未曾詳論的獨特病證，在這方面，葉氏之功不可泯。具體言之，在久痛方面，可涉及全身，如「肝絡凝淤脅痛」，「肝陽犯胃絡」則心下痛、胃脘痛，肝腎絡病則腰痛等，其疼痛

的性質，既可呈針刺樣，又可爲「刀留」、「板痛」等狀，這些疼痛可不見外形之堅積。又如腹脹一症，臨床常主以氣病。葉桂在治徐姓小兒腹脹一案中指出：「余謂氣分不效，宜治血絡，所謂絡瘀則脹也。」發黃亦有屬絡病者，他曾稱：「久痛必入絡，氣血不行，發黃，非疸也」，這乃葉氏的卓見，把絡病與濕熱黃疸明確地區別了開來，絡病之發黃常有一個脘腹久痛或劇烈疼痛的過程，而尋常黃疸則以濕熱交蒸爲病理特點，葉氏的這種鑒別診斷，在今日臨床也可資借鑒。

　　治療絡病，葉桂對時醫的錯誤用藥深爲不滿：「寒溫消克，理氣逐血，總之未能講究絡病工夫。」可知一般寒熱氣血之藥，俱非中的之治。他認爲此病「邪非在表」，故「散之不解」；「邪非著裡」，故「攻之不驅」。其邪伏匿於血絡深邃之所，然與「入臟腑者有間」，所以攻補消磨皆難弋獲，即使穩妥如扶正祛邪，亦無裨益，所謂「補正卻邪，正邪並樹無益」，從而藉仲景之名，提出了著名的通絡法，對此徐靈胎氏頗有微詞：「久病必當兼補」，其意指入絡既爲久病，正氣必憊，怎可捨補而侈言通絡。其實在中醫學術的發展史中，葉氏堪稱擅補之巨擘，他所屢屢強調「治體」，即體現了其重視扶正的醫學思想，這在他醫案中是常見不鮮的，如「只要精氣復得一分，便減一分病象」，「久病以寢食爲要，不必汲汲論病」，「無暇理病，存體爲要」等等，然而，唯獨卻在治療絡病是一個例外，以搜邪通絡爲主治法則，原因何在呢？葉氏在治瘧疾某案時曾經指出：「上年溫養，辛甘久進，未見病去，其治體之法，諒不能卻……其爲氣血久阻爲鬱，議用通絡法。」看來，他是在吸取了治體無效的經驗教訓後，反覆探索，才鞏固了他「通絡」的觀念。當然，通絡並不排斥補法，但著眼在「通」字。

　　如何通絡呢？首先他效法仲景垂範，稱：「考仲景於勞傷血痹諸法，其通絡方法，每取蟲蟻迅速飛走諸靈，」實指大黃䗪蟲丸、鱉甲煎丸中的蟲蟻類物，藉以潛入絡脈深邃之處，搜剔病邪，其弟子姚亦陶嘗謂：「……久則血傷入絡，輒仗蠕動之物，鬆透病根，是又先生化裁之妙，於古人書引伸觸類而得。」至於蟲蟻治病之機理，清·董西園《醫級》云：「……取飛潛動躍之物為用，借其體陰用陽之功，俾得入陰而轉旋陽氣，庶可冀入陰通陽，以消解此堅頑深固之痼疾也。」蓋蟲蟻以血肉為陰質，逞動躍為陽用，故能深入絡隧，剔邪外泄。仲景上述兩丸中之䗪蟲、水蛭、蠐螬、䗪蟲、鱉甲等，俱被葉氏奉為通絡之要藥。

　　此外，他還廣泛地擷取了歷史其他醫家的用藥經驗，如《普濟本事方》的麝香丸（川烏、全蠍、黑豆、地龍），《濟生方》的青龍妙應丸（穿山甲、全蠍、地龍、麝香、草烏、沒藥、乳香、松香、白僵蠶、五靈脂）等，充實對絡病的治療。

　　蟲蟻藥之外，葉桂治絡還有一個特點，即強調用辛，所謂「絡以辛為泄」，持之以開發鬱結，宣通血氣。然泄絡之辛與發汗之辛有間，因「辛氣最易入表」，故羌、獨、麻、細、荊、防之類俱非所宜，唯取辛味之「宣絡者宜之」，常用如當歸鬚、桃仁、香附、柏子仁、青蔥、茴香、韭白汁、降香等。辛潤者，則宣而濡燥，緩中泄邪，可免久病陰虧不宜香燥之虞。本案即反映了此辛泄而又潤澤的特點。又因宿積已久，癥結堅固，故在蟲蟻辛通之外，又佐入牡蠣、夏枯兩味，以消散堅積，其用藥則可稱絲絲入扣、靈思周匝矣。

　　以丸代煎者，蓋絡病正虛，不任湯劑蕩滌，急切邀功也。

　　葉桂是清代譽馳醫林的名家，《清史稿》曰：「大江南北言

醫，輒以桂爲宗。」其治絡的灼見，當然更不脛而走，廣爲傳布，引起了醫家們的關注，據俞震在《古今醫案按・積塊》中記載稱：「予曾親見葉先生治一婦，產後著惱，左邊小腹結一塊，每發時小腹脹痛，從下攻上，膈間乳上皆痛，飲食入胃即吐，遍醫不效。先用炒黑小茴香一錢，桂酒炒當歸二錢，自製鹿角霜一錢五分，生楂肉三錢，川芎八分，菟絲子一錢五分，水煎送阿魏丸七分，八劑而癒，次用烏雞煎丸原方半料，永不復發。又一人瘧疾補早，左脅成痞，連於胃脘，按之痛甚，用炒桃仁爲君，佐以阿魏、穿山甲、鱉甲、麝香丸服，全消。此二條較之《臨證指南》所載者爲更佳。」這是目睹之驗，故尤足證信。

業經葉氏闡述，遂使絡病證治，從此深入人心，每被後世醫家廣泛應用於臨床，並給以無窮的啓迪，如吳鞠通有治臍右堅積兼咳之案，稱：「此證不必治咳，但宣通肝之陰絡，久病在絡故也，使濁陰得有出路，病可自已」（見《吳鞠通醫案・積聚》）。治亦踵葉意，持辛潤爲主。又尤在涇亦善承其餘緒，其案曰：「絡病瘀痺，左脅板實。前年用蟲蟻通血，升降開發已效，但胸脘似是有形，按之微痛，前藥太峻，茲用兩調氣血，以緩法圖之。醋炒延胡、薑黃、阿魏、桃仁、生香附、麝香、歸鬚，爲末蜜丸」（見《靜香樓醫案・痃癖門》）。和葉氏論治如出一轍。

近代醫學家章次公氏，善治雜病，輒奇中，其治療諸痛證的經驗，亦受到葉桂的啓迪，存案頗多，如：「王×× 女 頭痛達十年之久，作輟無常，痛劇則嘔吐頻作，徹夜不寐，痛苦不可名狀，治風當先治血，古有明訓，但追風通絡之藥，更不可少，炮附塊一兩　當歸一兩　川芎六錢　枸杞六錢　天麻六錢藁本六錢　大蜈蚣十條　全蠍八錢　半夏六錢　黃耆一兩　棗仁六錢　雲苓六錢　白朮六錢　上藥共研細末，每飯後各服一錢，

一日三次。」據稱僅服二料，即告痊癒。

　　葉桂此案除醫理之外，在行文方面也具有感人的藝術魅力，樸質真切，清新自然，一洗雕飾頹風，這也許是本案之所以令人久讀而不能釋卷的另一原因吧！

攻擊宜詳審 正氣須保護

－讀丹溪治葉儀痢案

「葉先生名儀，嘗與丹溪俱從白雲許先生學。其記病云：歲癸酉秋八月，予病滯下，痛作絕不食飲，既而困憊不能起床，乃以衽席及荐，闕其中而聽其自下焉。時朱彥修氏客城中，以友生之好，日過視予，飲予藥，但日服而病增，朋遊譁然議之，彥修弗顧也。浹旬病益甚，痰窒咽如絮，呻吟互晝夜，私自虞，與二子訣，道路相傳謂予死矣。彥修聞之曰：吁！此必傳之妄也。翌日天甫明，來視予脈，煮小承氣湯飲予，藥下咽，覺所苦自上下，凡一再行，意冷然。越日遂進粥，漸癒，朋遊因問彥修治法，答曰：前診氣口脈虛，形雖實而面黃稍白，此由平素與人接言多，多言者中氣虛，又其人務竟已事，恆失之飢而傷於飽，傷於飽其流為積，積之久，為此證。夫滯下之病，謂宜去其舊而新是圖，而我顧投以參、朮、陳皮、芍藥等補劑十餘帖，安得不日以劇，然非浹旬之補，豈能當此兩帖承氣哉？故先補，完胃氣之傷，而後去其積，則一旦霍然矣。眾乃斂衽而服。」（《古今醫案按·痢》）。

這個病案是患者葉儀記錄同窗朱彥修為其治癒重證痢疾的經過。丹溪在《格致餘論》中亦曾收載：「葉先生患滯下，後甚逼迫，正合承氣證，予曰：氣口虛，形雖實而面黃稍白，此必平昔食過飽而胃受傷，寧忍一、兩日辛苦，遂為參、朮、陳皮、芍藥等補劑十餘帖，至三日後胃口稍完，與承氣兩帖而安。苟不先補，完胃氣之傷，而遽行承氣。吾恐病安之後，寧免瘦憊乎？」兩案對照，除服補日數略有出入外，餘皆悉同。本案雖係常見病

證，然而寓意甚深，富於臨床現實意義，值得探討。

痢疾一證，古稱腸澼、滯下。究其起病，一般常責諸外因，有強調運氣者。如張景岳說：「痢疾之病多病於夏秋之交，古法相傳皆謂炎暑大行，相火司令，酷熱之毒，蓄積爲痢。」（《景岳全書・痢疾》）有歸咎於「飲食不節，恣餐生硬瓜果魚肉粘膩等物，積聚不化」（《管見良方》）所致，故素有「無積不成痢」之說。治療亦以通因通用、推蕩袪滯爲大法，垢積得去，可免遺患，《普濟本事方》所謂：「大凡痢有沉積者，不先其去積，雖安暫安，後必爲害」；嚴用和論析更明確：「痢疾多因飲食停滯於腸胃所由致，倘不先以巴豆等劑，以推其積滯，逐其邪穢，鮮有不致精神危困、久而羸弱者。」（《濟生方・痢疾論治》）古方袪邪，寒積每用巴豆，如三物備急丸、乾薑丸等；熱積多用大黃，除承氣法外，《保命集》設單味大黃湯及芍藥湯，《先醒齋醫學廣筆記》載大黃丸（大黃、芍藥、甘草、檳榔、木香、枳殼），《經驗良方》有神妙散（大黃、人參、枳殼、麻仁）等，皆前人治痢的常用方藥。

然而，作爲一代名醫的朱丹溪在治療中卻出人意表地未遽投攻劑，這頗令人費思索。此時患者的病情不可謂不急，腹痛、裡急後重，數數如廁以致登圊不及，只得開洞於衣褲，聽憑自下，窘迫到了極點。在這重情況下，丹溪竟悖常法而治以參、朮等補劑，豈非犯了實實之戒？何況病者「日服而病日增」，無怪「朋遊嘩然議之」了。

問題在於眾人詫議之處恰恰正是丹溪立異鳴高的地方，他何嘗不知邪積致痢之理？何嘗不識資糧助寇之弊？又何嘗不恤昔日友好之苦楚？但是，他比眾人看得更深，洞察到在邪積的背後，已潛伏有胃氣垂敗的威脅，種種跡象如不食、困憊、痰湧、氣口

脈虛等，都已有所提示了。兼之，葉儀平素善言，飢飽無常，中氣之虛已萌於未病之先，倘此時一味攻伐，縱朋遊之議可免，病痛或可暫時稍減，而正氣之戕傷則勢所必然，從此就後患無窮了。

丹溪分析本案病因病機，與尋常觀點相左，認爲中虛乃症結所在，由於脾胃先虛，運化無權，水穀之氣下流，「流爲積，積之久爲此證」，這裡他從正虛來認識病機，別具卓見地把普通痢疾的病理觀點顛倒了過來，充分體現出丹溪的才高識妙，其實也正是在這裡反映了祖國醫學重視內因的特色。炎暑酷熱，人皆在氣交之中，爲什麼有發病、有不發病呢？臨床多見有人恣啖生冷肥甘而一無所苦，也有偶食不愼即致痢下無度者。顯然，徒恃外因是難以解釋的，外因之外，更不容忽視內因。丹溪則內外綜合剖析其因，他說：「（痢）多由暑月脾胃氣虛，飲食傷積所致。」（《丹溪心法附餘》）寥寥數語已將痢疾的重要病因揭示於人，誠屬難能可貴。

由於本案以中虛爲主，故毅然進參、朮，丹溪料其胃氣必能漸次來復，在扶正的過程中雖病痛或一時有增，但根蒂固則然後蕩滌可行。丹溪在此關鍵時刻，把握得定，略無躇躊，雖道有所聞而力關其訛。翌晨視脈後一鼓推蕩之，果然覆杯有效，病遂告差。儘管本案以承氣收功，但參、朮爲砥柱，「非浹旬之補，豈能當此兩帖承氣哉」。丹溪此案，更易治痢常法，挽救了一痢疾危證，顯示出他非凡的膽識。

俞震頗心折於此，把它列於《古今醫案按》痢疾門之首，以垂範後世。

需要指出的是先補後攻究非丹溪治痢之常，他在《局方發揮》

中說：「若滯下……或膿或血，或膿血相雜，或腸垢，或無糟粕，或糟粕相混，雖有痛、不痛、大痛之異，然皆裡急後重，逼迫惱人，考之於經，察之於證，似乎皆熱證、實證也。」既皆實熱，自當以承氣攻下為主了，這個觀點曾被景岳病詬：「觀丹溪瀉痢一證，屬熱者多，屬寒者少……皆大謬之言，不可信之。」（《景岳全書·痢疾》）景岳的指責是不公允的，因為丹溪在緊接前文之後又補充說：「余年來涉歷，亦有大虛大寒者，不可不知。」明白地點明了痢疾有實熱虛寒之別，但以前者為主，後者為次，醫者必須通常達變，圓機活法。本案即是丹溪「涉歷」既深後變法治痢的一個臨證實踐。

《景岳全書》在論述病因和治則時曾說：「候忽間每多三因難測之變，此執持中不可無圓活也，圓活宜從三思，執持須有定見，既能執持，又能圓活……。」實倒真正體現了丹溪的治痢心法。

朱丹溪是我國醫學史上著名的養陰論者，然從本案看，他既擅補土又長攻邪，補土於人所不補，攻擊於人所不攻，其高明處正由他薈萃眾長、奄通諸家所得，丹溪自謂遍讀「河間、戴人、東垣、海藏諸書」，中年後復從師羅太無而得其真傳，這對他學業的進步具有重要的影響。

羅氏深得劉完素、張子和之學，又旁通李杲理論，所以既認識到攻邪去病的重要性，兼注意及必須以稟氣壯實為前提，從邪正兩個方面來總結治療經驗，糾正了妄攻與漫補之偏，發展張、李之術。丹溪治痢案與羅氏學驗是一脈相承的，羅氏治病僧邪實而正虛，欲攻不能，先以牛肉豬肚等食養之，俟形蘇然後為攻，丹溪治痢先以參、朮等扶養脾胃，土氣充復後，再用承氣下之，兩案對照，有異曲同工之妙，丹溪治案之源亦由此清晰可辨。

　　五十年代我曾從婦科名醫朱小南先生遊，某次隨師出診視一重證，患者係青年婦女，經事不調，半年不行，腹脹便澀，形容枯槁，肌膚甲錯，下午發熱汗多，杳不思納，氣短神憊，苔膩舌紅嫩，脈浮大而數，重按無力。時先生命我試先擬方，我以爲此係瘀血內結之乾血勞證，由情懷拂鬱、氣滯血瘀所致，當以疏肝理氣，活血破瘀爲治，建議用逍遙散合大黃䗪蟲丸。先生沉吟良久，稱此其證而非其體，體憊至此扶養猶恐不及，怎堪任此虎狼藥。朱師先以好言撫慰病人，稱病必能癒，但須舒暢懷抱，並囑其每餐當食，患者厭粥飯，唯思韭芽，醫者與家屬俱止之，朱師稱：「所思即食，於病無礙。」處方只與補中益氣湯七劑。時我頗不解，又不敢多詢。二診後證情如舊，胃納稍佳，精神略增，間亦下床活動。先生仔細診脈後，與桃仁承氣湯三劑，瀉下黑色穢結甚多，腹部頓舒。後調養氣血三月，月事恢復正常。我又追詢其治，朱師說：「此丹溪法，你要牢記之。」二十餘年來，此案此法常縈回心胸，驗之臨床，亦略有體會。記得昔年曾治一慢性腹瀉病人，每日下利三、五次，量不多，便溏伴有粘涷，腹脹痛，困憊萎頓，脈虛弦，苔白膩，我診其爲寒積痼冷結於胃腸，法當溫下，與三物備急丸六分，囑臨臥吞服，藥後一小時許，腹絞痛殊劇，旋水泄如注，不能自止，通體大汗，患者惶恐急赴××醫院急診，經輸液、止瀉、解痙後緩解。後來復診，我自知有急切邀功之失。詳爲診視，病證依舊，日水泄多次不暢，神困脈虛大，遂著意調養脾胃，與香砂六君、參苓白朮等出入。數周後納增，精神漸佳而腹瀉未癒，又再次議下。患者猶豫。遂告以因邪致病之理，回腸屈曲，寒積堅踞，積不去則病不除，今體氣恢復，當峻下以鏟除病根，幸勿失時機。患者勉強應諾，投香砂六君合備急丸，藥後下穢積一便盂，穢臭不堪聞，腹部舒適，得未曾有。從此泄止，舊病若失。

　　此案前診，雖邪結於腸，但脾胃衰憊，無以載藥力，浪攻則直下，積滯不去，徒傷正氣，以致治療失敗；後診邪積如舊，而正氣已復，堪任藥力，所以峻攻而建樹。年來研讀《格致餘論》及俞震所選治案，方始悟所謂「攻擊宜詳審，正氣須保護」(《格致餘論·張子和攻擊注論》)，此乃「丹溪法」的妙諦。

第三章 隨筆

《黃帝內經》概述

　　《黃帝內經》是我國現存最早的、全面總結了秦漢以前醫學成就，並奠定了中醫學理論基礎的一部醫學經典文獻。

　　《黃帝內經》包括《素問》和《靈樞》兩部書。晉代著名醫學家皇甫謐謂：「按《七略》、《藝文志》：《黃帝內經》十八卷。今有《針經》（即《靈樞》）九卷、《素問》九卷，二九十八卷，即《內經》也。」（《甲乙經序》）

　　是書名冠「黃帝」，內載黃帝、岐伯等君臣問答之辭，果是黃帝時代的著作嗎？早在宋代已有學者認為「黃帝亦治天下，豈可終日坐明堂但與岐伯論醫藥針灸耶？此周、漢之間醫者依托以取重耳」（司馬光《傳家集》卷六十二）；高保衡等奉敕校正醫書時雖然仍堅持「非大聖上智孰能知之」的說法，卻也提到學術界「或曰：《素問》、《針經》、《明堂》三部之書非黃帝書，似出於戰國」（《校正黃帝針灸甲乙經序》）的另一種看法。可見當時對其撰著者及成書年代已有紛爭。現在對《內經》的撰著年代雖尚無確切的材料認定，但比較一致的看法是其大約撰於戰國末期，在輾轉傳抄的過程中又攙入了秦漢醫家的學識見地及部分作品。首先提出這一看法的是元人呂復，他認為：

　　《內經素問》……觀其旨意，殆非一時之書，其所撰述，亦非一人之手。劉向指為諸韓公子所言，程子謂出戰國之末，而其大略，正如《禮記》之萃於漢儒，而與孔子、子思之言並傳也。（元戴良《九靈山房集》集二十七引）

　　所以，這部煌煌巨著集先秦醫學之大成而承兩漢醫家之心傳，是集體智慧的結晶。至於托名黃帝所撰，從《漢書‧藝文志》

可知，亦非僅醫之一家，誠若《淮南子·修務訓》所分析的，是由於「世俗人多尊古而賤今，故爲道者必托之於神農、黃帝而後能入說」的原故。

《內經》的內容十分豐富，其從陰陽五行、五運六氣、臟腑經絡、病因病機、診法治則、針灸方藥、攝生預防等諸方面，對人與自然、生理與病理，以及各種疾病的診斷、治療、預後等作了全面而又系統的闡述。《內經》最大的特點就是在前人認識客觀世界的基礎上，將人的生命活動置於自然界中加以考察，在研討「天」、「地」、「人」三者間的相互關係的過程裡，創建了陰陽五行、臟腑經絡、精氣神等各種醫學模式，以演示其運動變化的規律，從而形成了獨具特色的中醫學理論體系，爲中醫學的發展奠定了堅實的基礎。我國醫學的發展史充分顯示了《內經》存在的價值和時至今日學醫者仍需研習不輟的生命力。這是因爲中醫學任何一種學術理論或流派的崛起，無不濫觴於《內經》；當代生命科學、醫學以及其它相關學科某些新的思想、觀念也或多或少可從其博大精深的論述中獲得有益的啓迪或新的發現。

《內經》的基本內容，大致可概括爲藏象、病機、診法、治則、運氣等學說。

藏象學說

也稱爲「臟腑經絡學說」。是中醫研究人體生命活動、尤其是臟腑經絡等組織器官生理現象及其活動規律的基礎醫學理論。藏象學說的形成，建築在古人的解剖學知識和臨床治療的實踐基礎上。如《靈樞·經水》篇講到了八尺之士的體表組織「可度量切循而得」，這就成爲觀察疾病外在反映徵象，確定經絡經筋的起止分布和針灸穴位、骨性標誌等體表解剖知識的由來；「其死

可解剖而視之」，則爲瞭解臟腑組織形態、血脈的清濁長短、氣
血的多少等組織解剖學知識提供了依據。有學者將《靈樞‧腸胃》
篇所載消化道的長度和近代《人體解剖圖譜》的消化道長度作一
比較後發現，它們所記載的食道和腸道長度的比例十分接近（前
者爲1：36，後者爲1：35和1：37）。在這種細致的解剖學觀察的
基礎上，《內經》正確地記載並論述了人體內臟器官的位置、形
態、生理功能等。如認識到心臟是血液運行的主宰中心，血有清
濁之分，通過「肺朝百脈」的作用流貫於全身，「如環無端」地
周行不止；心臟的搏動情況，則可從「寸口脈」和「虛裡」等處
測候。較十三世紀阿拉伯醫學認識血液小循環、十六世紀西方提
出血液循環的概念早了近二千年。又如其對人體的呼吸、消化、
運動、生長發育、體內物質的生化代謝等生理機能，以及各內臟
器官在這些生理活動中的作用，都有相當正確的認識。更爲可貴
的是，在中醫陰陽五行、天人相應、整體運動等思想觀念的指導
下，建立了一個以五臟爲中心，在精氣（包括血、津液）的升降
出入運動中，通過經絡系統的聯繫而構成的人體生理系統模式，
從而形成了獨具特色的中醫生理學－藏象學說。這一生理系統模
式的最大特點就是五臟相對自成體系，每一臟腑體系在人體生理
活動中又各司其職，以各自不同的活動方式參與機體的整體生理
活動，並通過其自身的經絡主司體表特定的直接絡屬的組織器官
功能活動；五臟系統之間，又存在著相互協作、相互制約的生理
關係，使人體形成了一個有機的生命整體。《內經》的藏象學說
是中醫生理學的基石，主導著後世醫家對人體生理功能的基本認
識。

病機學說

　　所謂「病機」，就是指疾病發生和變化的內在機理。《內經》

的病機學說可概括爲三個方面：其一爲「發病」說。疾病的發生機理，《內經》認爲主要取決於人體正氣的強弱和外界的致病因素兩個方面。正氣充盛，雖有疾病的流行，亦不罹病，因此《靈樞・百病始生》篇指出：「風雨寒熱，不得虛，邪不能獨傷人。」故善於攝養，保存正氣乃是防病之關鍵，《素問・上古天眞》所謂：「恬澹虛無，眞氣從之，精神內守，病安從來。」相反，如果正氣虛弱，邪氣便乘虛而入，導致發病。《評熱病論》說：「邪之所湊，其氣必虛。」其二爲「病因」說。《內經》病因主分內、外兩大類，《素問・調經論》說：「夫邪之生也，或生於陰，或生於陽。其生於陽者，得之風雨寒暑；其生於陰者，得之飲食起居，陰陽喜怒。」前者外感，後者內傷，此爲中醫病因說之嚆矢，後世醫家無不遵循，陳言「三因說」，李杲「辨內外傷」，皆由此而發。其三爲「疾病傳變」說。疾病的傳變十分複雜，《內經》從陰陽、內外、寒熱、虛實來歸納病變，大開後人辨識之法門。以陰陽言，《素問・太陰陽明》篇說：「犯賊風虛邪者，陽受之；食飲不節、起居不時者，陰受之。陽受之則入六府，陰受之則入五臟。」說明外感病多先傷陽腑；內傷病多先傷陰臟。以內外言，《素問・至眞要大論》說：「從內之外者，調其內；從外之內者，治其外。」內外病變皆須明其本，治病必求諸本。以寒熱言，常由陰陽偏勝所引起，《素問・調經論》云：「陽虛則外寒，陰虛則內熱，陽盛則外熱，陰盛則內寒。」以虛實言，《素問・通評虛實論》說：「邪氣盛則實，精氣奪則虛。」陰陽、內外、寒熱、虛實的變化，縱橫交叉，貫穿一起。《內經》的這些病機理論，對後人啓迪無窮，以之靈活應用於臨床，常能把握病變之本而給予正確的治療。

診法學說

《內經》診法的主要內容爲望、聞、問、切，乃後世診斷學之淵藪。《素問‧陰陽應象大論》說：

善診者，察色按脈，先別陰陽。審清濁而知部分，視喘息、聽聲音而知所苦，觀權衡規距而知病所主；按尺寸、觀浮沉滑澀而知病所生。以治則無過，以診則不失矣。

望診通過望神色、形態、舌苔來分析疾病的性質、部位和轉歸等大體情況；聞診包括聞聲音和嗅氣味；問診則強調「必審問其所始病，與今之所方病」（《三部九候論》）、注意病史採集和掌握今病的臨證表現；切診《內經》分「切脈」和「切膚」兩部分。切脈又分三部九候遍診法、人迎寸口診脈法（即今寸關尺三部診脈法）、診胃氣等諸法，其中不少診法，具有重要臨床現實意義，迄今爲醫家所循用。切膚是按上肢自尺澤至寸口的一段肌膚，故又稱「調尺」，大都爲切脈診疾之輔助。

治則學說

《內經》認爲臨床療效的好壞，一方面取決於把握病證的病機，求其致病之本，另一方面則在於醫者能否根據患者的病情施以各種不同的治療方法。《內經》載述的治療手段有養生（包括氣功、導引等）、針灸、按摩、藥物、醪醴（藥酒）等等。採用何種措施治療疾病，就應該根據病情變化和患者的體質、氣候、地理環境等因素確定正確的治療原則。《內經》的治療大法最重要的有三條：其一是「治未病」，包括未病則防病，如養生導引以強身防病等；已病則防變，所謂「發於機先」，從疾病的發展趨勢，安其未病之處以扭轉病勢，促其向癒。其二則是正確處理

標本先後緩急。所謂病因爲本，病證爲標；先病爲本，後病爲標；正氣爲本，邪氣爲標；患者爲本，醫工爲標等等。急則先治其標，緩則治其本，根據標本緩急決定病治的先後主次。其三則爲辨證立法，即以病證寒熱虛實性質，合之病位、體質、天時、地理擬定具體的治則。諸如寒則熱之，熱則寒之，虛則補之，實則瀉之，高者越之，下者引之等等，垂範千古，誠爲後世醫家治病之圭臬。

運氣學說

亦稱「五運六氣學說」。它是研究自然界與人的關係，尤其是自然界氣候的常變對人體生理、病理影響的變化規律，並試圖按照這些規律指導人們趨利避害、防病治病。「五運」，即以十天干（甲、乙、丙、丁、戊、己、庚、辛、壬、癸）化爲土、金、水、木、火五運；「六氣」，就是用十二地支（子、丑、寅、卯、辰、巳、午、未、申、酉、戌、亥）配合三陰三陽化爲君火、相火、濕、燥、風、寒六氣。「運」「氣」相合，根據一定的演算方法即可分析和推測各年氣候變化及疾病流行情況。《內經》的運氣學說認爲自然界的氣候變化有周期性的規律，人體的病理變化也相應地具有明顯的規律，在運氣太過與不及的年份這種變化尤爲明顯。近年來國際上新興的「醫學氣象學」也開始注意到並研究氣象變化同人類健康的關係，而二千多年前的《內經》早已進行了這方面的努力，並將人置身於「天地氣交」之中去考察自然環境對人的生理、病理方面的影響，而且由此確立了一整套推測和計算的方法，令人嘆爲觀止。國內學者爲了證實五運六氣學說的客觀性，分別對福建、鄭州、天津等地的氣象資料進行對比驗證，結果發現其符合率爲60～87％，其中諸如中運、司天、在泉等符合率分別爲100％、96.6％、100％、98.3

%，充分說明了運氣學說的科學性。對其預測各年份疾病流行情況和發病率的研究驗證工作也大致相符，爲預測今後年歲的基本發病規律的示了誘人的前景。

　　《內經》中尚有許多秘奧有待進一步的探討和研究，前人有「深山大澤，實生龍蛇」之比喻，以形容它的珍異譎怪。相信隨著現代科學的不斷發展，這部秦漢以前的古代經典醫著將更加燁燁生輝，造福於人類。

　　　　　　　　　　　　　　　　　　　（潘華信　朱邦賢）

煊赫一時的佚書《小品方》

《小品方》是晉代名醫陳延之所撰寫的一部方書，它精湛的醫學理論和治療經驗，對中醫學術發展有重要影響，曾享盛譽於唐代。

宋高保衡等在受朝庭詔命編纂、整理古醫籍時說：「臣嘗讀唐令，見其制，為醫者皆習張仲景《傷寒》、陳延之《小品》。張仲景書今尚存於世，得以跡其以為法，莫不有起死之功焉。以類推之，則《小品》亦仲景之比也，常痛其遺逸無餘」。（《校正備急千金要方後序》）可見，《小品》在唐代醫界很有學術權威性，能與被後人尊之為經典的《傷寒論》比肩，成為業醫者的必修課程。唐代學者孫思邈和王燾在《千金方》、《外台秘要》中，皆擷取了《小品》的學術精華。《小品》又流傳到國外而引起專家們的重視，日人丹波康賴於公元982年所編撰的《醫心方》、朝鮮金禮蒙等於公元1443年所纂輯的《醫方類聚》，也都載述了《小品》中不少珍貴的醫學資料。

令人費解的是，曾經煊赫一時的《小品方》，到了宋代卻已亡佚而不傳。北宋中葉，高保衡等作為官方的古醫籍整理機構，竟也無法找到它的一個完整的本子了，故有「痛其遺逸無餘」之嘆。

《小品》的內容到底如何？成書於什麼時代？歷來是醫家們欲解而不能的千古之謎。

按《隋志》載，其書凡十二卷。近悉日本《尊經閣文庫》藏有《經方小品》古本殘卷，昭和六十一年一月，小曾戶洋氏將該本目錄公諸學術界，其編次大致是：卷一至卷六為用藥、製藥法

及內科諸病證的治方，卷七、卷八為婦幼科病證的治方，卷九為服寒食散後諸證治方，卷十為外、傷科治方，卷十一專述本草藥性，卷十二為針灸要穴。這為我們研究《小品》提供了方便。

至於《小品》的具體學術內容，則幸賴《千金方》、《外台秘要》和《醫心方》的存在，才使我們今日得以窺其精萃之一隅，根據這些有限的資料，大致可歸結出《小品》的幾個學術內容和特點：

一、重視急重症的救治

中醫在古代必須熟諳各種重危急症的搶救，臨床任務遠勝於今日中醫門診，這在《小品方》中也充分地反映了出來。對於溺死、自縊、誤吞毒物、服毒、火燙傷等危急症，陳延之積有豐富的治療經驗。如療溺死方有「屈死人兩腳著人肩上，以死人背向生人背，負持走，吐出水便活」（《外台秘要》卷二十八）一法，應該說這種急救方法在當時是切實而有效。藥物救治則更具學術價值，如療傷寒、溫病之瘀血內結者，陳延之主用芍藥地黃湯（犀角、地黃、芍藥、丹皮），療效卓著，此方後被《千金方》轉引而更名為犀角地黃湯，被廣泛應用於臨床而成為千古不朽的名方；又如治療中風，《小品》倡用小續命湯，迄今仍被醫界奉為治療外中風之圭臬。

又如對外感熱性病的救治，陳氏重視探索其病之原，他不循舊軌，強調「傷寒、天行溫疫為異氣」，具體分別了傷寒、溫病、暑病、時行病的不同發病情況，是為後世溫病學家們所闡發的病原學說之嚆矢。

二、治療力求簡、廉、效

　　古人用藥，每多選珍貴難覓之品，影響了實際治療。有識之士如葛洪、陳延之等對此十分反感，主張用藥須價廉、易得而實效。在現存的《小品方》中，藥味大抵簡當，單味的也不少。如療吐血，主用蘘荷根一味，搗絞取汁一、二升；又如治泌尿道結石症的「治淋神方」，取車前子一味大量服之。經過臨床的反覆驗證，這些經驗都是令人信服的。在針灸治療取穴方面，他總結有近道、遠道二法：「頭病即灸頭穴，四肢病即灸四肢穴，心腹背脅亦然，是以病其處，即灸其穴，故言有病者可灸，此爲近道法也。遠道針灸法，頭病皆灸手臂穴，心腹病皆灸脛足穴，左病乃灸右，右病皆灸左，非其處病而灸其穴，故言無病不可灸也。」（《醫心方》卷二引）

　　所謂近道法，即孫思邈發揮之「阿是穴」者。凡此諸法方便易行，非常適合於山居僻野者的救療所需，倍受後人注目。《小品》的這種尚實精神，顯然是十分值得稱道的。

三、注重婦科疾患

　　《小品》卷七爲婦科證治專卷，其中不少見解和治方具有較高的臨床價值。如陳氏強調婦女晚婚有益於固護腎氣，並以此作爲預防婦科疾病之前提：「古時婦人病易治者，嫁晚腎氣立，少病，不甚有傷故也。今時嫁早，腎根未立而產，傷腎故也，是以今世少婦有病，必難治也。早嫁早經產，雖無病亦夭也。（《醫心方》卷二十一引）這種見解在晉代是難能可貴的，元代養陰名家朱震亨，力主晚婚、節護，亦其餘緒。尤引人矚目的是陳氏在當時已在探索中止妊娠，《外台秘要》卷三十四引載其妊娠欲去胎方：「妊娠欲去之、並斷產方：栝蔞、桂心各三兩，豉一升。」晚近婦產科臨床以天花粉（栝蔞根）引產成功，並展開專題研

究，足證陳氏之說是經過了反覆的實踐而得出的經驗總結，決非面壁虛構之辭。諸如此類的學驗頗不少，值得進一步重視和研究。

正由於《小品方》具有這些熠熠生輝的特色，故能在魏晉以降的眾多的方書中獨占鰲頭，得到「張仲景、《集驗》、《小品方》最爲名家」（《校正外台秘要·孫兆序》）的美稱，唐政府把它列爲醫者的必讀書籍，原由也在這裡。

《小品方》到底成書於何時？歷來學者們眾說紛紜，莫衷一是，有謂西晉，有稱晉代，更有人統稱爲六朝，這是學術界關注的另一問題。陳氏事跡，正史不載，禪史雜記亦未之見，給研究帶來了困難。其實，按現存的《小品方》資料，仔細分析，大致確定其生活在東晉比較合理，理由有二：

《小品》中載有治療腳氣病的較爲詳細的論治內容，如論述其證說：「或見食嘔吐，憎聞食臭，或有腹內痛兼下，或胸中沖悸……或喜舉體轉筋，或兩腳微腫，或直痺，或膝至腳不仁，時緩縱不隨。」（《醫心方》卷八引）這是作者業經反覆觀察和治療此病後才獲得的認識。然而，腳氣病的發生和流行當在西晉南渡之後，當時生活在中原地區的世家望族，爲避免北方少數民族的統治，隨晉室相率南遷，徙居到了皖、贛、蘇、浙、閩、粵一帶。由於飲食失調，水土不服，導致了腳氣的發生。初病者常常不自覺，及發現自己的一些症狀與別人一樣時，方知自己生的是腳氣病，正如《小品方》所說：「風毒中人，多不即覺，或因眾病乃覺也。」（《醫心方》）卷八引）從眾病腳氣的這一史料事實來看，《小品》之撰寫當在晉室南渡之後，此其一。

其二，據宋高保衡、林億等考證，齊、梁間陶宏景編輯《肘

後百一方》時，已將《小品》的一些內容收錄在其中，而陶氏書是在「太歲庚辰」（公元500年）定的稿，說明南朝齊前《小品方》早已盛行於醫界。又《小品》在治療下利方中曾說：「江夏太守以此法治。」按史載東晉自元帝至安帝（公元317～418年）皆在江夏設郡，置太守職，迨宋武帝（公元420～422年在位）後即變制江夏太守爲江夏王，以分封子孫，而《小品》之說是陳氏以這種方法治癒了江夏太守的病。這二條資料又證明《小品方》的撰寫當在南朝宋、齊之前。

晉室南渡之後，南朝宋、齊之前，那麼其書之出於東晉也就沒有疑義了。

晚近中外學者對《小品》的研究猶方興未艾，但是如果沒有以古本《小品》全文爲依據，終難以得其窾要，所以我們同時又寄希望於考古發掘工作的深入開展，當年風靡一時廣爲流傳的《小品方》，幸存一部於地下是完全有可能的，如能重新出土，則其全部學術奧秘自可大白於天下，《小品》之所以得到唐政府高度重視的不解之謎，亦當隨之而被徹底揭開了。

閒話孫思邈的治學精神

孫思邈作爲隋唐時代的一位醫生，一千三百餘年以來，廣泛地受到人們的景仰和頌揚，並蜚聲海外，成爲一位著名的世界文化名人。孫氏成功的經驗，值得重視和研究。

孫思邈是京兆華原（今陝西耀縣）人。他的生卒年代有二說：一說爲公元581年到682年（隋開皇元年到唐永淳元年），另一說是公元541年到682年。前說根據《舊唐書》所載思邈自云開皇辛酉歲（公元581）生的說法，然而，《舊唐書》所記思邈的行跡，卻與此不符。如謂：「周宣帝（公元579年在位）時，以王室多故，乃隱居太白山（終南山）。」依前說則孫氏尙未生，何以有退隱之事？那麼，《舊唐書》「思邈自云」是什麼意思呢？清張璐在《千金方衍義》中解釋說：「自云生於開皇，乃托辭也。」但不論生於梁還是隋，到唐高宗時，思邈已是德高望重的著名的長壽學者了。然而他又不願以長壽自炫，正如王鳴盛在《十七史商榷》中所說的，「思邈蓋不欲以長生不死，驚駭世人，故自隱其年，而詭詞云開皇辛酉生，」這是頗有見地的。所以醫界多數學者趨於後說，即公元540～682年，整整活了一百四十餘歲，這在我國歷史記載上頗爲罕見。

《舊唐書》曾載：孫氏「七歲就學，日講千言」，有「聖童」之稱；「弱冠善談《老》、《莊》及百家說，兼好釋典」，說明青年時期的孫思邈，學問已很淵博，對儒、道、釋三家理論深有研究。在他的論著《千金方》中，既有受孔、孟之道影響的痕跡，又有不少宣揚「發大慈惻隱」、「普救含靈」的釋家教義，更滲透著「清靜無爲」的老莊哲學思想，所以有學者稱思邈乃三教合一者。

由於他博學多聞，品性高雅，深受數朝皇帝的賞識。隋文帝時，曾「徵爲國子博士」，孫「稱疾不起」。隔了數十年，唐太宗即位後，亦仰慕其學識，召至京師，「嗟其容色甚少，謂曰：故知有道者，誠可尊重，羨門、廣成，豈虛言哉？」（《舊唐書》）遂授以爵位，被思邈謝辭。顯慶四年（公元659），唐高宗召見他，拜諫議大夫，仍「固辭不受」，被挽留在京都，直到上元元年（公元674），「辭疾請歸」。

孫思邈在世時，受到當時不少學者、名人的尊重。如唐初魏徵受詔主修齊、梁、陳、周、隋五代史，恐遺漏不全，曾多次趨訪請教，思邈「口以傳授，有如目觀」。當時以善文、工書、有絕人之力而被稱爲「三絕」的學士宋令文，詩壇負有盛名的「初唐四傑」之一盧照鄰，都曾「執師資之禮，以事焉」。顯然思邈在當時確是一位學富思深、眾望所歸，而又性甘淡泊、不事仕進的學者。

思邈致力於醫學研究，勤奮誠篤，終生未輟。正如他自己所說：「青衿之歲，高尚茲典；白首之年，未嘗釋卷。」（《千金要方·序》）他認爲醫學是「至精至微之事」，不能以「至粗至淺之思」草率對待。強調學醫必須博覽群書，古代典籍如《素問》、《針經》、《甲乙經》、《明堂流注》、張仲景、王叔和、阮河南等經方皆當深研；而醫書之外，他認爲又要「妙解」《周易》及其它經、史、諸子之說。只有這樣廣拓知識面，才能於「醫道無所滯礙」而「盡善盡美」。可見他對學醫的要求是很嚴格的，這對今天學醫者來說，也不乏借鑒意義。

思邈自己學醫的態度也是十分認眞而感人的。他曾說：「至於切脈、診候、採藥、合和、服餌、節度、將息、避愼，一事長於己者，服膺取決。」（《千金要方·序》）其謙虛好學，精勤不

倦的精神，確實可貴。他最反對學醫者淺嘗輒止、沾沾自喜，認為如果「讀書三年，便謂天下無病可治」，則必會陷入治病三年，「無方可用」的窘境。思邈此戒，已成爲學醫者的座右銘。

孫思邈論述醫德，詳備而精嚴，其《大醫精誠》謂：「凡大醫治病，必須安神定志，無慾無求，先發大慈惻隱之心，誓願普救含靈之苦。若有疾厄來求救者，不得問其貴賤貧富，長幼妍蚩，怨親善友，華夷愚智，普同一等，皆如至親之想；亦不得瞻前顧後，自慮吉凶，護惜身命；見彼苦惱，若己有之，深心淒愴，勿避嶮巇，晝夜寒暑，飢渴疲勞，一心赴救，無作功夫形迹之心。如此可爲蒼生大醫，反此則是含靈巨賊。」（《千金要方》）這段話較全面地提出了醫生所必須恪守的道德準則，已成爲後世行醫者的道德規範。他認爲「人命至重，有貴千金」，把自己的醫著以「千金」命名，正是體現了這種崇高的精神境界。一千三百餘年來，孫氏的這些論述在醫界廣爲傳頌。直到今天，在廣大中醫界還普遍存在著較爲良好的服務態度和精神面貌，這與孫氏所提倡的傳統醫德是一脈相承的。

孫氏在醫療實踐中，又總結出了一句珍貴的名言：「膽欲大而心欲小，知欲圓而行欲方。」（《舊唐書·本傳》）強調醫生治病，既須鄭重愼密、小心翼翼，又要大膽果斷，毅然能決；在治療實踐中，要善於隨機應變、靈活變通，而在品行修爲方面，又須端方正直，一絲不苟地恪守醫道準則，不可稍有偏離。

孫思邈生平著作甚豐，所撰《備急千金要方》及《千金翼方》兩部醫學巨著，爲中醫學典籍中不朽之作，廣泛傳播於海內外。此外，還著有《枕中素書》、《孫眞人衛生歌》、《孫眞人攝養論》、《醫家要鈔》、《五藏旁通導養圖》、《千金月令》、《芝草

圖》、《千金養生論》、《養生要錄》、《眞氣銘》等，並注解了
《老子》、《莊子》等著作。在歷代史志上署名孫思邈的著作有五
十八種之多，其中有關醫學的也逾四十餘種。能確定爲孫氏所撰
者有二十餘種，可惜餘書多亡佚不存。

　　孫思邈的成功之路，是值得後人深思和借鑒的，然而他治學
之勤，業醫之精，待人之誠，尤堪爲師表。

千金難求的《備急千金要方》

孫思邈以畢生精力撰寫的醫學巨著－《備急千金要方》，蒐輯了我國唐以前的大量醫學文獻資料，把古代和當時流傳的許多治病經驗，結合自己的心得體會，載錄成帙，垂範千秋。宋林億等在《新校備急千金要方序》中贊之曰：

有唐眞人孫思邈者⋯⋯以上智之材，抱康時之志，當太宗治平之際，思所以佐乃後庇民之事，以謂上醫之道⋯⋯而乃祖述農黃之旨，發明岐、摯之學，經掇扁鵲之難，方採倉公之禁，仲景黃素，元化綠袟，葛仙翁之必效，胡居士之經驗，張苗之藥對，叔和之脈法，皇甫謐之三部，陶隱居之百一，自餘郭玉、范汪、僧坦、阮炳，上極文字之初，下訖有隋之世，或經或方，無不採摭，集諸家之所秘要，去眾說之所未至。

眞可謂汪洋浩瀚，博大精深，成爲我國現存最早的醫學類書。

《千金》的價值在於它鳩集前朝遺秘，使不少古代瀕臨失傳的珍貴醫學典籍，得以保存了下來，而使後人有幸一睹先哲的學術豐采；它繼往開來，唐代醫學在此基礎上，醫風爲之一變，開創了唐、宋醫學的新風貌。在祖國醫學寶庫中，它是一顆熠熠生輝的璀璨明珠；在中醫學術發展史上，它是一塊重要的歷史豐碑，記載著古人的不朽業蹟。

《備急千金要方》凡三十卷，收方五千餘首，門類兼備，理法俱全。序例首載「大醫習業」及「大醫精誠」篇，強調爲醫必

須業精心誠。其後順序爲：婦、幼、七竅、諸風、傷寒、臟腑、外科、解毒、備急、食治、養性、平脈、針灸。既多祖述，又不乏己驗，對中醫學術發展有深遠的歷史影響。

在養生方面，孫氏以道家所主張的「清靜無爲」作爲主導思想，強調抑情寡慾、攝養自奉。強調「人之壽夭，在於撙節」，並以老子語通俗地說明撙節之重要：「人生大限百年……如膏用小炷之與大炷」倘「淡然無爲」，便如同小炷焚膏，久燃而滅緩。他把這種主導思想，稱爲「不死之藥」。此外，他又全面地論述了養生的具體方法，專篇討論了「常欲小勞」、導引、按摩、內視調氣、依時攝養、食宜、食養、服食、服水、房中等，較系統地總結了唐以前的養生學。

在外感病方面，孫氏有感仲景學術的湮沒，而發「江南諸師秘仲景要方不傳」之慨，致力於對仲景學驗的搜集和整理，對《傷寒論》的成書和研究，起有積極的作用。此外，他又悉心搜輯諸家方論，精選了華佗、王叔和、陳延之等名家的理論和治驗，對後世溫病學的發展有重大影響。其中如載有華佗論溫病發斑的資料，華佗認爲發斑屬胃熱，分虛實二種：一由「熱毒在外，未入於胃，而先下下之者，其熱乘虛入胃……胃虛熱入爛胃也。其熱微者赤斑出……劇者黑斑出」（《千金要方·傷寒》）。一由「病者過日，不以時下，則熱不得泄，亦胃爛斑出」（同上）。此說後爲葉桂發胃爛發斑名論所本。

孫氏十分重視「時行溫疫」，詳述四時五臟陰陽毒之證治（「青筋牽病」、「赤脈攢病」、「白氣狸病」、「黑骨溫病」、「黃肉隨病」），所用藥物皆採用石膏、大青、梔子、芒硝、生地、豆豉、黃芩、知母、升麻、羚羊等寒涼之品，對後世治疫影響極大。宋代名醫龐安時將孫氏上述資料收入《傷寒總病論》一書

中，後人常誤爲龐氏之發明，思邈之功，於此可見一班。孫氏又強調預防用藥，《千金》中載述多種辟溫方藥，如屠蘇酒、太乙流金散、雄黃散、辟溫病粉身散、治瘴氣方等，皆是古人防病經驗的總結。其中屠蘇散在日本早已廣爲沿用，形成風俗，迄今不衰。

　　思邈對雜病論治尤多貢獻。如治療中風，《千金》收載以驅散風邪爲主的古方大、小續命湯等，被後世奉爲治療眞中風的代表方劑。然而，孫氏個人對中風亦有建樹，他強調勞心煩神、嗜慾妄念、攝養不愼爲中風之病本，認識到正虛可直接產生內風，其證皆呈本虛標實（本虛爲精氣之虧，標實爲痰熱之盛）。他指出「凡患風人多熱」、「凡中風多由熱起」，治療主張先予清熱滌病，宜竹瀝湯（生葛汁、竹瀝、生薑汁）、荊瀝方（荊瀝、竹瀝、生薑汁）；接著宜服羚羊、石膏、黃芩、芍藥、升麻、地骨皮、地黃、天冬等平肝熄風、清熱養陰之品。這些學驗在當時都是卓然新見，說明早在唐代人們對內風證治已有所研究。

　　在虛損病證的治療方面，《千金》組方偏雜是一個鮮明的特色。如在補益方劑中常加入一些祛邪藥物，其中以防風、羌活、乾漆、大黃爲最多用。治療五勞、七傷、諸虛不足、目視䀮䀮、耳無所聞的黃耆丸，方以人參、黃耆、石斛、當歸、地黃、蓯蓉、羊腎、棗膏等滋補爲主，另參入防風、羌活、細辛、乾薑、附子、桂心等等；治勞傷的腎瀝湯，在大隊補養藥中加入了一味乾漆；治虛損羸瘦百病的大薯蕷丸中也增入了乾漆和大黃。究其理則關鍵在於通，補而兼通，是謂通補，有補養正氣、廓清餘邪之長，可避留邪、膩滯不化之短。事實上純虛證極少，故《千金》方頗切合於臨床實用。《千金方》的偏雜又表現在寒、溫藥物的同用，其大致情況有三種：一以溫陽散寒爲主，濟以苦寒清火。

如「治久病虛羸，脾氣弱、食不消」的溫脾丸，組方以吳茱、桂心、乾薑、細辛、附子溫陽逐寒爲主，濟以黃柏、黃連、大黃的苦寒。清張璐在《千金方衍義》剖析其義謂「非用三黃之苦寒，標撥上盛，則茱、桂、薑、附入胃先助上熱」，就不能起到溫補陽氣的作用了。二以甘寒養液爲主，佐以辛溫開滯。如治「肺胃枯槁」的地黃煎，在地黃汁、麥冬汁、栝樓根、知母、鮮骨皮等甘寒濡潤藥中，佐入薑汁一味，取「辛以開結」意，可以宣通氣機、發越怫鬱。此法傳諸後世，劉完素、朱震亨、葉桂應用頗得心應手，各多發揮。三溫補精氣，濟以養陰清熱。如晉唐時常用的治男子風虛勞損方，方中有蓯蓉、桂心、菟絲、巴戟等溫補腎陽，又用生地黃汁、生地骨皮、生麥門冬汁、石斛等濡養陰液，適用於陰陽俱虧之證，對後人制劑陰陽互濟，不無啓迪。

在血證治療中，《千金》側重在消瘀、涼血、清熱，常用犀角、大黃、生地、丹皮、桃仁、芍藥等藥。《小品方》的犀角地黃湯（原名爲芍藥地黃湯），即初載於此。《千金》又載錄了不少臨床確有實效的單方、驗方，如「吐血百治不差、療十十差（瘥）、神驗不傳方」，由生大黃末和地黃汁兩味組成，有令人意想不到的止血佳效，今日已得到了臨床的科學驗證。

在方劑學方面，《千金》集唐前方劑之大成，對方劑學的發展，有不可磨滅的貢獻。其成就大抵有二：一、化裁仲景經方，以更切合於時用。根據臨床實際病證，把仲景《傷寒論》中某些方劑，加以變化，而擴展爲一組類方。如當歸生薑羊肉湯，《千金》則衍變爲羊肉湯、羊肉當歸湯、羊肉杜仲湯、羊肉生地黃湯、羊肉桂心湯、羊肉黃耆湯，既保持了仲景方的要旨，又擴大了應用範圍，賦以新的生命力。又如小建中湯，《千金》則變化爲前胡建中湯、黃耆湯、樂令黃耆湯、內補當歸建中湯、內補芎

蓻湯、大補中當歸湯等等。這種重視實踐、學古能化、變革經方的創新思想，爲後世醫家所罕見。二、《千金》爲方劑之浩瀚汪洋，足供後人汲取、應用。《千金》中不少方劑成爲後世醫家習用的名方，如大、小續命湯、犀角地黃湯、紫雪丹、孔子枕中丹、腎瀝湯等。也有某些方劑，被後人損益而定型爲新的名方，如「治男子五勞六絕」的內補散（地黃、巴戟、甘草、麥多、人參、蓯蓉、石斛、五味、桂心、茯苓、附子、菟絲、山茱、遠志、地麥），本是晉唐時流行的一張調補方，後爲劉完素地黃飲子所本，移作治療中風後瘖痱、癱瘓的專用方。又如生地黃煎（生地黃汁、生地骨皮、生天多、麥多、白蜜、竹葉、生薑汁、石膏、括樓、茯苓、葳蕤、知母），明清諸溫病家，訂制各種甘寒養液方，無有越其藩籬者。

但是，由於歷史上的各種因素，《千金》其書自金元而至明清，流傳不廣，一般臨床醫生很少有機會能得到它，其書的完整面目及學術成就亦非人們所稔知，因此在中醫學術的沿革中，曾經盛極一時唐代醫學，在後世卻反寥寂寡聞起來，遠不能望金元醫學之項背，這是對歷史的曲解。雄視千古、立異鳴高的清代傑出醫學家徐靈胎，在《醫學源流論》評《千金方》中指出：「仲景之學，至唐而一變……此醫道之一大變化也，然其用意之奇，用藥之功，亦自成一家，有不可磨滅之處。」其所謂「變」，實則是變革舊制，使之越出仲景之學的框架，而開創出一個繁豐尙實、保持著嚴謹的科學內涵的醫學新天地，從而翻開了我國醫學史上極其光輝燦爛的又一重要篇章。

《原病式》的奧義所在

《素問玄機原病式》是劉完素的主要醫學代表著作，它集中地反映了劉氏獨特的醫學思想，在病機理論方面尤多創新和闡發，對中醫病機學作出一定貢獻，深得後人的重視，其主要內容，大致可概括爲如下幾個方面：

臟腑六氣病機學說

臟腑病機理論《內經》發其端，仲景在臨症實踐中光大之，華佗《中藏經》、王叔和《脈經》倡臟腑虛實爲綱，孫思邈將寒、熱二氣移入臟腑辨證之綱，乃爲臟腑六氣病機理論之先驅。然而，孫氏凡言臟實必熱，臟虛必寒，虛熱和寒實的病機未曾言及。劉完素認爲尚有未盡善處，指出：「叔世不分五運六氣之虛實，而一概言熱爲實而虛爲寒。」（《三消論》）嗣後，唐太僕王冰曾提出過臟腑本氣理論，要點是：「物體有寒熱，氣性有陰陽……夫肝氣溫和，心氣暑熱，肺氣清涼，腎氣寒冽，脾氣兼並之。」（《素問·王注》）用自然界六氣來說明人體五臟本氣的性質，使臟腑之氣與天地間運氣統一了起來。劉完素在上述有關理論的影響下，將人體臟腑虛實寒熱的變化，與五運六氣密切結合，全面地提出臟腑六氣病機學說。他認爲臟腑的本氣是：肺氣清、肝氣溫、心氣熱、脾氣濕、腎氣寒，如果臟腑虛實有變，則臟腑的相應之氣也隨之而發生變異，這就是劉氏的所謂：「蓋肺本清，虛則溫；心本熱，虛則寒；肝本溫，虛則清；脾本濕，虛則燥；腎本寒，虛則熱。」（《三消論》）臟虛所產生病變的性質與本氣恰恰相反，臟實所出現病證的性質則是本氣的加劇，由生理變成了病理。如肺本清，肺實則爲肺寒；心本熱，心實則爲火熱等等。需要說明的是臟腑本氣，是指臟腑的生理特點而言，又

稱內六氣，與外生六氣有間，當然它又受到外六氣的影響。故劉氏又說：「一身之氣皆隨四時五運六氣興衰而無相反矣。」（《原病式・熱類》）

劉氏認爲臟腑本氣興衰後，即產生臟腑病變，如：「脾胃土濕也，濕氣自甚則爲積飲、痞滿或爲腫滿，以燥藥去其濕，是謂瀉其脾胃之本也；或病燥熱太甚，而脾胃乾涸成消渴者，土濕之氣衰也。」（《三消論》）說明脾胃水濕之氣過旺，便成痰飲、水腫等病；水濕本氣不足則爲消渴。在治療上，對脾土本氣過甚者，治以溫燥之藥，除去其濕，對脾土本氣不足者，予寒潤藥補陰濡燥，以補脾土之虛。故劉氏概括脾土病的治則是：「補瀉脾胃之本（氣），燥其濕則爲瀉，潤其燥則爲補。」（《原病式・濕類》）

臟腑本氣興衰後，臟腑間的生理平衡遭破壞，可影響其它臟腑而引起疾病，故劉氏說：「臟腑不必本氣興衰而能爲病，六氣互相干而病也。」（《三消論》如中風一證，他剖析其機理曰：「中風偏枯者，由心火暴甚，而水衰不能制之，則火能克金，金不能克木，則肝木自甚而甚於火熱，則卒暴僵仆。」（《原病式・熱類》）說明中風的症結在於「心火熾盛」。

劉氏所闡發的臟腑六氣病機學說，以本氣特性爲綱，旨在說明每一臟腑的病變各有其特殊性和規律性，是研究人體生理、病理的一條重要途徑。

亢害承制理論

《素問・六微旨大論》本有亢害承制說：「亢則害，承乃制，制則生化，外列盛衰，害則敗亂，生化大病。」又：「相火

之下，水氣承之；水位之下，土氣承之；土位之下，風氣承之；風位之下，金氣承之；金位之下，火氣承之；君火之下，陰精承之。」闡明了亢害承制的性質和規律。劉完素結合臨床，把亢害承制引申爲剖析疾病的說理工具，從而衍化成一種特殊的病機學說。

劉氏指出：「五行之理，微則當其本化，甚則兼有鬼賊，故經曰亢則害，承乃制也。」（《原病式・熱類》）凡臟腑病變，一般情況下與臟腑本氣興衰的表現相符，如心氣旺則熱，土氣旺則濕，腎氣旺則寒，這就是他所謂的「本化」。但如果某氣過旺的話，就會出現一種惑人的假象，即所謂「鬼賊」。假象的表現是有規律的，「木極似金，金極似火，火極似水，水極似土，土極似木，故經曰：亢則害，承乃制，謂己亢過極則反似勝己之化」（《素問病機氣宜保命集序》），說明某臟本氣過盛，會出現一種勝制其本氣的假象。如火旺極之反現寒冷，寒冷是假象，火熾乃其本質。劉氏認爲應透過假象而把握其本質，說：「俗流未之知，故認似作是，以陽爲陰，失其本意，經所謂誅罰無過，命曰大惑。」（《原病式・熱類》）在治療上則須瀉其過亢之氣以治本，絕不可爲假象所惑而誤治其標。劉氏對亢害承制理論的發揮，不僅對病理變化的論證和疑似病證的眞假作出了深刻的分析，而且爲後世醫界的診斷和治療學提供有益的啓迪。

玄府閉塞論

玄府之論，出諸《內經》，「所謂玄府者，汗空也」（《水熱穴論》）。劉氏認爲玄府不僅專指汗空，也不獨具於人：「玄府者，無物不有，人之臟腑、皮毛、肌肉、筋膜、骨骼、爪牙，至於世之萬物盡皆有之，乃氣出入升降之道路門戶也。」（《三消

論》）他把人體各種組織的腠理統稱爲玄府，營衛、氣血、津液在人體腠理中的正常生理功能，被稱爲玄府「氣液宣通」。反之，如果玄府閉塞，則氣血津液不能宣通，臟腑器官也就不能維護其正常的生理功能，而出現種種病理變化。

「玄府」閉塞的原因，完素主要歸咎於熱氣怫鬱，「熱甚則腠理閉塞而鬱結也」（《原病式‧熱類》），玄府閉塞則氣液不能宣通，諸病由作。劉氏在《原病式》一書中舉陽氣怫鬱證有二十餘種之多，諸如鬱結、痞塞、腫滿、瀉痢、帶下、淋閟、遺尿、結核、喉閉、耳聾、中風、熱厥等。在論瀉痢燥渴時說：「濕熱甚於腸胃之內，而腸胃怫熱鬱結，而又濕主乎痞，以致氣液不得宣通，因成腸胃之燥，使飲渴不止。」（《原病式‧熱類》）又如論陽厥，由於陽氣怫鬱，陰陽偏傾，不能運於四肢；耳聾是水衰火實，熱鬱於上，而使聽戶玄府壅塞，神氣不得通泄；目盲則是「熱鬱於目，無所見也」；遺尿不禁是「熱甚客於腎部，乾於足厥陰之經，廷孔鬱結，熱甚而氣血不能宣通」（《原病式‧熱類》），故液滲入膀胱爲遺尿。另外，感受寒邪亦可造成腠理閉塞，陽氣怫鬱而爲熱，劉氏也是用玄府閉塞來解釋的。

玄府閉塞理論是劉氏在病機創新方面的一個重要內容，是他治病擅用寒涼通導藥的理論依據所在。王好古在《此事難知》中評價其說曰：「劉氏用藥務在推陳致新，不使少有怫鬱，正造化新新不停之義，醫而不知也，是無術也。」

火熱病機理論

劉氏所發臟腑六氣、亢害承制、玄府閉塞諸說，都是說理演繹工具而已，歸根到底，它們都爲火熱病機的這個主題所服務。臟腑六氣說，劉氏的歸宿點是，「三焦無不足，腎臟難得實」。

三焦主火，故凡三焦病證都是火熱有餘；腎臟主水，腎水難足，故其病亦皆爲水虧火盛。亢害承制說之關鍵在於「火極似水」，即使見到寒冷之症，劉完素也可持其獨特的亢害承制說把它作爲火熱病證來對待。而玄府閉塞亦皆由熱氣怫鬱所致。所以通過上述諸說的系統闡發，其理論核心已不言而喻地結聚在火熱兩字上，在他的論著中，無不拳拳孜孜著意發發揮此題。《原病式》以《內經》病機十九條爲綱，對火熱病機大事擴展，將《內經》原屬火熱的十五種病證，增加爲五十六種，並補燥邪病機一條，曰：「諸澀枯涸，乾勁皴揭，皆屬於燥。」以拾《內經》病機所遺。所謂燥者，亦無非水衰火盛而已。

　　闡發火熱病機的途徑，劉主要有「六氣皆從火化」、「五志過極皆爲熱甚」、「六經傳受皆爲熱證」三條。「六氣皆從火化」言六氣最後皆歸轉爲火熱，而火熱又爲其它諸氣之本原；「五志過極皆爲熱甚」則指情志過劇，妄動而爲火；「六經傳受皆爲熱證」指傷寒六經病變，自始至終都屬於熱。劉氏弟子馬宗素在《傷寒醫鑒·論六經傳變》中進一步張揚師說：「人之傷寒則爲熱病，古今一同，通謂之傷寒⋯⋯六經傳受，由淺至深皆是熱證，非有陰寒之證，古聖訓陰陽爲表裡，惟仲景深得其意，厥後朱肱編《活人書》，特失仲景本意，將陰陽兩字釋作寒熱，此差之毫厘，失之千里矣。」在完素看來，凡傷寒三陰三陽病證，無不屬熱，故後世學者有稱頌其爲「溫病學派之開山」。

　　劉氏諸說，揭開了金元「新學肇興」之序幕，大大促進了醫學理論研究中的更新之風，使中醫學術更趨深化和不斷發展。

《醫門法律》的精要點

喻昌（1585～1664）是明末清初著名醫家，與張璐，吳謙齊稱爲三大家。喻氏注重醫學理論研究，富於創新精神。著有《尙論篇》、《醫門法律》、《寓意草》等，其中以《醫門法律》較爲全面地總結了他的醫學思想和治療經驗。該書的形式也很有特色，以論、法、律爲綱進行論述，主題鮮明，內容扼要，受到後人的重視和好評。《四庫全書提要》說：「……法者治療之術，運用之機；律者明著醫之所以失，而判定其罪，如折獄然。蓋古來醫書，惟著病源治法，而多不及施治之失；即有辨明舛誤者，亦僅偶然附論，而不能條條備摘其咎。昌此書乃專爲繩庸醫誤人而作，其分別疑似，既深明毫厘千里之謬，使臨證者不敢輕嘗；其抉摘瑕疵，並使執不寒不熱、不補不瀉之方。苟且依違，遷延致變者，皆無所遁其情狀，亦可謂思患預防，深得利人之術者矣。」由於《醫門法律》能揭示時弊，擊中要害，且多闡發富有新意的醫學理論，故在清代流傳甚廣，幾成師授弟子的必讀書籍。它的重要學術思想，大致反映在如下幾個方面：

闡發秋燥，主張錯簡

秋傷於燥，除劉完素有「諸澀枯涸，乾勁皴揭，皆屬於燥」之說外，歷代醫家專論者甚少。喻氏對秋燥進行了深入的研究，認爲燥與濕的性質截然不同，二氣各主時令：「燥之與濕，有霄壤之殊。燥者天之氣也，濕者地之氣也，水流濕，火就燥，各從其類」。「春月地氣動而濕勝，斯草木茂暢。秋月天氣肅而燥勝，斯草木黃落。故春分以後之濕，秋分以後之燥，各司其政」。《秋燥論》喻氏之論是針對《素問。生氣通天論》「秋傷於濕，上逆而咳」和《素問·陰陽應象大論》「秋傷於濕，冬生咳

嗽」而發，認為《內經》之「濕」字是錯簡，係「燥」字之誤。他指出：春傷於風、冬傷於寒、夏傷於暑都是傷於主時之氣，而燥為秋之主氣，秋傷濕顯然是不合邏輯的，故而強調：「《內經》病機十九條，獨遺燥氣，他凡秋傷於燥，皆謂秋傷於濕，歷代諸賢，隨之作解，弗察其訛，昌特正之。大意謂春傷於風，夏傷於暑，長夏傷於濕，秋傷於燥，冬傷於寒，覺六氣配四時之旨，與五運不相背戾。」（同上）大膽地指正《內經》之錯訛，且言之成理，確屬難能可貴。

　　根據臨床實際，他把秋燥病證歸納為兩大類表現：一類即《內經》所謂「燥勝則乾」，在外則肌膚皴揭乾枯，在內則精血枯涸，津液耗竭；另一類主要表現為燥邪犯肺。喻氏認為《素問·至眞要大論》所說：「諸氣膹鬱，皆屬於肺」、「諸痿喘嘔，皆屬於上」，俱指燥氣犯肺，而決非傷於濕邪。如果肺氣不燥，那麼肺氣就能行清肅之令，達於全身，決不會出現肺氣膹鬱，「惟肺燥甚，則肺葉痿而不用，肺氣逆而喘鳴，食難過膈而嘔出，三者皆燥證之極者也」。（同上）這些病理上的闡發，是頗具特色而不乏現實意義的。值得指出的是喻氏在「燥咳」的辨證上，並不把它局限在乾咳無痰或少痰等表現，即使痰多、喘咳亦可由燥咳所致，其特點為「傷燥之咳，痰粘氣逆」（《醫門法律·咳嗽續論》），從而為據咯出之痰辨治秋燥病證，又開了一大法門。鑒於歷代治燥專方缺如，喻氏又自製清燥救肺湯（桑葉、石膏、甘草、人參、麻仁、阿膠、麥冬、杏仁、枇杷葉）以主治諸氣膹鬱、諸痿喘嘔等證。其用意是使肺氣得潤則能行肅降之令，治節有權則諸症自癒。此方數百年來為臨床醫家廣泛採用，療效信而有徵，倍受推崇。

論述大氣，維身之本

「大氣」之說，首見於《內經》。但其含義多端，或指太虛之氣，或指客邪之氣，或直指宗氣。《金匱》亦有「大氣一轉，其氣乃散」之說，孫一奎認為其即宗氣。喻昌在前人論說的基礎上，加以深入的闡發。在生理上，他認為人體的一切活動，以及生、長、壯、老都與大氣密切有關，他說「惟氣以成形，氣聚則形存，氣散則形亡。」（《醫門法律・大氣論》）人之有生和延續生命，都依賴於大氣的支持。大氣的具體生理功能是「統攝營衛、臟腑、經絡而令充周無間、環流不息，通體節節皆靈者，全賴胸中大氣為之主持」。（同上）大氣主宰全身諸氣，諸氣只有在大氣的統攝下，才能各自發揮功能，協調其生理活動。大氣與宗氣、膻中之氣有什麼區別呢？喻氏認為膻中是臣使之官，其功能很局限，宗氣則有一定墜道，非洪蒙無際的大氣所可比。喻氏所謂大氣，實指「胸中陽氣」而言，乃屬生命活動的生發之本。他舉《金匱》「大氣一轉，其氣乃散」來說明大氣的重要性。如胸中陽氣充旺，就能溫煦、布達全身、驅除陰霾邪氣，促使疾病痊癒。喻氏此論，對晚清張錫純影響很大。張氏復加發揮，認為胸中大氣即「上焦陽氣」，並從臨證角度強調「大氣下陷」較之「中氣下陷」危險得多。特擬升陷湯（生箭耆、知母、柴胡、桔梗、升麻）以治療大氣下陷證，雖屬一家之言，亦可資臨床參考，這是對喻氏說的發展了。

中風證治，內外兼究

在中風論治方面，金元之後，李朱之說盛行，「李東垣則主氣為訓，是氣召風入，氣為本，風為標矣。朱丹溪則主痰為訓，是痰召風入，痰為本，風為標矣。」（《醫門法律》卷三）喻氏對此頗不以為然，認為不當為二子之說所束縛，根據《內經》、《金匱》的論述，他提出「竅空風中」的理論，舉仲景侯氏黑散

為治療主方，他說：「驅風之中，兼填空竅，為第一義也。空竅一實，庶風出而不復入，其病瘳矣。古方中有侯氏黑散，深得此意，仲景取為主方，隨制數方，補其未備，後人目睹其方，心炫其指，詎知仲景所為心折者，原有所本，乃遵《內經》『久塞其空，是謂良工』之語耶？」（同上）這是指正虛風中的外風而言。自清葉桂以降，多側重於內風論治，而侯氏黑散、大小續命湯、風引湯等古法幾廢。晚近有學者提出須重視外風論治，喻氏的獨特見地是值得借鑒和參考的。

在論述外風的同時，喻氏亦不忽視內風，他說：「外風暴發，內風易熾，熱漑甘寒，避居密室，毋見可慾，毋進肥鮮，謹調千日，重享天年。」（同上）進而又加說明：「世傳中風之人，每遇外風一發，宜進續命湯以御之，殊為不然，風勢才定，更用續命湯重引風入，自添蛇足也。惟用甘寒藥頻頻熱服，俾內不召風，外無從入之路。且甘寒一可息風，二可補虛，三可久服，何樂不用耶？」（同上）其所言實際內容，已屬水虧火熾的內風證。他提出以甘寒藥圖本為主，可以「息風」、「補虛」，後人很少注意及此，獨被葉桂捃摭其旨。在《臨證指南醫案》中稱之為「甘味熄風」，並廣為引申，以甘寒為主，兼有甘溫、甘酸、甘辛、甘鹹、甘濡等之分，此亦濫觴於西昌學術。

逆流挽舟，垂範後學

對於夏秋間暑濕熱交蒸的痢疾，喻昌在論治上亦持有卓見：「外感三氣之熱而成下痢，其必從外而出之，以故下痢必從汗，先解其外，後調其裡。首用辛涼以解其表，次用苦寒以清其裡，一、二劑癒矣。失於表者，外邪但從裡出，不死不休，故雖百日之遠，仍用逆流挽舟之法，引其邪而出之外，則死證可活，危證

可安。」(《醫門法律》卷五) 其論頗不同於通常痢疾忌汗之說，強調通過發汗，使濕熱暑邪從外而解，這就是喻氏所稱的「逆流挽舟」法。方取人參敗毒散(羌活、獨活、前胡、柴胡、芎藭、枳殼、茯苓、桔梗、人參)。喻氏認爲「三氣門中，推此方爲第一。」(《醫門法律》卷四) 當然，逆流挽舟法僅是治痢之一法，喻氏亦根據不同病情辨證治療。如熱毒痢就非此法所宜，他主張以「大黃、黃連、甘草一晝夜連進三、五十杯」，通因通用治之。然而逆流挽舟法是他所倡導的一種獨特治痢方法，深爲後世醫家所重。

　　《醫門法律》還載有不少有價值的醫學理論和治療經驗。如「凡治病不明臟腑、經絡，開口動手便錯」(《醫門法律》卷一)，成爲醫界諺語，廣爲流傳。又如治單腹脹主以三法：「培養一法，補益元氣是也；招納一法，升舉陽氣是也；解散一法，開鬼門、潔淨府是也。」這些論述既具卓識，又不乏臨床現實意義。

一代宗師葉天士

葉桂是我國清代最傑出的醫家之一，他的醫學思想和治療經驗對中醫學術發展產生了深刻的影響。《清史稿》謂：「大江南北言醫，輒以桂爲宗，百餘年私淑者眾，最著者吳瑭、章楠、王士雄」。爲什麼葉桂能卓然成爲一代宗師呢？這顯然是一個值得研究的問題。

葉桂（1666～1745），字天士，號香岩，江蘇吳縣人。《未刻本葉醫案》稱「古歙葉桂」，其祖先係皖歙人，後遷入吳。關於葉氏學醫過程，沈德潛《葉香岩傳》說：「君少從師受經書，暮歸，君考陽生翁授以岐黃學。年十四，翁棄養，君乃從翁門人朱君某專爲學醫，朱君即舉翁平日所教教之，君聞言即徹其蘊，見出朱君上。因有聞於時，君察脈望色，聽聲寫形，言病之所在，如見五臟癥結…以是名著朝野，即下至販夫豎子，遠至鄰省外服，無不知有葉天士。」這裡強調了他秉質的聰慧，善讀書而出高見，終於學得高超的醫術。其實除此之外，還有多種因素促成他的顯赫醫名。

謙遜好學，博採眾長是其成功一個重要原因。葉桂曾不遺餘力地向當時學有專長的醫家求教，相傳十年之中，師事十七人之多。在他成名之後，仍保持著這種謙虛好學的精神。因此，他在學術上能兼蓄各長之長，不斷地有所提高。徐靈胎在注批《臨證指南醫案》中曾記事一則，頗能說明問題：「眩暈清火養肝，固爲正治……古人必用金石鎮墜之品，此則先生所未及知也。憶余初至郡中治病，是時喜用唐人方，先生見之，謂人曰：有吳江秀才徐某，在外治病，頗有心思，但藥味甚雜，此乃無師傳授之故。已後，先生得宋版《外台秘要》讀之，復謂人曰：我前謂徐

生方無本，誰知俱出《外台》，可知學問無窮，讀書不可輕量也。」其時葉氏已經成名，而讀《外台》之後，有感學問無涯，然後有成，同時也反映了他從善如流、不固執已見的謙虛態度。

《清史稿》評天士醫學爲「貫徹古今醫術」，其語確然。葉桂讀書以《內》、《難》爲本，淹貫各家，故其術既精且博。葉氏生平診務甚忙，無暇著作，然從《臨證指南》所載治案來看，葉氏之學皆有所本。除《內》、《難》、《傷寒》等要籍之所必讀外，歷代如孫思邈、王燾、許叔微、錢乙、劉完善、張杲、李杲、朱震亨、葛可久、繆希雍、張介賓、趙獻可、盛啓東、吳又可、喻昌等名家學驗，他都兼收並蓄、融會貫通。這樣廣泛地擷取前人精華的醫家，在醫界是屈指可數的。

問題在於葉氏門診所筆錄的治案，儘管淵源有自，但不可能對徵引典籍原文逐加校核，文字不免有所出入。因此《臨證指南醫案》也招來了後人微詞。如：

王脈如數，垂入尺澤。病起肝腎下損，延及脾胃，昔秦越人云：自下焦損傷，過中焦則難治。知有形精血難復，急培無形之氣爲旨。食少便溏，與錢氏異功散。（《虛勞》）

此案牽涉到多處學術淵源問題，如秦越人所云句，在《難經》上根本找不到，故徐靈胎在案後批上「無此語」三字，把它否定了。是不是葉桂所杜撰的呢？事情並不這樣簡單。《難經·五難》云：「從上下者，骨痿不能起於床者死，從下上者，皮聚而毛落者死。」此《難經》虛損轉歸之名言，後劉完素曾引申其意爲過脾胃則不可治，強調不論上損或下損，其病情發展影響及中主者，預後便差。天士此案所引顯然是綜合《難經》及完素二家的精神，發揮於臨床的。故徐氏所謂「無此語」，當屬不識牝牡驪

黃之苛求。其案又云：「有形精血難復，急培無形之氣」，即血脫益氣之義。其源可追溯甚早，與葉氏意更近者，如趙獻可在《醫貫》中即說：「有形之血不能速化，幾希之氣所宜急固。」治療上取錢乙異功散，益氣健脾，扶養胃氣為先。足證天士之學有所本，且善於從臨床角度靈活化裁。

在繼承前人學術的基礎上，自出機杼，獨創新見，是天士學術成就的關鍵所在。他師古而不泥古，沒有把自己束縛在成法的桎梏中，勇於探索，尋闢蹊徑，從而自成一家之言。如論治中風，則在金元諸子、繆希雍、張介賓等人學說的基礎上，提出陽化內風說；論治脾胃，在李杲《脾胃論》及明代脾陰論述的啟迪下，倡論胃陰學說；對於久痛、積聚癥瘕等慢性病，他發「久病血傷入絡」之論，創絡病論治；在溫病學說方面，其發揮尤引人矚目，他借鑒前人治溫的經驗，對溫熱病進行深入的研究，闡述了溫病的傳變規律和治療大法，創立以衛、氣、營、血為綱的證治體系，總結出許多診察疾病的寶貴經驗，如察舌、驗齒、辨斑疹、白痦等，被後世醫家奉為溫病論治之準繩。因此，葉桂之所以能成為清季的醫界巨擘，與他在學術上不斷推陳出新是分不開的。

此外，葉氏數十年如一日，不輟臨床，老而彌勤，臨證既多，卓識自具。他曾有一段發人深思的話：

「劑之寒溫，視疾之涼熱，自劉河間以暑火立論，專用寒涼；東垣論脾脾胃之火，必務溫養，習用參附；丹溪創陰虛火動之論，又偏於寒涼。嗣是，宗丹溪者多寒涼，宗東垣者多溫養，近之醫者茫無定識，假兼備以幸中，借和平以藏拙，甚至朝用一方，晚易一劑，無有成見，蓋病有見證，有變證，有轉證，必灼見其初終轉變，胸有成竹，而後施之以方。」（《葉香岩傳》）

　　天士的這種認識，由長期不離臨床而得，所謂人「醫」俱老者也，與執守門戶之見及游移無主見者相較，不啻有霄壤之別。說明一個醫生，必須理論聯繫實際，只有長期在實踐中研究和探索，才能在醫理上有所創新和成就，有所貢獻於醫學發展。

　　又據《葉香岩傳》說：「⋯⋯交朋忠信，人以事就商，爲剖析成敗的利鈍，如決疾然，洞中窾會。以患難相告者，傾囊拯之。無所顧藉，君又不止以醫擅名者。」在醫學之外，葉氏具有高尚的品格，赤誠待人，胸懷坦蕩，這是他在醫名之外的著聞之處，當然它又促進了醫名的遠揚。

《臨證指南醫案》入門

　　《臨證指南醫案》是葉天士的治病經驗記錄，由其弟子們裒集、編注而成，比較詳實地反映了葉天士的學術思想。其中不少內容屬華岫雲、邵新甫、秦天一、龔商年、鄒時乘等人所增入，以總結乃師學驗。正如《四庫全書提要》說：《臨證指南醫案》十卷，國朝葉桂撰。桂，字天士，吳縣人，以醫術名於近時，然生平無所著述，是編乃門人取其方藥治驗，分門別類，集爲一書，附以論斷，未必盡桂本意也。」儘管這樣，該醫案選今天仍然是我們尋繹這位當年名貫大江南北的醫林巨擘的學術思想之主要依據所在。

重視「存體」，善用甘藥

　　葉桂所謂「存體」，乃指保護機體正氣而言，他治病主張扶養正氣，調整陰陽，增強自身抗病能力，以蠲除病邪。這種認識是在《內》、《難》、李杲、景岳等醫學思想影響下形成的。他說：「凡論病‧先論體質、形色、脈象，以病乃外加於身也。」與景岳「治形」的觀點一脈相承。葉氏反對當時部分醫者，不顧病人體質而恣意攻伐，指出：「見病治病，膚淺之見。」在許多疾病面前，他總是認爲「無暇理病，存體爲要」、「久病以寢食爲要，不必汲汲論病」。如慢性咳嗽的治療，主張「益胃土以生金」，對於咯血則強調通過「填實臟陰」以止血，竭力反對「見血投涼，因嗽理肺」。在防病養生方面，尤突出「存體」兩字：「春夏養陽，秋冬養陰爲法，非治病也，乃論體耳。」

　　在《靈樞‧邪氣藏府病形》「陰陽形氣俱不足，勿取以針，而調以甘藥」的啓迪下，葉桂擅用甘藥養正。指出：「凡元氣受

傷當與甘藥。」認爲甘味能「培生生初陽，是勞損主治法則」。他提綱挈領地總結了虛損用藥大法：「理陽氣，首推建中；顧陰液，須投復脈。」當然，甘溫補氣，葉桂也不局限於建中，如補中益氣、四君、異功等都是他所習用；甘寒養陰也不止於復脈，它如麥門冬湯、五汁飲等尤爲他所擅長。

葉氏喜用甘藥以復胃氣，「飲食增而津血旺，以致充血生精而復其眞元之不足」。如果胃氣不能蘇復，則必然「生氣日奪」，預後不佳。藥治之外，他又重視食養，強調「食物自適者，即胃喜爲補」。

在甘藥之外，他又主張用血肉之味來「存體」，指出，「血肉有情皆充養身中形質，即治病法程矣」。常用於病損及下焦精血後。具體用藥，他取法於晉唐而又廣之，如益精滋腎用鱉甲、龜版、阿膠、淡荣、海荣等；溫通任督用鹿茸、鹿角膠等；培元益胃用人乳、霞天膠等；固本納腎用河車、坎炁等；壯骨填髓用牛、羊骨髓、豬脊髓、虎脛骨等；滋陰潛陽用龜版、鱉甲、牡蠣；溫養扶羸用羊肉、羊腎等。

不論甘藥或血肉之味，葉氏總期達到「安穀精生」之目的。這種「存體」觀念，業經天士闡發，方蔚爲大觀，成爲調養諸病的基本法式。

久病入絡，取法辛潤

「初爲氣結在經，久則血傷入絡」，是葉氏的名言。所謂「絡病」，指由於外感、情志、勞力等因素而導致血絡瘀痹的一類疾病。絡病之先，必有一個氣滯在經的過程。經病氣結不解，然後血傷入絡。絡病常表現爲癥瘕、積聚、瘧母等有形的結塊，亦可

見諸久痛等。絡血所呈血證、血色紫黯；由於血絡瘀滯，而脈象見澀。一般腹脹，臨床以氣滯居多，葉氏別具隻眼，強調腹脹有屬絡病者，所謂「絡瘀則脹」。此外，他還明確指出絡病可致「發黃」；「久痛必入絡，氣血不行，發黃，非疸也。」濕熱黃疸與瘀血發黃，兩者同樣表現為「黃疸」，但前者由濕熱鬱蒸而起，後者係久痛入絡所致，病機不同，治療亦異。三百餘年前葉桂能持有這樣科學的鑒別診斷認識，洵屬可貴。對於絡病的治療，他提出「絡以辛為泄」的大法。其「辛」，指辛潤通絡而言，常用新絳、旋覆、青蔥、當歸、柏子仁、桃仁等藥。如見陰寒證者，佐以肉桂、桂枝、茴香等辛溫之品；如絡病日深，則取蟲蟻類辛鹹之品，以搜剔絡邪。他說：「取蟲蟻迅速，飛走諸靈，俾飛者升，走者降，血無凝著，氣可宣通。與攻積除堅，徒入臟腑者有間。」如蜣螂、蜂房、山甲、地龍、䗪蟲、全蠍等，後人稱之為蟲蟻搜剔法。葉氏所倡絡病證治為治療久病、慢性病、疼痛性疾病、癥瘕積聚類疾病提供一條重要的途徑。

倡言「胃陰」，藥主甘寒

葉氏十分重視脾胃，視為人體「砥柱」。他在全面繼承李杲脾胃論治經驗的基礎上，創造性地闡發了「胃陰」理論。華岫雲將之概括為：「納食主胃，運化主脾」，「脾宜升則健，胃宜降則和」。「太陰濕土，得陽始運；陽明陽土，得陰自安」，「以脾喜剛燥，胃喜柔潤」。脾陽不足，可宗李杲以甘溫升發；胃陰不足，則宜甘涼通降。脾胃分治，確是葉氏的灼見。所謂「胃陰不足」，葉氏稱之為「九竅不和」，表現為「虛痞不食，舌絳咽乾，煩渴不寐，肌燥熇熱，便不通爽」。治療用「甘平或甘涼濡潤以養胃陰，則津液來復，使之通降」。方從《金匱》麥門冬湯出入，如沙參、麥冬、扁豆、玉竹、甘草等。繼繆仲淳之後，其甘

潤柔靈之法，常爲後人心折而沿用，連睥睨千古的徐靈胎氏，研讀至此，亦贊其「方極靈妙」、「獨得眞傳」。

論治奇經，湏分虛實

葉桂在《難經》奇經理論的基礎上，根據自己的實踐經驗，頗有創見地發展了奇經八脈的論治法則。

在生理上，他認爲奇經有收攝精氣、調節正經氣血及維繫、護衛、包舉形體的作用。在臟腑方面，奇經與肝腎、脾胃的關係十分密切。他說：「奇經八脈，皆麗於下」，「肝腎內藏精血，灌輸以入奇經」。它又依賴脾胃水穀之精氣以涵養，脾胃旺盛，則奇經充實。如果肝腎不足，「下元之損，必累八脈」，奇經爲病，即可出現遺精、月經不調、崩漏、帶下、內傷發熱、色夭神奪等證。如果陽明受病，亦致奇經怯弱，如崩漏、久瀉、久痢、脫肛、便血等證，葉桂亦歸咎於奇經不固所造成。

葉桂認爲奇經病治須分虛實，這是前人所罕言及的。前述諸症，大抵屬奇經虛證，奇經實證由氣血阻痺所致，如疝氣、痛經等皆是。葉氏指出：「奇經之結實者，古人必用苦辛和芳香，以通脈絡；其虛者，必辛甘溫補，佐以流行脈絡，務在氣血調和，病必痊癒。」治奇經實證的辛芳之品，葉氏常用交加散、回生丹等；虛證則主張用血肉之味以塡補，如龜板、鹿茸等，都是他補養任、督的要藥。

上述奇經論治，乃葉氏所倡一家之言，於醫界有一定影響，但亦時有後人提出責疑。徐靈胎對他用鮑魚補益奇經大爲反感，認爲「遂開後日庸醫炫奇立異之門」，而「難辭作俑之咎」，其實這未免有點近乎求全責備了。

　　除以上諸學術內容外，葉氏獨特的學驗還有不少。如論述中風，他在金元諸子及希雍、景岳之論的基礎上，提出「陽化內風」說，使中風病機更趨充實。在臨床立方遣藥上，葉氏善於抓住疾病發展過程中的病理特徵，靈活地運用「相成相反」的法則，指導治療用藥。如治中風、氣喘、吐血等病，他每據上病下取，用固攝下元的方法來治療；虛損不足，他主張補而須通，每以通補、通攝、通納、通補兼施；濕、燥並存的病證，常用燥、潤兼劑，如「酒濕污血」之證，取法河間黑地黃丸「蒼朮、乾薑、熟地、五味」，以朮、薑之燥，地黃之潤，相輔互制，而得剛柔既濟之妙；遺精病治，他反對一味兜澀，而取滑、澀並施，指出：「精關已滑，澀劑不能取效，必用滑藥引導，同氣相求，古有諸法。」故於芡實、五味等澀藥中，加入茯苓、砂仁等通利品及牛、羊骨髓等脂滑潤膩之味，協同起到固精作用。

　　作為一代宗匠的葉桂，無論在醫學理論或治療實踐中，能博採眾長，獨創新見而卓然成家。其影響所及，至今不衰。

睥睨千古的醫界巨擘徐靈胎

徐大椿（1693～1772），字靈胎，號洄溪老人，江蘇吳江人，清代傑出的醫家和醫學評論家。徐氏學富思深，睥睨千古，多立異鳴高之論，對天文、曆算、史地、音樂、武技等無不研究。袁枚在《徐靈胎先生傳》中稱其「聰明過人，凡星經、地志、九宮音律，以至舞刀奪槊、勾卒嬴越之法，靡不宣究，而尤長醫」。徐氏業醫，善能奇中，對沉痾痼疾，每奏捷效，故名噪海內。撰有《醫學源流論》、《傷寒類方》、《慎疾芻言》、《蘭台軌範》以及《臨證指南醫案》批注等，皆為重要醫學著作，在醫界有一定影響。徐氏對振興醫學，提高醫生素質修養，闡發醫理，辨治心得等皆持有卓識，值得後人參考和借鑒。

振興醫術，崇尚古學

徐氏認為醫學雖屬「小道」，但責任重大，人生於世，不能保無疾病之憂，一旦患病之後，又不得不聽命於醫。以顯貴而言，「一人繫天下之重，而天下所繫之人，其命又懸於醫者，下而一國一家，所繫之人更無論矣。其任不亦重乎」？（《醫學源流論·自序》）但他又深感醫學自唐宋以還逐漸衰落，「至理已失，良法並亡」，被社會「視為下業」，長此以往，「不復有生人之術」迫切須要「振興」，以重新擔當起拯危濟厄的司命重任。

振興醫學，徐氏認為首先必須整頓醫生隊伍。他對業醫者的素質修養提出了嚴格的要求：

「醫之為道，乃古聖人所以泄天地之秘，奪造化之權，以救人之死，其理精妙入神，非聰明敏哲之人不可學也；黃帝、神農、越人、仲景之書文詞古奧，搜羅廣遠，非淵博通達之人不可

學也；凡病之情，傳變於頃刻，眞僞一時難辨，一或執滯，生死立判，非虛懷靈變之人不可學也；病名以千計，病症以萬計，臟腑經絡，內服外治方藥之書，數年不能竟其說，非勤讀善記之人不可學也⋯⋯。」（《醫學源流論・醫非人人可學論》）

其次，他強調醫者必須精心研究唐宋前古醫籍，而《內經》、《傷寒》、《金匱》、《神農本草》等經典爲醫學之「本源」，不可不讀。唐代的《千金方》已屬「醫道之一大變」，論理組方不逮於古，「然其用意之奇，用藥之巧，亦自成一家，有不可磨滅處」。（《醫學源流論・千金外台論》）當然兼取其方時，必精諳《內經》、《傷寒》、《本草》等，然後可獲博探之益。他對金元名家則大加詬病，認爲「元時號稱極盛，各立門庭，徒騁私見」。（《醫學源流論・方劑古今論》）支雜偏駁，乃劉、李、朱等學的根本缺陷處，其中尤以「李東垣爲甚，惟以溫燥脾胃爲主，其方亦毫無法度，因當時無眞實之學，盜竊虛名，故其教至今不絕」。（《醫學源流論・醫學淵流論》）明代醫學則更等而下之，僅僅「蹈襲元人緒餘而已」，不足以觀。可見徐氏在醫學上的復古尊經傾向是不言而喻的。他反對金元以降諸家之說，固不無偏頗，其實亦出於針對後世因因相承，固守成弊而發，這對振興醫道至爲重要。他雖尊經卻並不排斥《千金》、《外台》等，藉以拓展思路，應臨床無窮之變，證明他並非尊經不化者。

徐氏又認爲欲振興醫學，必須恢復醫生考核制度。「醫爲人命所關，故《周禮》醫師之屬，掌於冢宰，歲終必稽其事而制其食」（《醫學源流論・考試醫學論》）。唯有每歲稽考實績，並據以獎懲進退，才能保證醫生業務水平的不斷提高，徐氏意先必指定一「實有師承，學問淵博，品行端方之醫」爲主考官，分設針灸、大方、婦科、幼科、眼科、外科等課目，考試內容分爲經典

醫著中的重要理論問題及臨床專科的實際治驗二方面，考試合格者准其繼續行醫；不合格者，「小則撤牌讀書，大則飭使改業」；學問出眾，治效神妙者，當加獎勵，可以晉級為「教授」。這些主張對於提高醫生的醫學水平都是切實而可行的，即在今日也不無借鑒作用。

精研醫理，發微元氣

在醫學理論方面，徐氏對元氣恃有卓見，他認為元氣原於先天，根於命門，附於氣血，布於臟腑，曾云：「命門為元氣之根，真火之宅，一陽居二陰之間，熏育之主，而五臟之陰氣非此不能滋，五臟之陽氣非此不能發。」（《雜病源·命門》）「元氣者，視之不見，求之不得，附於氣血之內，宰乎氣血之先」（《醫學源流論·元氣存亡論》），而與「臟腑相連屬者也」。顯然，其論源於景岳命門學說並有所發展。

人的生命取決於元氣的存亡，「疾病之人，若元氣不傷，雖病甚不死，元氣或傷雖病輕亦死。」（《醫學源流論·元氣存亡論》）元氣於人亦有「定數」，「譬如置薪於火，始燃尚微，漸久則烈，薪力既盡而火熄矣」。象徵著人生、長、衰、亡的過程。所以，保護元氣屬「醫家第一活人要義。」（《雜病源·命門》）因此，醫生臨床治病，必須審察元氣：「診病決死生者，不視病之輕重，而視元氣之存亡，則百不失一矣」。（《醫學源流論·元氣存亡論》）診察元氣之法，則要在觀察病者神氣，所謂「至人之生氣，則無所不在，如臟腑有生氣，顏色有生氣，脈息有生氣，七竅有生氣，四肢有生氣，二便有生氣，生氣即神氣，神自形生，何可不辨」。（《雜病源·命門》）說明通過望、聞、問、切可測知元氣之盛衰。

　　保護元氣並非只在滋養補益一法，關鍵在於正確的辨證施治。「寒熱攻補不得其道，則實其實而虛其虛，必有一臟大受其害，邪入於中而精不能續，則元氣無所附而傷矣」。（《醫學源流論・元氣存亡論》）徐氏強調不犯虛虛實實之戒，可免元氣之傷。這些論述對臨床治病確有重要指導意義。

辨治心得，獨標己見

　　在辨證論治方面，徐靈胎每與時醫觀點相左，常獨標己見，他不少學術經驗，對後人頗有啓迪。

　　如辨治亡陰、亡陽重證，兩者皆可見到大汗，區別的方法是：

　　亡陰之汗，身畏熱，手足溫，肌熱，汗亦熱而味鹹，口渴喜涼飲，氣粗，脈洪實，此其驗也；亡陽之汗，身反惡寒，手足冷，肌涼汗冷，而味淡微粘，口不渴而喜熱飲，氣微，脈浮數而空，此其驗也。（《醫學源流論・亡陰亡陽論》）

　　治療大汗亡陰，徐氏主張用涼心斂肺之藥，以「心主血，汗爲心之液，故當清心火；汗必從皮毛出，故又當斂肺氣」，然而亡陰大汗淋漓，則陰氣上竭，陽失依附，腎中龍雷之火亦隨之上越，此時則不能徒持寒涼直折，當用大劑參附，佐以咸降之品，俾眞陽歸其窟宅而收止汗之功，此即亡陽之大汗，與亡陰止汗法大相懸絕。徐氏指出由亡陰而變爲亡陽，「轉機在頃刻。當陽氣之未動也，以陰藥止汗（即所謂涼心斂肺之藥），及陽氣之既動也，以陽藥止汗（即參附之類）。而龍骨、牡蠣、黃耆五味收澀之藥，則兩方皆可隨宜用之。醫者能於亡陰、亡陽之交分其界限，則用藥無誤矣」。

　　此外，又如對中風的辨治，亦與時醫相徑庭，他認爲「北人多屬寒，宜散寒；南人多屬火，宜清火。而祛風消痰則南北盡同」。（《愼疾芻言·中風》）當用侯氏黑散、風引湯、續命湯等爲主，絕不能妄用地黃飮子等類所謂陰陽兼補之法。徐氏指出遵古法驅風爲治，十癒八九，濫服溫補，百無一癒。地黃飮子治療舌瘖風痱證須持謹愼態度，以純虛無邪者爲宜，有風寒痰火者即不宜。

　　以咳嗽而言，係風邪入肺所致，故徐氏認爲絕不能用熟地、麥冬、萸肉、五味等，「滋膩酸斂之品，補往外邪，必至咯血、失音、喉癬、肛癰、喘急、寒熱，近者半年，遠者三年，無有不死」。（《愼疾芻言·咳嗽》）當時醫界受景岳、天士等學術的影響，咳嗽一證常從正虛考慮，而每用滋陰酸斂藥。徐氏則認爲外邪因此而不能散越，遷延必變爲癆病。觀點截然相反，針鋒對峙，在《臨證指南醫案》的徐批中，反覆紹述其理，要後之學者不可誤入滋補岐途，其亦一家之言，可供臨證參考。

　　對當時庸醫的濫用人參，徐氏深惡痛絕，指出：「天下之害人者，殺其身未必破其家；破其家，未必殺其身。先破人之家而後殺其身者，人參也。」（《醫學源流論·人參論》）當然他並不否定人參「補養元氣」的功效，但也不可因此而認爲「天下之死人皆能生之也」。癥結在於投用須當，邪未去而誤用之，其害最烈，「輕者邪氣永不復出，重者即死矣。」庸醫卻以此爲「邀功避罪之聖藥」，害人無窮。而人之常情又好補而惡攻，以價貴爲良藥，價賤爲劣藥，故普遍願意服參，即使不癒而死，也以爲「醫者之力已竭，而人子之心已盡，此命數使然，可以無恨矣。」（同上）於是既害人之身，又破人之家，庸醫之罪就不可勝數了。醫界的嗜補成風，由來已久，金代張從正早已揭示其弊，然

習俗相沿，積重難返，至明清而其風愈劇，徐靈胎承戴人緒餘，更奮起而批判之，惜一齊傅之，眾楚咻之，未能震聾發瞶，喚醒世俗，此殆大椿百年之遺恨也。今天重溫徐氏舊篇，緬懷斯人，引以為戒，亦不乏臨床現實意義。

研究《內經》的派系舉要

六朝以降，研究《內經》者代不乏人，其研究方法，大致可概括爲：校訂注疏、分類研究、專題發揮三大類。通過這些研究，使《內經》奧旨得以鉤玄闡隱，發揚光大，並與臨床實踐結合，促進中醫學的發展。

校訂注疏

秦漢以前典籍，大抵以竹、木簡或帛書傳世，保存不易，每因脫簡遺佚而生訛舛，《內經》也不能例外。故自齊、梁間全元起起，歷代不少學者致力於《內經》的校訂注疏。他們殫精竭慮，旨在恢復《內經》原貌，揭示軒岐妙諦。經過他們的努力，使得這部秦漢時期的醫學經典流傳至今而易於理解。

歷代校訂注疏中最有影響的學者有全元起、王冰、吳崑、張志聰、黃元御等諸家。

全元起是齊、梁間人，最早校注《內經》，撰有《內經訓解》，惜其書早已亡佚。唐王冰、宋林億等在整理《內經》時，曾見到並徵引過全氏注釋的一些零星資料，通過王冰、林億等現存於世的《內經》校注本，還一鱗半爪地反映了全元起的一些觀點見解。這在今日看來，頗具參考價值。如《素問・寶命全形論》：「四日制砭石大小。」全元起注稱：「砭石者，是古外治之法，有三名，一針石，二砭石、三鑱石，其實一也。」對後人理解砭石舊稱很有幫助。又如《素問・熱論》：「⋯⋯三陽經絡皆受其病，而未入於藏者，故可汗而已。」全元起認爲「藏」當作「府」，並注云：「傷寒之病始入於皮膚之腠理，漸勝於諸陽而未入府，故須汗發其寒熱而散之。」傷寒之邪初入，似「府」

較「藏」爲當，惟不知元起稱「府」是否循諸古本，抑或順理自易，後人殊難臆測。

繼全氏後，唐王冰又全面編次和疏證《素問》，演十八卷舊制爲二十四卷本。其貢獻主要有三方面：一、對《素問》篇卷重加調整和增改，形成了大致以攝生、陰陽、臟腑、治法、脈法、病機、病證、經穴、運氣爲序的流傳至今的《素問》傳本；二、將先師張公的舊藏秘本，充實爲亡佚已久的《素問》第七卷，即後世所謂七篇大論，使運氣之學得以宏揚流傳；疏證考釋經義，對後人正確理解經文及其後醫學發展有積極的影響，如稱「益火之源以消陰翳，壯水之主以制陽光」；「沖爲血海，任主胞胎」等皆爲千古不朽名言。

明代的吳崑研究《內經》也很有成就，他治病不膠泥古方，曾謂「以古方治今病，須出入而通其權。」(《醫籍考・附鶴皋山人傳》) 吳氏以王冰二十四卷爲底本，撰《吳氏素問注》。其注頗具卓見，而與臨床實際相合。清汪昂謂「《素問吳注》間有闡發，補前注所未備」，確爲的當之評。明代又有馬蒔撰注《黃帝內經素問注證發微》和《黃帝內經靈樞注證發微》各九卷，意欲復《漢書・藝文志》所載《黃帝內經》十八卷之舊。馬注《靈樞》爲第一家，以其精於針灸，故頗多發揮，而爲後世稱道。清人汪昂在「內經約注」中指出，「《靈樞》從來無注，其文字古奧，名數繁多，觀者蹙額顰眉，醫率廢而不讀，至明始有馬玄台之注，其疏經絡穴道，頗爲詳明，可謂有功於後學。」

清初校注《靈》、《素》而有所成就者，首推有以張志聰爲首的侶山堂諸同人。張與弟子數十人在侶山堂研經講學，發揮集體智慧著成「素問集注」和《靈樞集注》。相傳他們研索精勤，殫思竭慮，「以晝夜之悟思，印岐黃之精義」(《素問集注序》)，

故不乏獨到之灼見，爲後學研究《內經》之重要參考。

分類研究

　　歷史上還有一部分學者，將《內經》中不同的內容分類歸并研究。這種方法綱目明確，名實相當，利於後人的學習。代表學者、醫家有楊上善、張介賓、滑壽、李中梓、汪昂、沈又彭等。

　　隋人楊上善撰有《黃帝內經太素》三十卷。他的編纂方法是將《靈》、《素》所有卷篇全部打亂，按不同性質內容分爲：攝生、陰陽、人合、臟腑、經脈、腧穴、營衛氣、身度、診候、證候等十九大類，大類之下又置若干小類，開創了兩經分類系統研究之先例。黃以周在《舊鈔太素經校本敘》中說：「《太素》之文同全元起本，不以別論參入其中，其爲注，依經立訓，亦不逞私見，則其有勝於王氏次注者，概可知矣。」

　　明代張介賓精研《內經》數十年，「以《靈樞》啓《素問》之微，《素問》發《靈樞》之秘」(《類經圖翼·序》)，將二書合纂，從內容分別類歸，成《類經》三十二卷，其大類爲：攝生、陰陽、脈色、經絡、標本、氣味、論治、疾病、針刺、運氣、會通共三百九十篇，其書條理井然，易於尋覽，注疏亦頗多闡發，成爲後人研究《內經》的一本重要參考書。

　　元滑壽研究《內經》主張「刪去繁蕪，撮其樞要」，將《素問》要旨分別類目，編次彙總，撰成《讀素問鈔》一書，共分臟象、經度、脈候、病能、攝生、論治、色脈、針刺、陰陽、標本、運氣、彙萃十二類。其書有摘要發微的優點，深得後人的好評，汪機贊之曰：「非深於岐黃之學者不能也。」

　　明代李中梓曾將《靈》、《素》二書刪繁存要，以類歸從，

輯成《內經知要》一書，所謂「知其要者，一言以終」僅上下卷，分爲道生、陰陽、色診、脈診、臟象、經絡、治則、病能八類，重點突出，內容精要，該書影響頗大，成爲醫界師授《內經》的重要讀本。

專題發揮

　　歷史上不少有識的醫家，常深研《內經》中某些精義，結合臨床專業，進行深入的闡發，自成一家言，促進了醫學理論的發展。卓犖有成者如秦越人、張仲景、皇甫謐、華佗、劉完素等。

　　秦越人，即扁鵲，戰國時人。取《靈》、《素》中有關經絡、臟腑、脈法等的內容，闡發成爲《黃帝八十一難經》。該書取問難形式，但「以經文爲難而釋之也。是書之旨，蓋欲推本經旨，發揮至道，剖晰疑義，垂示後學，眞讀《內經》之津梁也。」（《醫學源流論·難經論》）宋蘇軾在《楞伽經跋》中說：「醫之有《難經》，句句皆理，字字皆法，後世醫者，神而明之，如盤走珠、如珠走盤，無不可者。」《難經》中尤以研究診脈最有成就，相沿寸口取脈，以此書爲早。歐陽玄在《難經彙考》中說：「切脈於手之寸口，其法自秦越人始，蓋爲醫者之祖也。」後漢張仲景結合其治療傷寒病的臨床實踐，闡發《素問》中的「熱論」經旨，著成《傷寒雜病論》。其六經辨證，皆由《素問·熱論》、《靈樞·經脈篇》演變而來。仲景學驗，發展了《內經》，奠定了中醫辨證論治的理論體系，故被後人尊稱爲醫中之聖。後漢華佗，專題研究臟腑虛實寒熱辨證，他取《素問》的「玉機眞藏論」、「平人氣象論」、「藏氣法時論」、「脈解篇」和《靈樞》的「經脈」、「本藏」、「本神」、「邪氣臟腑病形」等諸篇的內容，著成《中藏經》。其突出成就是以臟腑爲綱，結合虛實、寒

熱辨證，將有關臟腑的生理、病證、脈象、轉歸等合併在一起，使臟腑辨證理論系統化。後如孫思邈、張元素等名家俱依循其旨而有所發展。西晉皇甫謐精於針灸和醫理，他將《靈》、《素》中有關經脈、俞穴等的內容與當時仍在流傳的針灸典籍《明堂孔穴針灸治要》相合，「刪其浮辭，除其重複，論其精要」，編撰成《針灸甲乙經》十二卷。這樣《靈》、《素》之旨，又衍變成了傳世最早的針灸典籍。金代劉完素基於《靈》、《素》論病雖豐，但於具體藥治則語略不詳，遂撰《黃帝素問宣明論方》十五卷。其一、二卷中據《內經》所涉及的六十一個病證，予以處方用藥，從臨床治療雜病的角度，大大地闡發了《內經》的意旨。《四庫全書提要》說：「是書皆對病處方之法……凡六十一證，皆採用《內經》諸篇……於軒岐奧旨，實多闡發。」在劉氏的影響下，後人以《內經》理論來闡發臨床雜病證治的風氣便盛行起來，故學習者評劉氏為「發揮雜病證治的開山」。

明清新安名醫點將錄

皖南徽州地區，古稱「新安郡」，宋室南渡後，經濟、文化發展很快，明清以降又成了江南一個富庶地區。數百年來人文薈萃，名醫輩出，世人咸以「新安醫家」稱之。新安醫家中最爲著稱的代表醫家有汪機、方廣、徐春甫、江瓘、方有執、孫一奎、羅美、汪昂、程國彭、吳謙、程應旄、吳澄、程文囿等，他們在醫學理論研究和臨床治療方面卓有成就，對中醫學的發展作出了重要的貢獻，在醫林中久享盛譽。

汪機 字省之，明代著名醫家，居祁門石山，世稱汪石山。其學宗丹溪，旁參東垣而有所發揮，著作有《醫學原理》、《石山醫案》、《續素問鈔》、《本草會編》、《外科理例》、《針灸問對》、《醫讀》、《運氣要覽》等。汪機的醫學思想集中反映在他的「營衛論」中。他認爲「丹溪以補陰爲主，固爲補營；東垣以補氣爲主，亦補營也」由此進一步推論「血之與氣，異名而同類。補陽者，補營之陽；補陰者，補營之陰。」(《石山醫案·營衛論》)汪氏借助於營氣兼具陰、陽的特性，使李、朱之說兼蓄並行。一變而成營衛陰陽一氣說。汪機對參、耆持有獨到的見地：「人參、黃耆補氣亦補營之氣，補營之氣即補營也，補營即補陰也……世謂參、耆補陽不補陰，特未之考耳。」這就是他著名的參耆補陰論。在臨床上他廣泛地應用參、耆，即使遇到如煩悶惡食、中脘脹滿、咳嗽咯血、陰虛腹痛、吐瀉、身黃等病證，亦在所不避，顯示了他的治療特色，其學術觀念對後世醫界有一定影響。

方廣 字約之，號古庵，明嘉靖間人。撰有《丹溪心法附餘》、《方廣傷寒書》、《脈藥證治》等。常遊河洛，寓居陳留，

名著中原。生平心折朱震亨學術，認爲他是「集醫道之大成者」，以「《丹溪心法》一書詳於法而略於方，遂將朱氏遺方，刪繁就簡，合《丹溪心法》爲一書，名之謂【丹溪心法附餘】，精切簡要，頗有功於朱震亨學術的發揚廣大，是研究朱氏學驗的一部重要著作。

　　徐春甫　字汝元，明嘉靖間醫家。編著《古今醫統大全》一百卷。徐氏有感於古醫著浩瀚，義理微茫，每令後人莫知適從，乃「搜求歷世聖賢之旨，合群書而不遺，析諸方而不紊，捨非取是，類聚條分……曰古今醫統……庶幾厭繁者有所歸，趨簡者無少失，一開卷而醫之法制權衡，始終本末，如視諸掌……」。（《自序》）該書輯於嘉靖丙辰年（1556），將明前歷代醫籍及經史中有關的醫學資料分類編成，前列《內經》要旨，後載醫家、醫論、脈候、運氣、針灸及臨床各科等內容。該書具有重要的學術參考價值，是明清醫書中的一部代表名著。

　　江瓘（1503～1565）　字民瑩（一字廷瑩），抱痾研醫，家藏諸子列傳，方書甚豐，乃「廣輯古今名醫治法奇驗之跡，類摘門分，世採入列，爲書曰：《名醫類案》。」（《名醫類案自序》）該書耗費了江氏二十年的心血，共十二卷，二百餘門，草創未幾，江瓘謝世，由其子江應宿增補而藏功。《名醫類案》集錄歷代名醫治療驗案，按病證分類，捃拾殆遍，頗多變法，有益於拓展臨床思路，是明清醫案集中不朽巨著，深受臨床醫家的重視和推崇。

　　方有執（生於1523年，卒年不詳）　字中行，篤志於《傷寒論》研究，推崇張仲景，曾云：「古今治傷寒者未有能出其外者也，其書爲諸方之祖」，（《傷寒論條辨引》）撰《傷寒論條辨》

八卷。方氏認爲《傷寒論》一書，流傳既久，已失其原來面目，經過二十年的努力，逐條考證原文，重新編排成篇，冀復其舊，遂以「錯簡論者」著稱於世。他指出《傷寒例》非仲景之作，宋本《傷寒論》中汗、吐、下、諸可、諸不可等內容，都是晉代王叔和所增入。方氏認爲傷寒應以六經爲綱，六經則以太陽病爲綱，而太陽則以「衛中風」、「營傷寒」、「營衛俱中風寒」爲三綱。其說雖淵源於王叔和、孫思邈諸家，而經方氏發揮，又開喻昌「三綱鼎立」說之法門。在六經的認識上亦具卓見，認爲「六經之經與經絡之經不同」，當作「六部」看待，其後柯琴發「六經疆界」說，殆亦源諸方氏。另有表裡三層說等論，寓意頗深邃。

方氏之後，在清順治康熙間，新安醫家程郊倩又撰《傷寒論後條辨》，主張以「天下無盡藏之智慧，宣發仲景無盡藏之蘊妙」，來研究《傷寒論》，一時影響頗大，此亦新安醫家之有功於長沙者。

孫一奎（1520～1600）　字文垣，號東宿，別號生生子，爲汪機再傳弟子。孫氏勤奮好學，奄貫各家，學驗俱豐而名噪當時，著作有《赤水玄珠》三十卷、《醫旨緒餘》二卷及《醫案》五卷。孫氏沉酣《內》、《難》，精究本草，旁參方書。他對研究前賢學術，持有一個正確的態度，指出：「仲景不徒以傷寒擅長，守眞不獨以治火要譽，戴人不當以攻擊蒙譏，東垣不專以內傷樹績，陽有餘陰不足之談不可以疵丹溪……」。（《醫旨緒餘·張劉李朱滑六名家小傳》）這種客觀、全面的評述，對後學者正確理解前人學術經驗頗有幫助。他的建樹在於闡發命門、三焦理論，認爲命門乃二腎間動氣，屬坎中之陽，命門動氣爲生生不息之根，三焦則外有經而內無形，三焦相火乃原氣之別使等，對明

代溫補學說的發展，貢獻甚大。

吳崑（1552～1620）　字山甫，號鶴皋，又號參黃子，撰
《素問吳注》、《醫方考》、《針方六集》等。他注釋《素問》，能
結合臨床心得加以闡發，頗具臨床現實意義。汪昂評之曰：
「《素問》吳注，間有闡發，補前注所未備。」是歷來研究《內經》
的一家重要注本。

羅美　字淡生，號東逸，清代康熙間名醫，撰有《內經博
議》、《古今名醫匯粹》、《古今名醫方論》等著。《內經博議》
凡四卷，卷一天道部、人道部重在闡發《內經》運氣、陰陽五
行、臟象等理論，卷二論脈法、針刺、病能，卷三、四述病部，
全書闡發《靈》、《素》奧旨，頗多發明，結合他獨到的心得體
會，進行了深入淺出的注釋，使後學有所指歸，具有較高的參考
價值。

汪昂（1615～？），字訒庵，清代著名醫家，撰《素問靈樞
類纂約注》三卷、《醫方集解》三卷、《本草備要》四卷以及
《湯頭歌訣》等書。其中以《醫方集解》和《湯頭歌訣》頗有影
響，前書是一部採集廣備的方劑書，切用於臨床，載正方三百餘
則，列二十一門，分述適應證候、藥物、方義等內容，行文顯
淺，通俗易讀，連同他的《湯頭歌訣》，成為清代以來師授習醫
的必讀課本，盛行於世。

程國彭（參《醫學心悟》題）

吳謙（十七～十八世紀）　字六吉。受命清廷主編《醫宗金
鑒》九十卷，刊行於公元1742年。該著係清朝官修重要醫學叢
書，採集歷代各家之說而成。全書分《訂正仲景全書傷寒論

注》、《金匱要略注》、《刪補名醫方論》、《四診心法要訣》以及各科心法要訣凡十五種，網羅賅備，內容精要，切合臨床，為遴考太醫院官學生的範本，影響頗大，吳氏亦因此名垂醫史。

吳澄（參「吳澄虛損」題）

程文囿 字杏軒，號觀泉，清代乾嘉道光間名醫，精思邁倫，治病善奇中，求診者踵相接，頗得時人稱道，撰《醫述》及《杏軒醫案》等。古來醫籍，汗牛充棟。程氏究心醫學數十年，博覽群書而隨記其精要，歲月既久，卷帙遂多，乃分門別類，重為編次，而成《醫述》十六卷，是清代的一部執簡馭繁的重要醫書。後世不少學者推崇其書，有評曰：「遠紹旁搜，鉤玄提要，博而能約，實足發前人之奧窔，為後學之津梁也。」（《醫述·朱鍾序》）

唐太僕令王冰註次《內經》的功績

王冰（約生活在唐貞觀、景雲間），號啓玄子，仕唐爲太僕令，後世因稱王太僕，享年八十有餘。

王冰弱齡慕道，篤好養生，酷嗜醫學。他的師承有二說：一說則在郭子齋堂處「受得先師張公秘本」（指《素問》秘本），因此反覆參詳而完成了注疏《素問》的研究工作（見《素問》王冰自序）；一說則師從於玄珠子。據傳他在《玄珠密語》書中說：

余少精吾道，苦志文儒……乃專心問道，執志求賢，得遇玄珠，乃師事之。

他自號「啓玄子」者，即因「啓問於玄珠子」的緣故。由此看來，王冰學醫曾多方求師，執意訪賢，因此在中醫學術理論等方面具有深厚的功底，爲其注疏秦漢時期的古代醫經奠定了扎實的基礎。他重新編次整理和校勘注疏的《黃帝內經素問》，對中醫學術的發展作出了重大的貢獻，歷代醫家深受其影響。

王冰的學術成就，主要體現在今本《素問》之中，其貢獻則亦反映在這部醫經之中。通過他的重新編次、注疏，不僅增強了《素問》的學術性和系統性，而且還在運氣學說、病機證治等方面有所建樹，使《內經》的遺文奧旨得以光大。

《內經》的訓釋，早在齊梁間已有全元起的校注，撰有《內經訓解》等。王冰曾見過全氏的抄本，經其研究，發現其中紕漏繆誤者不少。如「篇目重迭，前後不倫，文義懸隔，施行不易，披會亦難」等問題，不可勝數。因此，王冰取師授之本，對全元起本進行了全面的整理、編次和注釋，務求其至善至美，以有益

於後學得睹其眞，無復襲承其弊。他的基本方法主要採取分類別目、遷移補闕、增字昭義、刪繁存要等等。爲了使《素問》各篇章能井然有序地反映中醫學術理論，王冰將原來的九卷本重新編次爲二十四卷。如將《上古天眞論》、《四氣調神大論》從原先第九卷移置卷首第一、第二篇；把《生氣通天論》、《金匱眞言論》從原第四卷移置卷首第三、第四篇，並合爲第一卷。經王冰的重新組合，《素問》形成了按照養生、陰陽五行、藏象、治法、脈法、經脈、疾病、刺法、運氣、醫德及雜論等順序闡論的一部既系統又全面的醫學典籍，使原先駁雜的《素問》舊本煥然一新，條理井然，更有利於「開發童蒙，宣揚至理」。

相傳在王冰整理和編次《素問》之前，該書第七卷亡失已久，全元起《訓解》本亦闕而未見。王冰則據其先師張公的秘本及舊藏之卷，補配了被後世稱之爲「七篇大論」的《天元紀大論》、《五運行大論》、《六微旨大論》、《氣交變大論》、《五常政大論》、《六元正紀大論》和《至眞要大論》，並認爲這就是古已失傳的舊本《素問》的第七卷內容。

「七篇大論」主要討論五運六氣學說（簡稱「運氣學說」），詳論天、地、人之間的關係，側重從氣象、地理及物候變化的角度分析其對人體生理、病理的影響，並用以指導臨床防治疾病。王冰以其淵博的學識，結合唐代天文、地理、律志、哲學、醫學等方面的知識，對「七篇大論」進行了詳盡的注釋和發揮，對普及運氣學說、發展充實中醫學術理論曾經起到了相當大的作用和影響。

如《六微旨大論》的「亢害承制」幽深晦滯，很難理解。王氏則聯繫日常生活中的自然現象加以解說。如「相火之下，水氣承之」句，他用「熱盛水承，條蔓柔弱，湊潤衍溢，水象可見之」

來比喻說明；又如「土位之下，風氣承之」，他的解釋是：「疾風之後，時雨乃零，是則濕爲風吹，化而爲雨。」前條指酷暑薰蒸時，林木蔥蘢華滋，蓋水液潤承以制炎威也；後條指濕濁聚鬱時，常得疾風勁吹，濕化爲雨，陰霾隨之消散，蓋言風木以馭土氣之敦阜也。說明了自然界的許多現象，都是其內部自我制約、自我平衡的結果，它的規律則就是運氣的承制之理。這種承制關係，有利於萬物的生化，並保持整個自然界的生態平衡。王氏的這些比喻和發揮，使運氣的奧旨得以顯淺而易曉。後世如劉完素、王履、張介賓等名家在這方面各有建樹，都受益於王氏對運氣學說的注疏。如王冰指出：「肝氣溫和，心氣暑熱，肺氣清涼，腎氣寒冽，脾氣兼併之。」(《素問・至眞要大論》王冰注)這種借運氣理論以闡述臟腑本氣性質的探索，開闢了臟腑生理、病機研究的新途徑，劉完素就是在此基礎上提出了臟腑六氣生理病機的理論。

早在北宋政府組織校正醫書工作時，已有林億等人對王冰補入的「七篇大論」是否是《素問》所佚失的原第七卷本子持懷疑態度。其後，歷代醫家對王冰此舉議論紛紛，「七篇大論」的是或非迄今尚在論爭之中。然而，不管王冰補入的七篇大論是否爲《素問》原文，其所出亦爲古代遺籍，淵源有自，卻是毫無疑問的。況且正是通過王冰的增補和注釋，才使運氣學說得以較完整地流傳後世，僅從這一點而言，王冰之功不可泯滅。

運氣學說之外，王冰在病機和治療方面對《內經》有精彩的論述和重要的發揮，對後世深有影響。如在虛損病證方面，《素問・陰陽別論》：「二陽之病發心脾，有不得隱曲，女子不月，其傳爲風消，其傳爲息賁者，死不治」。此論迷離撲朔，很難理解。王冰詳析其理說：「二陽謂陽明大腸及胃之脈也……夫腸胃

發病，心脾受之，心受之則血不流，脾受之則味不化。血不流故女子不月，味不化則男子少精，是以隱蔽委曲之事不能爲也」。金代名醫張從正沿從其說，認爲一些精血不足的病證，其病根皆屬腸、胃有積的陽明疾病，二陽既受累，「心受之則血不流，脾受之則味不化，故男子少精，女子不月……惟深知湧泄之法者能治之。」（《儒門事親・推原補法利害非輕說》）將王氏之說引作攻邪治虛的理論依據。

又如有關血虛的病因、病機，一般常責諸心、肝、脾，很少言及腎。王冰在注釋《脈要精微論》「腎脈……其耎而散者，當病少血，至令不復」時指出：「腎主水，以生化津液，今腎氣不化，故當病少血，至令不復也」。強調腎病對血虛的重要影響。其論爲人所罕發，且符臨床實際，歷代許多醫家皆忽諸而未能深究，是頗可惋惜的。此外，他對《氣厥論》「心移熱於肺，傳爲鬲消。」也持獨到之見，認爲：「心肺兩間，中有斜鬲膜，鬲膜下際，肉連於橫鬲膜，故心熱入肺，久久傳化，內爲鬲熱，消渴而多飲也。」這說明王氏亦通解剖之學，能從解剖的角度來研究病機，在唐代當極爲難能。

在辨證論治方面，王冰的注釋和論述對後世醫家更有重要的影響。如傷寒的治療大法，《素問・熱論》說：「其未滿三日者，可汗而已；已滿三日者，可泄而已。」王冰認爲傷寒汗、下法的應用，不能死執日數，指出所謂未滿三日可汗、已滿三日可下，「此言表裡之大體也」。他根據當時所傳的《正理傷寒論》，認爲「脈大浮數，病爲在表，可發其汗；脈細沉數，病在裡，可下之。由此則雖日過多，但有表證而脈大浮數，猶宜發汗；日數雖少，即有裡證而脈沉細數，猶宜下之。正應隨脈證以汗下之」。其觀點是傷寒汗、下不拘時日，應以脈證爲憑，這確係眞

知灼見。較之後世所謂「傷寒不下嫌遲」、「溫病下不嫌早」之說，自有高下之別。對無火、無水的辨治，亦具卓見。強調無水發熱不可以寒療熱，如誤治「以寒療熱，治熱未已而冷疾已生」，治療則當益其腎，所謂「取腎者，不必劑以寒……強腎之陰，熱之猶可」，如無火惡寒，也不可以熱攻寒，倘「以熱攻寒……攻寒日深而熱病更起」，治當助其心，所謂「取心者，不必劑以熱……但益心之陽，寒亦通行」。進而提出了「益火之源以消陰翳，壯水之主以制陽光」的名論。（《素問・至眞要大論》）王注）千百年來，是論始終指導著醫家們的理論研究和臨床實驗。《四庫全書提要》說：「無火者，不必去水，宜益火之源以消陰翳；無水者，不必去火，宜壯水之主以鎭陽光，遂開明代薛己諸人探本命門之一法。」事實正是這樣，明代的命門學說深受影響於此。

對《素問・至眞要大論》「微者逆之，甚者從之」之論，他也有精到深入的研究，並以火爲喻加以說明：「夫病之微小者，猶人火也，遇草而焫，得木而燔，可以濕伏，可以水滅，故逆其性氣以折之、攻之。病之大甚者，猶龍火也，得濕而焰，遇水而燔，不知其性以水濕折之，適足以光焰詣天，物窮方止矣。識其性者，反常之理，以火逐之，則燔灼自消，焰光撲滅。」王冰釋言病甚者當順其性而治之，對後世治病頗有指導意義。如「引火歸源」法，實亦其餘緖。

總之，王冰不論在學傳運氣還是注釋經文方面，都卓有貢獻，對後世醫學的發展起有承先啓後作用。清代名醫汪昂評之曰：「《素問》在唐有王啓玄之注，爲注釋之開山，注內有補經文所未及者，可謂有功先聖。」這是十分確當的。

《外台秘要》鳥瞰

《外台秘要》是王燾繼孫思邈《千金方》之後所撰集的又一部綜合性醫學巨著。王燾生活在唐代天寶年間，是宰相王珪的孫子。據《新唐書·王珪傳》：「珪孫燾，性至孝，爲徐州司馬。以母疾，彌年不廢帶，視絮湯劑，數從高醫遊，遂窮其術。因以所學作書，號《外台秘要》，討繹精明，世寶焉。」

《外台秘要》共四十卷，一千一百〇四門，網羅甚廣，諸科俱全，歷代醫論秘典裒集頗豐，治病方藥亦詳爲搜錄。資料翔實，論理精良，卷帙浩瀚，博大精深，是唐代唯一能與《千金方》媲美的醫學方書。

據其書自序，燾因家世顯宦，有機會在當時國家圖書館「弘文館」裡長時期地博覽群書，所謂「七登南宮，再拜東掖，便繁台閣，二十餘載，久知弘文館圖籍方書等，繇是睹奧升堂，皆探其秘要」。在弘文館裡接觸到了大量古代的醫學文獻資料，據稱有千卷之多。如釋僧深、崔尙書、孫處士、張文仲、孟同州、許仁則、吳升的醫書，外界早已不傳，王燾均得披覽編錄。他沈酣其中，「并味精英，鈐其要妙，俾夜作書，經之營之，捐眾賢之砂礫，掇群才之翠羽，皆出入再三，伏念旬歲，上自炎、昊，迄於盛唐，括囊遺闕，稽考隱秘，不愧盡心焉」（《外台秘要自序》）。經過整整二十年焚膏繼晷地工作，方使這部傳之不朽的煌煌巨著得以蕆功。

《外台秘要》的大致編次順序爲：內科、五官、外科、二陰、中惡、金瘡、大風、丸藥、婦幼、乳石、明堂、灸法、蟲獸傷等。各門之前，冠以先哲醫學理論，後載諸家醫方。它保存了

我國唐代以前的大量珍貴醫學資料，如《素女經》、仲景方論、《甲乙經》、《范汪方》、《姚氏集驗方》、《小品方》、《刪繁方》、《深師方》、《張文仲方》、《必效方》、《近效方》、《許仁則方》等數十家言。醫學理論部分，引載《諸病源候論》最多，醫方部分則鳩錄《千金方》亦豐。《諸病源候論》及《千金方》兩書今日尚存，而上述其它各書，後世早已散佚不傳，賴《外台秘要》而略見其梗概。尤爲可貴的是，《外台》所徵引的資料，皆標明出處，大大方便了後人。在醫學著作中，將引用文獻注明原書卷次的編修方式，爲王燾所首先運用，顯示其治學的嚴肅態度。正如宋孫兆序《外台》所云：「王氏爲儒者，醫道雖未及孫思邈，然採取諸家之方頗得其要者……如《張文仲》、《集驗》、《小品》方最爲名家，今多亡逸，雖載諸方中，亦不能別白，王氏編次，各題名號，使後之學者，皆知所出，此其所長也。」

《外台》中保存了不少對後世醫學發展產生有重大影響的珍貴古籍資料，如在《素女經》中有黃帝與素女的問答，探討房勞致損的機理，其中有行房禁忌，如「日月晦朔，上下弦望，六丁之日」；「雷電風雨陰陽晦暝，振動天地，日月無精光」；「新飽食穀力未行」；「新小便精氣微弱，榮氣不固，衛氣未散」，以及勞力沐浴「流汗如雨」等情況下皆不宜房事，反映了漢唐之前的醫學保健認識水平。元代著名醫家朱震亨的養陰攝生理論，不少皆汲源於此。

它如謝士泰《刪繁方》中有關五臟勞論治的內容，亦被完整地記載了下來。「《刪繁論》曰：五臟勞者，其源從臟腑起也，鼓生死之浮沈，動百病之虛實，厥陰陽、逆腠理，皆因勞瘠而生，故曰五臟勞也」（《外台》卷十六）。其中如「肝勞論」曰：

「凡肝勞病者，補心氣以益之，心旺則感於肝矣。人逆春氣則足
少陽不生，而肝氣內變，順之則生，逆之則死，順之則治，逆之
則亂，反順爲逆，是謂關格，病則生矣。」值得一提的是肝勞的
治療原則是「補心氣以益之」，其特點是勞者補子，同樣，其它
四臟勞的補益方法爲：心勞，補脾氣以益之；脾勞，補肺氣以益
之；肺勞，補腎氣以益之，腎勞補肝氣以益之。歷來補虛皆宗
《難經》「虛則補其母」，爲一定不移之大法，而《刪繁》則另闢
蹊徑曰「勞則補其子」，爲中醫治虛又增加了一種治法，開拓了
後人的思路。宋許叔微在《普濟本事方》中曾治一傷寒後病人，
心神不寧，給予補脾湯，益其脾氣而心病自癒，並說：「此勞則
當補其子，人所未聞也。蓋母生我者也，子繼我而助我者也，方
治其虛，則補其所生者……荀子所謂未有子富而父貧同義。」
（《本事方》卷九）它如歸脾湯治勞傷心悸，亦沿從《刪繁》舊
意。

　　《刪繁》五臟論治的部分內容，雖《千金》已載，但《千金》
內容不全，且無出處，這樣從文獻研究角度看，《外台》的價值
就更爲突出了。諸如此類的情況不少，故研究、輯復唐前散佚的
古醫籍，常取《外台》爲主要依據。正如《四庫全書提要》所
說：「其方多古來專門秘授之遺，陳振孫在南宋末，已稱所引
《小品》、《深師》……之類，今無傳者，猶間見於此書，今去振
孫四、五百年，古書益多散佚，惟賴燾此編以存，彌可寶貴
矣。」

　　在歷史上有不少學者認爲王燾並不是一個醫生，對其所選內
容，頗有微詞。如徐靈胎在《醫學源流論》中說：「但其本人
（王燾）非專家之學，故無所審擇。」這種說明值得商榷，《新
唐書》已載他「數從高醫游，遂窮其術」，作爲正史已肯定王燾

經過多次正式學醫而醫術已十分高明；再以他「捐眾賢之砂礫，掇群才之翠羽」的刪繁取捨水平來看，若非學富思深而精於臨床者，是難以做到的。問題在於《外台》中並沒有王燾本人的發揮，然而其書的性質本屬古籍編纂，爲了保持學術的客觀性，王氏之舉原無可非議。若以其不同於《千金》的既有搜錄又多闡發而貶低王燾，顯然是不足取的。

小議劉完素的火熱理論

北宋是中醫學蓬勃發展的重要歷史時期，從王懷隱等編定的《太平聖惠方》，一直到北宋末年由徽宗皇帝親自作序而頒行的《聖濟總錄》，不論在醫學理論，或臨床治病方面，都廣收博探，成就可觀，對中醫學術發展作出重要貢獻。值得指出的是，北宋政府對普及醫學、方便群眾看病也做了大量工作。其中最有影響之舉，當推陳師文等奉詔編定的《和劑局方》。當時官府設立「熟藥所」，概依《局方》規格制成丸散，公開發售，病家可以根據自己的病痛，對證贖藥。這種做法大受歡迎，生意興隆，以致於京師一個「熟藥所」應接無暇，而於崇寧中（1102～1106）又增設了七個分所。不少醫生亦深受《局方》的影響，藉以治病救疾。

但是，《局方》盛行也帶來了一些問題，醫生往往按證給藥，不注重醫學理論對臨床實踐的指導，以致誤治者不少；《局方》又多辛溫剛燥之劑，多服、久服之後耗傷陰血，造成濫用《局方》的「辛燥時弊」。儘管這樣，許多醫生仍沿襲舊制，使「辛燥時弊」的危害日益擴大。

北宋末年，戰禍迭起，百姓生活在離亂飢饉之中，導致溫熱疫病的流行。金初，熱病仍方興未艾，嚴重地威脅著人們的生命，習慣於應用《局方》的許多醫生，在這種形勢下顯然難以適應臨證需求。劉守真的「河間學說」就是在這種時代背景下問世的。

劉守真（1120～1200？）名完素，號通玄處士，金河間（今河北河間縣）人。劉氏畢生重視《內經》理論的研究，認定醫學

的「法之與術，悉出《內經》之玄機」(《素問病機氣宜保命集序》)，並廣泛研究歷代諸家方論。他的主要著作有《素問玄機原病式》、《黃帝素問宣明論方》、《三消論》等。《傷寒直格》、《傷寒醫鑒》等均爲其門徒後學所著，也反映了完素的學術思想。

劉氏精於醫術，時人神之，《金史》本傳云：「劉嘗遇異人陳先生以酒飲，守眞大醉，及寤，洞達醫術，若有授之者」。這是業經神化的傳說，然而由於醫術高明而在北方中國名傾朝野，卻是事實。他曾三次被金章宗聘請到京城作官，俱辭謝不應，朝廷因賜「高尚先生」稱號。

劉完素面對大量的火熱病證，深感沿襲《局方》決難收效。在長期的臨床實踐中，他認識到火熱之邪是導致人體多種疾病的重要因素，而這種病機理論卻被當時許多醫生所忽視。劉氏在《素問玄機原病式》中指出：「但依近世方論，用辛熱之藥，病之微者，雖或誤中……其或勢甚而鬱結不能開通者，舊病轉加，熱證漸起，以至於死，終無所悟。」抨擊了庸醫「以火益火」的錯誤治療。因此，他以火熱病機爲核心，結合《內經》中運氣學說及有關理論，擴大了《內經》病機十九條所論火證的範圍，從理論上提出「六氣皆從火化」、「五志過極皆爲熱甚」等學術觀點；治療上起用寒涼之劑，對熱病論治的發展具有重大的影響。其論說後人常以「火熱論」稱之，他的學術經驗被醫界尊之爲「河間學說」，或親炙或私淑完素而張揚師說者，被稱爲「河間學派」。

「六氣皆從火化」和「五志過極皆爲熱甚」，是河間學說中的基本觀點。所謂「六氣皆從火化」是指風寒濕燥諸氣，多與火熱相兼爲病，諸氣病變最後都可轉歸爲火，而火邪又可衍生諸氣。

如以風與火熱而言，劉氏認爲「風本生於熱，以熱爲本，以風爲標，凡言風者熱也」。（《素問病機氣宜保命集・中風》）；以濕與熱言，「濕病本不自生，因於火熱怫鬱，水液不能宣通，即停滯而生水濕也」（《宣明論・水濕門》）；以燥與熱言，「燥萬物者莫熯於火」；以寒與熱言，兩者性氣本截然相反，但完素根據《內經》「亢害承制」的理論，認爲「己亢過極則反似勝己之化」（《保命集・序》），即某氣盛極時會出現一種制勝其氣的假象，這就是劉氏常說的「火極似水」，它提示在臨床上見到寒象的病症，也有可能屬火邪爲祟。這樣，就把火熱病機擴展成爲臨床病證的主要病理機制。

劉氏的「五志過極皆爲熱甚」，是指凡情志劇變，都可形成火熱病證。他指出：「五臟之志者，怒、喜、悲、思、恐也，若志過度則勞，勞則傷本臟，凡五志所傷皆熱也。」（《原病式・熱類》）其機理何在呢？劉氏強調妄動可轉化爲火熱；「情之所傷，則皆屬火熱，所謂陽動陰靜，故勞則躁不寧，靜則清平。」（《原病式・熱類》）於是將各種情志劇變皆歸納到火熱病機中來。

可見，不論外感六淫，還是內傷七情，在劉完素看來其主要病機皆屬火熱爲害，這樣就爲臨床運用寒涼藥物提供了理論依據。他卓有見地地自制了不少新方，說：「余自制雙解、通聖之劑，不遵仲景法桂枝麻黃之藥，非余自衒，理在其中矣。故此一時，彼一時，奈五運六氣有所更，世態居民有所變，天以常火，人以常動，動則屬陽，靜則屬陰，內外皆擾，故不可峻用辛溫大熱之劑……故善用藥者，須知寒涼之味」。（《保命集・傷寒論》）對表證的治療，他主張先以辛涼或甘寒之劑解表，如滑石、甘草、蔥豉、石膏、知母之類，認爲寒藥治表證，亦可「汗出而

解」。表裡同病則以宣通怫熱鬱結爲主，防風通聖散、雙解散、天水涼膈各半等，均可「散風壅，開結滯，使氣血宣通」。裡證則常用承氣湯、涼膈散、黃連解毒湯來清熱制火。劉氏的這些治法，突破了《傷寒論》溫藥發表，先表後裡的成規，把解表法由辛溫而轉向辛涼，這在熱病的治療上是繼《千金方》之後的又一個發展，對溫病論治作出了貢獻。《四庫全書提要》評劉氏學術謂：「大旨多主於火……故其持論，多以寒涼之劑，攻其有餘，皆能應手奏功……補前人所未及耳。」

劉氏的新論和新方，一掃沿舊之弊，得到不少有識醫家的折服和推崇，《宣明論方》就此在中國北方流行了起來。其時，南宋醫界《局方》繼續盛行，形成了「北宣南局」的學術對峙局面。

重視火熱病機和善用寒涼之味，是河間學說的基本特點。親炙於完素的弟子有穆大黃、馬宗素、荊山浮屠等人。劉氏《三消論》一書，就是經穆大黃的保存而收入《儒門事親》中的。私塾劉學而於醫界有影響的，還有金代名醫張從正。從正最推崇完素，稱「千古之下，得仲景之旨者，劉河間一人而已」，故「其法宗劉守眞」（《金史》本傳）。元代名醫朱震亨亦從其老師羅知悌處，接受了完素新說，確立了其「濕熱相火爲病甚多」的醫學觀點，善用知、柏等滋陰降火藥，進一步發展和充實了火熱病證的治療經驗，故後世「劉、朱」並稱。劉朱學術的問世，從根本上擺脫了醫學史上沿循已久的崇尚溫補的桎梏，對祛病邪、存陰血，促進溫病學說的發展有積極的作用。同時，由於劉完素勇於批判時弊、倡導新說，打破了醫界沉寂的守舊之風。在他的影響下，張從正、李杲、朱震亨等諸子之說，聯鑣接軫，輝映後先，開創了醫學史上著稱的「新學肇興」、學術爭鳴的新局面。

「治法獨奇」的金代名醫張子和

曾任上海中醫學院院長的著名中醫學家程門雪先生，推崇張從正爲金元四家（劉完素、張從正、李杲、朱震亨）中之「造詣最深」、「治法獨奇者」。這就要從張氏的學術思想談起。

張從正（約1156～1228），字子和，號戴人，金代睢州考城人，學宗《內》、《難》、《傷寒》，私塾劉完素，對疾病機理持有精闢的見解，擅用汗、吐、下三法，對祖國醫學的發展作出卓越貢獻。張氏治病善奇中，曾譽滿醫林，被召到京都太醫院就職。後不慣「馬前唱諾」、「迎送長吏」的折腰生活，而辭去歸里。張氏著《儒門事親》一書，集中了他的醫學思想和治療經驗，是我們研究其學術的重要資料。

從醫學發展史看，自唐宋以還，醫界治病逐漸側重於藥物調補，不少醫者常常片面理解《內經》「邪之所湊，其氣必虛」之義，嗜補成風，有的甚至專以補藥作爲漁利的手段。正如從正在《儒門事親》中所說：「夫補者人所喜，攻者人所惡，醫者與其逆病人之心而不見用，不若順病人之心而獲利也。」病人亦總覺得自己體虛，不管生了什麼病，心安理得地服用滋補藥，已成了天經地義的事。這樣不僅耽誤了病情，而且阻礙著醫學的發展。張從正針對時弊，結合自己長時期醫療實踐中的心得體會，提出一整套側重於攻擊邪氣的獨特的理法方藥，對糾偏補弊起有積極的作用。

在病因病機方面，他著眼於「邪」，指出：「病之一物，非人身素有之，或自外而入，或由內而生，皆邪氣也。邪氣加諸身，速攻之可也，速去之可也。」強調邪氣是致病的根本原因，

而迅速除邪乃屬治病之首務。這個觀點似乎與《內經》「邪之所
湊，其氣必虛」的精神相牴牾，實則不然，兩者不可分割。正虛
邪易入，故平素務必重視養生，以杜絕外邪之侵襲；既病則須重
視邪氣，惟攻擊邪氣而後才能康復。張從正認爲絕大多數疾病以
邪氣爲主要矛盾，此時一味投補，無異資糧助寇，「鯀湮洪
水」，非徒無益，適足致害。主張「先論攻邪，邪去而元氣自
復」。這個觀點切中時弊，對中醫理論的發展頗有貢獻。

張氏擅用汗、吐、下三法來清除病邪。《金史》本傳：「古
傳有汗、吐、下三法……世傳黃帝、岐伯所爲書也，從正用之最
精，號子和汗、下、吐法。」

以汗法而言，張氏用得很有特色，除一般外邪襲表的適應範
圍外，他還用於某些泄瀉病證。《內經》有「春傷於風，夏生飧
泄」之說，把暑月的一些泄瀉，歸咎於春季的感受風邪。歷代醫
家很少能將此義行諸並驗證於臨床，張從正則遵循其旨巧妙地運
用發汗祛風法，治療了不少頑固的泄瀉病。如治趙明之案：

米穀不消，腹作雷鳴，自五月至六月不癒，諸醫以爲脾受大
寒，故並與聖散子、豆蔻丸，雖止一、二日，藥力盡而復作。諸
醫不知藥之非，反責明之不忌口。戴人至而笑曰：春傷於風，夏
必飧泄者，米穀不化而直過下出也……診其兩手脈皆浮數，爲病
在表也，可汗之，直斷曰：風隨汗出。以火二盆，暗置床之下，
不令病人見火，恐增其熱，迨至入室，使服湧劑，以麻黃投之，
乃閉其戶，從戶外鎖之，汗出如洗，待一時許，開戶減火一半，
須臾汗止，泄亦止。（《儒門事親》卷六）

從正以汗法開泄腠理，令內伏之風邪由表而解，使《內經》
此說在臨床中得到了驗證。清代名醫喻昌治痢有一種方法稱之爲

「急流挽舟」，即用敗毒散發汗袪風以泄由表陷裡之邪，洵矜式於從正精義。

對於許多時醫認爲屬虛勞而須大事滋補的病證，從正的治療恰恰相反，每投攻下之劑出奇制勝：

西華束茂之，病虛勞寢汗，面有青黃色，自膝以下，冷痛無汗，腹中燥熱，醫以薑附補之，五晦朔不令飲水，又禁梳頭，作寒治之，請於戴人。戴人曰：子之病不難癒，……先以舟車丸、濬川散（俱峻下劑）下五、七行，心火下降，覺渴，予冰水飲之，又令澡浴，數日間，面紅而澤，後以河水煮粥溫養調胃……又以活血當歸丸、人參柴胡散、五苓散、木香白朮散調之，病大瘥，寢汗皆止，兩足得暖，食進。（《儒門事親》卷六）

通過精確的辨證，張氏認爲此證雖似「虛勞」，實屬「肺痿」，由心火鬱勃、腸腑積滯引起。前醫誤以寒治，無異以火益火，故徑投峻猛攻逐之劑，邪泄火降，收到了意想不到的佳效。張從正善於用攻法來達到除病復元的目的，這是他與庸醫治病的重大分歧處。他認爲用以治療「大積、大聚、大秘、大涸、大堅」證的攻下之藥，乃是眞正的補藥，「不補之中，有眞補存焉」，其名言如「陳莝去而腸胃潔，癥瘕盡而營衛昌」、「損有餘乃所以補其不足」等，無不包含著樸素的辨證法思想。

從正這些精湛的學驗，頗得後世有識之士的好評，《金史》本傳對他也有較高的評價：「精於醫，貫穿《素》、《難》之學，其法宗劉守眞，用藥多寒涼，然起疾救死多取效」。但由於他常與世俗之見相左，也招來了不少後人的非議和訾病。賢明如朱震亨亦謂「攻擊宜詳審，正氣須保護」，把從正學術的棱角，在潛移默化中給磨去了。

從正不僅長於攻邪，且善於補虛，然與庸醫的一味滋補有別。他提出「治病當論藥攻」、「養生當論食補」的觀點，強調食養補虛。他認為各種藥物（包括補藥）無不具有一定的毒性，久服之後毒氣積蓄而成為「藥邪」，嚴重者影響人體的健康。所謂：「凡藥有毒也，非止大毒、小毒謂之毒，雖甘草、人參不可不謂之毒，久服必有偏勝，氣增而久，夭之由也。」其所言毒，確切地講是指藥物的副作用，事實上任何藥物都有利、弊，不少醫生往往只看到利的一面，忽略了弊的另一面，這是不全面的。張氏的這一認識，即使在今日醫界也不乏其現實意義。張氏根據《內經》意旨，憑藉穀、肉、果、菜來補益人體精氣，他許多寶貴的食補經驗，為清代名醫魏玉璜所擊節贊賞：「子和之持論如此，豈放手攻瀉而不顧元氣者哉？第其用補，專重飲食調攝而不持藥餌，故萬全無弊，而亦無可舉之功，其書具在，惟好學深思之士能通其意耳。」（《續名醫類案》）魏氏之評真可謂得從正學術之三昧者。南宋著名愛國詩人陸游，也受到從正漿粥食養經驗的影響，曾吟有一絕曰：「世人個個學長年，不道長年在目前，我得宛丘（從正居宛丘，稱「宛丘張氏」）平易法，只將食粥致神仙」。

　　藥攻食養之外，張氏又常常巧妙地利用情志制約關係，或轉移，或適應的方法來治療一些由過劇情志所造成的疾病，被稱之為「以情易情」法。如治衛德新妻於旅次遇盜受驚，悸惕不寧，羸弱萎頓，時易驚仆，家人須躡足而行，百藥罔效，邀從正治。張氏感到此病藥物必難奏效，命二侍女執患者手按高椅上，前置一小几，從正對她說：你看在這裡。隨即以木棒猛然敲擊小几，患者大驚。張說：我以木擊几，你有什麼可驚的呢？後又連續擊之，婦驚漸緩。張又以杖擊門、窗，患者逐漸適應而不再驚嚇，入夜又命人通宵擊門窗不止，如此數日後，患者驚病頓癒。家屬

請教其法，張答：「驚者平之，平者常也，平常見之，必無驚也。」這是他以情志適應的機理來解釋《內經》「驚者平之」之義。

《素問·陰陽應象大論》中有關於情志傷臟及五行制約的論述，從正結合實踐進行闡發，稱：「悲可以治怒，以愴惻苦楚之言感之；喜可以治悲，以謔浪褻狎之言娛之；恐可以治喜，以迫遽死亡之言怖之；怒可以治思，以污辱欺罔之言觸之；思可以治恐，以慮彼志此之言奪之。凡此五者，必詭詐譎怪，無所不至，然後可以動人耳目，易人視聽。若胸中無材器之人，豈能用此五法也。」（《儒門事親》）這種「以情易情」的治法，在今天屬於醫學心理學的范疇。西方醫學在晚近數十年方始重視和研究它的重要分支－心身醫學，其宗旨則與張氏學術相仿，於此也就更可見從正學驗之難能可貴和不同凡響了。正如清代醫家王士雄所謂：「亙古以來，善治病者，莫如戴人，不僅以汗、吐、下三法見長也。」看來，程門雪先生稱其為「造詣最深」、「治法獨奇」的原因也就在這裡。

「溫補派」泰斗張介賓獨重眞陰

張介賓（1563～1640），字會卿、景岳，別號通一子，明末會稽（今浙江紹興）人。介賓秉性敏慧，勤奮好學，博覽群書，通易理、天文、兵法諸學，尤精醫術。早歲學醫於金英，後又投筆從戎，落落無合，遂歸故里，潛心醫學。在醫學理論研究方面，介賓集各家之大成，而多獨到之見，是明末醫家中最出類拔萃者。介賓生當明代，劉、朱之學仍顯赫於醫林，不少醫者執守門戶之見，濫用苦寒藥物，造成了明代的寒涼時弊。有識之士如先於介賓之薛己、孫一奎等，不僅抨擊寒涼之害，且刻意研究脾、腎和命門，用藥主以甘溫，故醫界常把他們稱爲溫補派。介賓繼薛、孫等人之後，廁身溫補而成爲其中堅。張氏著作甚豐，撰有《類經》、《類經圖翼》、《類經附翼》、《景岳全書》、《質疑錄》等。

張氏特別重視人體陽氣，認爲生命之延續，離不開陽氣的作用。他針對朱震亨「陽常有餘」論，提出「陽常不足」說。他說：「難得而易失者，惟此陽氣；既失而難復者，亦惟此陽氣，又何以見陽之有餘也。」（《景岳全書・傳忠錄》）同時強調：「天之大寶，只此一丸紅日；人之大寶，只此一息眞陽。」（《類經附翼・大寶論》）陽氣之於人是如此的珍貴，而醫界不少醫者卻恣投寒涼，勢必戕傷眞陽。介賓對此頗爲憤慨：「凡今之醫流，則無非劉、朱之徒，動輒言火，莫可解救，多致伐人生氣，敗人元陽，殺人於冥冥之中而莫之覺也，誠可悲矣」。（《景岳全書・傳忠錄》）

介賓批判濫用苦寒，重視溫補，但並不因此而忽視陰精。他認爲陰陽本自一體，兩者不可偏廢：「陰不可以無陽，非氣無以

生形也；陽不可以無陰，非形無以載氣也。」（《類經附翼‧眞陰論》）所以他在撰《大寶論》以發明陽氣之重要後，又著《眞陰論》強調陰精之珍貴。他說：「不知此一陰字正陽氣之根也。」由側重於維護陽氣到陰陽一體論，他本身也有一個認識的漸進過程。他自述云「余及中年，方悟補陰之理」（《眞陰論》）。可見，他的本意是十分清楚的。告誡後人不能曲解其學術思想專主陽氣。

張氏「陰陽一體」思想，較集中地反映在他的命門學說中。在生理方面，他指出：「腎有精室，是曰命門，爲天一所居，即眞陰之府。精藏於此，精即陰中之水也；氣化於此，氣即陰中之火也。命門居兩腎之中，即人身之太極，由太極以生兩儀，而水火具焉，消長繫焉，故爲受生之初，爲性命之本。」（《眞陰論》）這裡他修正了不少醫家所持命門主火的偏見，認爲命門就是藏精之室，在兩腎當中，其作用既具藏精，又司氣化，如同太極生兩儀之理一樣。甚至他把兼具水火之功、精氣之用的命門，直呼爲「眞陰之府」，強調「所謂眞陰之用者，凡水火之功，缺一不可，命門之火，謂之元氣；命門之水，謂之元精。五液充則形體賴而強壯，五氣治則營衛賴以和調。此命門之水火，即十二藏之化源」，從而更突出了注重眞陰精血的學術思想。

以命門的病證而言，他側重於陰陽互損病機，「凡虛損之由……無非酒色、勞倦、七情、飲食所致，故或先傷其氣，氣傷必及於精；或先傷其精，精傷必及於氣。」（《景岳全書‧虛損》）不論精傷還是氣傷，歸根到底仍是屬於眞陰之損。他說：「精、氣在人，無非謂之陰分。蓋陰爲天一之根，形質之祖。故凡損在形質者，總曰陰虛，此大目也……凡病至極，皆所必至，總由眞陰之敗耳」。（同上）他把所有陰陽虛損的病證最後都歸納到命

門眞陰虧損的病機上來認識。顯然謂其專主溫補陽氣是難以概括他的這些基本學術觀點的。其所謂「今人之病陰虛者，十常八九」（《眞陰論》）即據命門眞陰不足的理論而發。

同樣，在命門虛損的辨證方面，不論水虧或火旺，凡形質有損，介賓皆目之爲陰虛，所謂「無火、無水皆在命門，總曰陰虛之病」。（《眞陰論》）他強調指出，時醫把陰虛局限在火旺上認識是不夠全面的，陰虛可分爲二種：「陰中之水虛，則病在精血；陰中之火衰，則病在神氣。」（同上）這個觀點與他同時代醫家趙獻可的認識如出一轍，所謂「陰虛有二：有陰中之水虛，有陰中之火虛」。（《醫貫》）在他們看來，命門眞陰不足是虛損的本質所在，水虧和火旺只是二種不同病情的表現而已。景岳重視眞陰的學術特點在病理辨證上也清晰無遺地反映了出來。

在虛勞之外，介賓還把不少臨床雜病也與命門眞陰聯繫了起來。如風寒外感、泄瀉、臌脹諸證，在辨症和治療上，均不可單純著眼於邪氣，尚須顧及於陰虛。他說：「寒邪中人，本爲表證，而汗液之化，必由乎陰也；中風爲病，身多偏枯，而筋脈之敗，必由乎陰也……瀉泄正陰，非補腎何以固其門戶？臌脹由乎水邪，主水者須求水臟；關格本乎陰虛，欲強陰捨陰不可。」（《類經附翼・求正錄》）將雜病與命門眞陰不足結合論治，是介賓的獨特之見。

介賓治病以治形、補精血爲大綱，《景岳全書・治形篇》說。「善治病者，可不先治此形以爲興復之基乎？雖治形之法，非止一端，而形以陰言，實惟精血二字，足以盡之。所以欲袪外邪，非從精血不能利而達；欲固中氣，非從精血不能蓄而強……故凡欲治病，必以形體爲主，欲治形者，必以精血爲先，此實醫家之大門路也。」在治形大法主導下，他以甘溫濡潤之品爲主治

藥物。爲什麼藥用甘溫呢？蓋取命門陽生陰長之理，所謂：「一點眞陽寄坎宮，固根須用味甘溫。」（景岳全書・傳忠錄））他選擇了熟地作爲治形除病的主藥，對熟地他持有與眾不同的見解：

> 凡諸眞陰虧損者，有爲發熱、爲頭疼、爲焦渴、爲喉痹、爲嗽痰、爲喘氣，或脾腎寒逆爲嘔吐，或虛火載血於口鼻，或水泛於皮膚，或陰虛而泄利，或陽浮而狂躁，或陰脫而仆地，陰虛而神散者，非熟地之守不足以聚之，陰虛而火升者，非熟地之重不足以降之；陰虛而躁動者，非熟地之靜不足以鎮之；陰虛而剛急者，非熟地之甘不足以緩之。陰虛而水邪泛濫者，捨熟地何以自制？陰虛而眞氣散失者，捨熟地何以歸源？陰虛而精血俱損、脂膏殘薄者，捨熟地何以厚腸胃？（《景岳全書・本草正》）

於是他在許多自制的新方中皆不離熟地，制補益之劑如大補元煎、左右歸丸、一陰、三陰、五陰煎等，皆爲主藥，固不難理解。而治雜病諸劑，如治外感發熱的補陰益氣煎，治咳嗽痰喘的貞元飲，治嘔吐痰涎的金水六君煎，治吞酸的理陰煎，治泄瀉的胃關煎等等，無不選用熟地，乃至於後人謔稱介賓爲「張熟地」，反映了他獨到的補陰治形的用藥經驗。

上述學術經驗，足以反映出介賓獨重於陰虛的病理觀。當然以他所謂的陰虛與震亨所言陰虛相比較，則前者的概念和範圍要大得多，震亨治陰虛主以「苦寒」，他則更弦易轍爲「甘溫」，自合陰陽互濟、精氣互生之妙諦，終於成爲溫補學派中之卓犖大成者。

理虛高手吳澄的獨特見解

清代著名醫家吳澄，字鑒泉，號師朗，清康熙間安徽歙縣嶺南人。吳氏博學思深，善能發微，在論治虛損方面頗持獨特之見，著有「不居集」，專論虛損證治。其著哀集歷代名醫治虛要旨，並闡發了自己的心得體會，深得後人推崇。

吳氏論虛之灼見，大抵可歸納爲兩方面，其一論治脾陰不足，其二發揮外損證治。

脾陰不足的問題從明代起逐漸爲有識醫家所重視，它產生的原因又與藥誤密切有關。明代不少醫家矜式李（杲）、朱（震亨）兩大家，泥執師說而不化，用藥或嗜溫燥，或好苦寒，這在當時醫界已襲以成風。溫燥耗傷脾胃之津，苦燥亦劫中土之陰，所以在李、朱之學盛行時，脾陰不足的矛盾也隨之而突出了。到了明代末葉，一些臨床醫家十分關注這問題，如繆希雍、周愼齋、胡愼柔等對於補養脾陰各有研究。其中，繆氏主張甘寒法，胡氏習用甘淡法，從不同側面對治療脾陰不足展開了探索。吳澄則繼繆、胡之後，獨闢蹊徑，在論治脾陰不足的研究上獲得了可觀的成就。

吳澄認爲脾陰的恢復，關鍵在於甦展胃氣，中土旺盛，陰液自生。他說：「人之一身，以胃氣爲主，胃氣旺則五臟受蔭，水精四布，機運流通，飲食漸增，津液漸旺，以至充血生精而復其眞陰之不足。」（《不居集》）陰虛勞損之人，即使平補的四君子湯，也有燥滯難運之憂，所以吳氏「新定補脾陰一法……以補前人未盡之餘蘊」，他補脾陰的選藥原則是「芬香甘平之品，培補中宮而不燥其津液」，即用辛芳甘養來振甦胃氣，恢復脾陰。其

如理脾陰正方（人參、河車、白芍、山藥、扁豆、茯苓、橘紅、甘草、蓮肉、荷葉、老米）、中和理陰湯（人參、燕窩、山藥、扁豆、蓮肉、老米）等，都貫穿了這個宗旨。爲什麼補脾陰不逕取甘寒爲法呢？吳氏之後宏格剖析其義曰：「脾喜溫而惡涼，喜燥而惡濕，故理脾之方，多溫燥之品，虛勞日久，胃少脂膏，略兼香燥，便發虛火，少加清潤，泄瀉必增。」（《不居集》）用藥顧此失彼，煞費周章。吳澄的斡旋之法是「以人參、荷葉保其肺氣，以河車大補其眞元，佐以扁豆、山藥固守中州，以白芍、甘草緩肝而不克脾土，以橘紅、老米醒其脾土而不上侵肺金，補脾陰而胃陽亦不相礙也。」（《不居集》）如此則可避免香燥和清潤對脾胃的不良影響。根據脾喜溫燥的生理特點而取法「芬香甘平」，培補中宮以資化源，扶養脾土而復陰液，這是吳澄在論治脾陰問題上的不同凡響之見。

清代不少醫家，在治療脾胃陰虛方面頗受吳氏法的影響。如《柳選四家醫案・愛廬醫案》首案：「病經匝月，表熱解後，杳不思納，脈靜舌淨……睛光流動，面色開曠……且進和中醒中，以悅脾胃，令納穀乃昌。人參鬚、炒麥冬、炒橘白、北沙參、甘草、霍石斛、生穀芽、野薔薇露。」此方確具「芬香甘平」之妙，其中如野薔薇露，既辛芳悅脾，又潤澤不燥，倒是補充了吳氏制方中芳香之品不足的缺陷。近時醫界耆宿，又有「辛甘悅脾」之議，在甘平的用藥基礎中，再加代代花、玫瑰花等，調治脾陰不足證，每獲知飢索食、津液來復之效，此殆又濫觴於吳氏之法。

在外損證治方面，吳氏亦頗具卓見。他認爲內傷之類外感，李杲已發明在前，但外感之類內傷者，自古迄今，無人深究，故發「此亦虛損門中之大缺略事」之慨。吳氏所論外損，是指「六

淫中之類虛損者」，確發前人之未發。可羽翼李杲內傷之說，充
實虛損病證治。

　　吳氏所謂外損，並不單純歸咎於外感六淫，又與人體正氣強
弱密切有關，他說：「六淫為病，實因於天，外損為言，實因於
人。」指出外感之後並非所有人都成外損，只有平素養生不慎，
先有內傷虛損底子的人才形成外損。此外，吳氏還強調有因於
「藥不當病」而損其元氣致外損者。如外感之人，庸醫妄用汗、
吐、下法，或漫事滋補，虛虛實實，損傷正氣，也是造成外損的
一個重要因素。

　　外損的病理症結在於外感內損，故其病狀錯雜，虛實紛呈。
既可具發熱、惡寒、咳嗽、頭痛等表證，又可見毛瘁神夭、肌膚
枯槁、困憊無力，杳不思納、怔忡失血、神思不安等各種虛象。
且其病程較長、經久難差，與單純外感之「吉凶只在旬日之間」
者迥然有別。外損常見寒熱，但與虛勞內傷的「陽虛生外寒，陰
虛生內熱，陰陽兩虛，既寒且熱」不同，表現為外感樣寒熱，其
「邪在少陽者，最易惑人，有時寒熱往來，有時熱多寒少，有時
日重夜輕，有時日輕夜重，宛與陰虛發熱相類」。（《不居集》）
吳氏指出其與陰虛發熱鑒別的要點在於：外損兼有表證，寒熱變
化較多，而陰虛發熱則印定時間，又無表邪。

　　對於外損的治療，吳氏提出了自己獨特的解托、補托兩大
法。外感前期，邪氣初入，人體氣血未大虧者，用解托法；疾病
後期，邪勢纏綿，元氣消憊者用補托法。前者重在祛邪，但非單
純汗、吐、下法所比，以驅邪而不傷正氣為原則；後者主在扶
養，但須網開一面，使邪有出路。

　　吳氏制解托法凡六方：柴陳解托湯、和中解托渴、清裡解托

湯、葛根解托湯、柴芩解托湯、升柴拔陷湯。六方之中，皆以柴胡、葛根爲主藥，對此兩藥有獨到見解，認爲葛根味辛性涼，辛而能潤，涼而能解，最宜與柴胡相結合；柴胡妙於升，能拔陷，葛根妙於橫行，能托裡，俱能袪邪而不傷正。根據不同情況，吳氏又常配合二陳、前胡、防風等協同疏風散邪，再視表裡寒熱而靈活施治。

　　吳氏制補托方凡七：益營內托散、助衛內托散、雙補內托散、寧志內托散、補眞內托散、寧神內托散、理勞神功散。根據陰陽、氣血、營衛之虛，以人參、當歸、黃耆、熟地、白朮、棗仁、益智等補益托裡，匡扶正氣，外則又必用柴、葛，以使邪氣透達於外。吳氏制方之義，在於「杜絕外損之源，殊非補養衰弱之意」，這是一個很重要的觀點，扶托外邪，俾其解散，與專意滋養者有間。

　　吳氏之新論，雖自出機紓，但還是與李杲、景岳等學術影響有關。杲善補中而升發，景岳好滋補而推崇柴胡解散，皆爲吳澄學術之淵源所在。然業經吳氏專題闡發而開外損一門，則已成損證論治又之一家。

《血證論》的治血四大法

《血證論》是晚清著名醫家唐宗海所撰的一部血證專著，蜚聲於中醫界。其書在《內》、《難》、仲景著作的啓迪下，對血證進行專題研究，理論上既多卓見，治療方藥又切實用，是晚清流傳最廣、影響最大的醫著之一。

關於血的生化

《內經》有「中焦受氣取汁變化而赤，是謂血」，以及「心生血」之說，唐氏將二者聯繫起來，強調血生成於心、脾二臟，「食氣入胃，脾經化汁，上奉於心，心火得之，變化而赤，是之謂血」（《血證論·陰陽水火氣血論》）。血液的生化固依靠心火，而心火也賴血液的濡潤，才保持其正常的生理功能：「血者火赤之色也，火者心之所主，化生血液以濡周身。火爲陽，而生血之陰，即賴陰血以養火，故火不上炎而血液下注。」（《同上》）

生理之火可以生化血液，但火旺或火衰，皆能影響血液的生成，所謂「火化太過，反失其化」、「火化不及而血不能生」。由火之盛衰而導致血病，同時血病也可累及於火。如血液虛虧，肝失所藏，木旺火生，使生理之火變成病理之火，即「血虛火旺」之病機。因此，唐氏指出：「血與火原一家，知此乃可言調血矣。」（《同上》）說明血、火之間的密切關係。歷來醫家論血，常著眼於氣血或精血，而鮮言及火、血，唐氏以火血兼論，可謂別具隻眼，對完整血液生化理論，頗有貢獻。

血證病機剖析

關於血證的概念，唐氏在《血證論》中已指明：平人血液暢

行脈絡，稱爲循經，一旦血不循經，溢出於外，即爲血證。血證大致可分二種：其一，血液溢出於體外；其二血液內溢於臟腑、經絡、腠理。前者如吐血、咯血、衄血等，後者如瘀血、蓄血等。唐氏對血證病機的研究，大抵可概括成四個方面。

一、氣機阻逆

氣爲血帥，氣機調和則血隨之而行於絡道，倘氣病必累及血，唐氏所稱「氣迫則血走」，指氣機阻逆，血離隧道而隨氣上溢。如吐血一證，唐宗海認爲胃氣不降所致，與嘔吐的機理一樣，「血雖非胃所主，然同是吐證，安得不責於胃」？（《血證論‧吐血》）其主要病機是沖脈之氣上逆，血隨而上吐。失血後雖可變成虛證，但造成吐血的根本原因在於「氣實」。唐氏指出：「試思人身之血，本自潛藏，今乃大反其常，有翻天覆地之象，非實邪與之戰鬥，血何從而吐出哉？」邪盛氣實、氣機阻逆是唐氏所謂吐血一證的癥結所在，也是他治療吐血用調胃降逆方法的理論依據所在。至如嘔血，唐氏則認爲是肝失疏泄，氣機逆亂所導致的險重血證，所謂「嘔則其氣更逆也。」咳血則不論虛實，皆緣肺失清肅、肺氣阻滯而成。

二、脾失統攝

唐氏指出：「脾能統主五臟而爲陰之守也……血即隨之運行不息，所謂脾統血者，亦即如是。」（《血證論‧唾血》）如果脾氣虛弱，則血無所統，遂游溢於脈外。他認爲憂思傷脾陰，飲食勞倦傷脾氣，都可造成「脾不統血而唾血」。血崩，唐氏亦責之脾虛，「血乃中州脾土所統攝，脾不統血，是以崩潰」。遠血亦係「中宮不守，血無所攝而下也」。

三、火熱熾盛

火與氣二者關係密切，氣逆則鬱勃化火，唐氏認為「氣盛即火盛」。如鼻衄證，他常歸咎於火熱灼傷陽絡，逼血妄行而上溢。腦衄，他認為是鼻衄之重證；目衄係「陽明燥熱所攻發」；耳衄乃肝膽之焦「相火內動，挾血妄行」；齒衄是「胃火上炎，血隨火動」；舌衄屬「心火亢盛，血為熱逼而滲出也」。

四、瘀血阻絡

唐氏認為吐、衄、便、漏各種血證，凡離經之血，無不成瘀，而瘀血內停，可造成再次出血。他說：「瘀血踞住，則新血不能安行無恙，終必妄走而吐溢矣。」（《血證論・吐血》）故十分重視祛瘀，強調「凡血證，總以去瘀為要」。（《血證論・瘀血》）在瘀血辨證方面，他對「血塊為瘀，清血非瘀，黑色為瘀，鮮血非瘀」的舊說提出責疑，認為「既是離經之血，雖清血、鮮血亦是瘀血。」（《血證論・瘀血》）

治療血證的精闢之見

治療血證，宗海提出「止血」、「消瘀」、「寧血」、「補血」四大法。

一、止血

血證驟作，血液奔騰，傾吐不止，「此時血之原委，不暇究治，惟以止血為第一要法」。（《血證論・吐血》）止之而不復溢出，「存得一分血，便保得一分命」。唐氏認為大多數血證由邪熱內灼、氣火逆上所造成，所以止血當以瀉火降逆為主法。他推崇仲景瀉心湯，並多發揮，創論「血入胃中則胃家實……故必亟

奪其實，釜底抽薪，然後能降血止逆」。（《血證論・吐血》）用瀉心湯瀉火降逆，而制其洶湧之勢。「方名瀉心，實則瀉胃，胃氣下泄，則心火有所消導，而胃中之熱亦不上壅，斯氣順而血不逆矣。」（同上）對其中大黃一藥，尤多心得體會，謂其「能推陳致新，以損陽和陰，非徒下胃中之氣也」，且有活血化瘀，止血而不留邪之功。但是「今人多不敢用，惜哉」。這些確實都是他從臨床實踐所得的經驗之談。

二、消瘀

血止後，必有離經之血溢留體內，而成為瘀血，留而不去，必致貽害無窮，「或壅而成熱，或變而為癆，或結瘕、或刺痛。」（《血證論・吐血》）並且使新血不能安行，而增重新出血的危險，故唐氏把「消瘀」列為第二法。常用血府逐瘀湯等方。

三、寧血

唐宗海認為在血止瘀消之後的一段時間中，仍有血溢之可能，這是因血不安於經脈之故，必須用寧血的方法，使血液寧靜，可免復發。其用藥主和緩，與止血，消瘀之峻猛蕩滌者有間。寧血的具體治療須因證而異，一般有調氣、涼血、潤燥、清肝等法，唐氏特別重視調氣：「總而論之，血之所以不安者，皆由氣之不安故也，寧氣即是寧血。」（《血證論・吐血》）

四、補血

血證雖常因實邪而發，但「邪之所湊，其氣必虛」，且血出之後，益增其虛。唐氏認為凡溢血之路，其經脈、臟腑皆有隙罅，故止後必須用「封補滋養」法，以療虛補損，修復創傷。具

體用藥則審證而異。他最反對在「瘀邪未清」的情況下，驟用補法，而致邪留爲患。所謂「實證斷不可用補虛之方，而虛證則不廢實證諸方」。可見，補血法務在邪盡之後方可應用，從中也反映了唐氏治血證重視袪邪攻實的學術特點。

　　此外，在《血證論》有《用藥宜忌論》，指出治療臨床雜病的汗、吐、攻、和四大法，在血證則各有宜忌。唐氏的觀點是：主下、宜和、忌汗、禁吐。衄家忌汗是仲景的千古垂訓，意取汗、血同源，而唐氏則更認爲辛剛發汗的藥物會擾動陽氣，耗傷眞陰，從而導致血隨氣動，故他諄言：「必知血家忌汗。」吐法尤在禁例，唐氏指出：「失血之人氣既上逆，若見痰涎而復吐之，是助其逆勢，必氣上不止矣……知血證忌吐，則知降氣止吐，便是治血之法。」唐宗海認爲血證發作時，「正宜下之，以折其勢」，逆轉其騰溢之氣，當爲首務。他將仲景陽明、少陰證急下存陰法引申到血證治療中來，說：「血證火氣太盛者，最恐亡陰，下之正是救陰，攻之不啻補之矣。」突出了下法在血證治療中的首要地位。他又推崇和法是「血證之第一良法」，所謂和，是取廣義的調和之意，基本精神在於強調審證論治，糾正偏盛。

　　《血證論》問世後，其書不脛而走，被列爲臨床醫家必讀醫書之一，關鍵在於切合實用，而少迂闊套話，唐氏的許多觀點，皆具獨到見解，富於臨床現實意義，這是其書飲譽醫林、盛行不衰的重要原因所在。

清代中西匯通派名醫舉隅

　　所謂「中西匯通派」醫家，是指主張祖國醫學與西方醫學匯合、溝通的一些醫林人物。早在明萬曆間，已有意大利學者利瑪竇所著《西國記法》流傳在國中，但當時影響很小。迨經過鴉片戰爭後，清政府被迫門戶開放，西方醫學也隨之大量傳入我國。公元1848年，英國合信氏在廣州率先設立醫院，又先後譯著《全體新論》、《西醫略論》、《內科新說》、《婦嬰新說》等書，這些醫著較全面地反映了當時西方醫學的水平，較之明代傳入的大有提高，給我國醫界帶來了震動，也引起了中醫隊伍內部的分化。有的醫者對西方醫學取排斥態度，唯岐黃之學是尊；少數人接受西醫學說後，竟轉而揚言中醫不科學，反對中醫；也有不少醫者主張中西匯通，取長補短。鴉片戰爭後中西匯通派中的代表醫家以唐宗海、張錫純等最為著稱，他們的學術觀點對醫界有重大影響。

　　唐宗海（1851～1908）　撰有《中西匯通醫經精義》等書。他中西匯通的基本思想是：「上可損益乎古今，下可參酌乎中外，要使善無不備，美無不臻……西醫亦有所長，中醫豈無所短。蓋西醫初出，未盡周詳；中醫沿訛，率多差謬。因集《靈》、《素》諸經，兼中西之義解之，不存疆域異同之見，但求折衷歸於一是。」（《中外醫學四種合刻·中西醫解自敘》）

　　唐氏認為中、西醫學雖分屬兩種體系，但其中醫學原理是彼此相通的。他曾將西醫的生理解剖知識和《內經》臟象學說揉合在一起，說明它們之間的共同處，如稱：

　　西醫謂心有左、右兩房，生血由左房出，有運血管由內達

外，然後入回血管，由外返內，復入於心，由右房入，又由左房出，循環不休，西醫此說，即《內經》營周不休，五十而復大會之實跡也，所謂陰陽相貫，如環無端也。（《中西匯通醫經精義·營衛所會》）

諸如把《內經》營氣循行的理論比同於西醫的血液循環說之類的攀比很多，如「西醫云回血返入肺中，吹出血中炭氣，則紫色退而變爲赤血，復入於心，肺是淘汰心血之物，此即《內經》肺爲相傅之義」。又如稱「脾，西醫云傍胃處又有甜肉一條」，而中醫則爲「甘味屬脾」等等，力圖證明中西醫之間原無牴牾，完全可以匯通起來，事實上限於歷史條件，唐氏無法從理論上科學地探索和研究中西結合問題，只是通過（有些頗爲牽強的）比附來證明兩者的共同處，這顯然是達不到「匯通」目的的。

另外，唐氏的中西匯通明顯地帶有重中輕西的烙印。如他解釋「中央生濕」時說：「中央，陰陽交會之所。陰屬水，陽屬火，水火交會而生濕氣，爲長夏之令，以生萬物。央者，陰陽二字，雙聲合爲一音也。蓋天陽地陰，上下相交，南熱北寒，水火相交，遂蒸爲濕。西洋言淡（氮）、養（氧）、炭（碳）輕（氫）四氣彌漫地球，而古聖只以中央二字，已賅其義。」（《中西匯通醫經精義·人身陰陽》唐氏此論不僅將其泱泱大國之情躍然紙上，即其牽強附會之處也是顯而易見的。又如他稱西醫「止知其形，不知其氣，以所剖割，只能驗死屍之形，安能見生人之氣化哉？」（同上）中醫的臟象學說、氣化學說確有其獨到之處，西醫的解剖學也確有忽視人體組織器官生理活動的整體性和有機聯繫，而專注於局部組織形態學研究的不足。唐氏在百餘年前對此已有所認識，這種敏銳的洞察力是值得稱道的，但是將西醫這門基礎學科作「驗屍之形」的鄙薄，也反映了他重中輕西的思想觀

念。

張錫純（1860～1933）　撰有《醫學衷中參西錄》三十卷。其「衷中以參西」的學術觀點與唐宗海相似，但他已認識到中醫有所短而西醫有所長，可融合二家之長以爲一體，較之唐氏又稍進步。

在基礎醫學理論方面，張氏認爲中醫不少理論可以概括西醫之說，如說：

中醫謂人之神明在心，西說謂人之神明在腦，及觀《內經》知中西之說皆函蓋其中也。《內經·脈要精微論》曰『頭爲精明之府』，爲其中有神明，故能精明；爲神明藏於其中，故名曰府，此西法神明在腦之說也。《內經·靈蘭秘典》曰：『心者君主之官，神明出焉』，所謂出者，言人之神明由此而發露也，此中法神明在心之說也。蓋神明之體藏於腦，神明之用發於心也」。（《醫學衷中參西錄·論中醫之理多包括西醫之理》）

中醫言心主神明，而少及腦，向爲人所詰難，張錫鈍解說其理，並發揮爲神明之體藏腦，神明之用發心，可謂用心良苦。

在病理方面，他也強調衷中參西，對不少病證機理的剖析，頗具獨到之見。以中風病證而言，張氏認爲中風的病名不確切，乃歷代醫家附會之說，西醫之稱爲腦充血者，實即《內經》所說：「血之與氣，並走於上則爲大厥，氣反則生，氣不反則死。」大厥的治法，《內經》雖未明言，但不專當用祛風法。張氏制建瓴湯（山藥、生赭石、龍骨、牡蠣、生地、生芍、柏子仁、懷牛膝），重用赭石、牛膝引血下行，輔以清火鎮肝，降胃斂沖之品。他自稱凡「腦中血管破裂不至甚劇者，皆可挽回」，近世將

此方用於高血壓等心腦血管疾病的治療，亦多有效驗。張氏把醫經之旨與西醫之說溝通起來，並立足於臨床療效的提高，搞中西醫匯通的見解，這在當時頗有影響。

在治療用藥方面，張氏主張中西藥物相濟爲用。他說：

西醫用藥在局部，是重在病之標也；中醫用藥求原因，是重在病之本也。究之標本原宜兼顧，若遇難治之證，以西藥治其標，以中藥治其本，則奏效必捷，而臨證亦確有把握。（《醫學衷中參西錄·論中西之藥原宜相助爲理》）

其西藥爲標之說雖然未必確切，但也反映了當時西醫藥治療的一些不足。在中西藥相濟、唯重療效的思想主導下，他在臨床上進行了大膽的探索，如：

西藥阿斯比林，爲治肺結核之良藥，而發散太過，恆傷肺陰，若兼用玄參、沙參諸藥以滋肺陰，則結核易癒。又其藥善解溫病初得，然解表甚效，而清裡不足，恆有服之周身得汗，因其裡熱未清而病不癒者。若於其正出汗時，急用生石膏兩許煎湯，乘熱飲之，則汗出愈多，而熱亦遂清，或用石膏所煎之湯送服阿斯比林，汗出後亦無不癒者。（同上）

這樣的中醫藥物互濟，反映了張氏在臨床實踐中的求取精神，對當時醫界產生了一定影響。其中西藥互濟的水平及療效姑且勿論，至少是目前方興未艾的中西合成藥製劑的先驅。

在唐、張之後，又出現了以余雲岫爲代表的反對中醫的思潮。余氏曾著《靈素商兌》，竭力批判《內經》。在這種情況下，中醫隊伍中出現了兩種思潮：其一爲惲鐵憔（1878～1935）的醫學改良說；其二爲陸彭年（淵雷）的中醫科學化，當時都有一定

影響，對促進中西匯通也不無推動作用。當時的時代背景是，現代科學的迅速發展已廣泛地滲透到各學科，醫學自不能例外。這就促使人們對舊學重加研究和評價，再加上又遭到反中醫逆流的沖擊，因此變革中醫亦爲時勢所趨。惲鐵樵改進中醫，主張應以中醫本身學說爲主，反對用西醫病名取代中醫病證。他維護《內經》，著《群經見智錄》以發揮《內經》大義，批駁余雲岫對《內經》的攻擊。陸彭年主張中醫科學化，他特別欣賞中藥的實效有不少超過西藥。他說：「國醫有實效，而科學是實理，天下無不合實理之實效。」(《生理補證·緒言》)強調用現代科學的方法來研究中醫藥取效的機制，然而陸氏對中醫理論時持懷疑態度，則又是他學術上的根本缺陷處。

國家圖書館出版品預行編目資料

管蠡集：名中醫潘華信教授學驗錄 / 潘華信作
－初版.－ 臺中市：文興出版，2005〔民94〕
　　面；　公分.－（名醫家珍系列；1）
　　ISBN 986-81200-4-7（平裝）

　1.病例　2.中國醫藥

414.9　　　　　　　　94009636

名醫家珍系列 ①　　　# 管 蠡 集

──────── 名中醫潘華信教授學驗錄 ────────

MZ001

（聯 合 出 版 單 位）

文興出版事業有限公司
地　址：臺中市西屯區漢口路2段231號
電　話：(04)23160278
傳　眞：(04)23124123

名山堂文化事業有限公司
地　址：臺北市中正區羅斯福路3段312號8樓
電　話：(02)23658492
傳　眞：(02)23644832

作　者：潘華信
發行人：洪心容
總策劃：黃崇隆、黃世勳、黃心潔
執行監製：賀曉帆
美術編輯：謝靜宜
封面設計：謝靜宜
文字校對：黃崇隆、任大君
總經銷：紅螞蟻圖書有限公司
地　址：臺北市內湖區舊宗路2段121巷28號4樓
電　話：(02)27953656　傳　眞：(02)27954100
初　版：西元2005年8月
定　價：新臺幣350元整
ISBN：986-81200-4-7 (平裝)

本公司備有出版品目錄，歡迎來函或來電免費索取

本書如有缺頁、破損、裝訂錯誤，請寄回更換

歡迎郵政劃撥　戶名：文興出版事業有限公司　帳號：**22539747**

（本公司出版品郵購價皆以定價85折優惠讀者，但單次郵購金額未滿新臺幣1000元者，酌收掛號郵寄費40元，若有任何疑問歡迎電話洽詢）